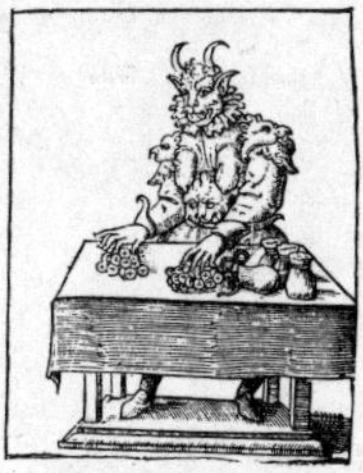

Liebhaber-Bibliothek 2

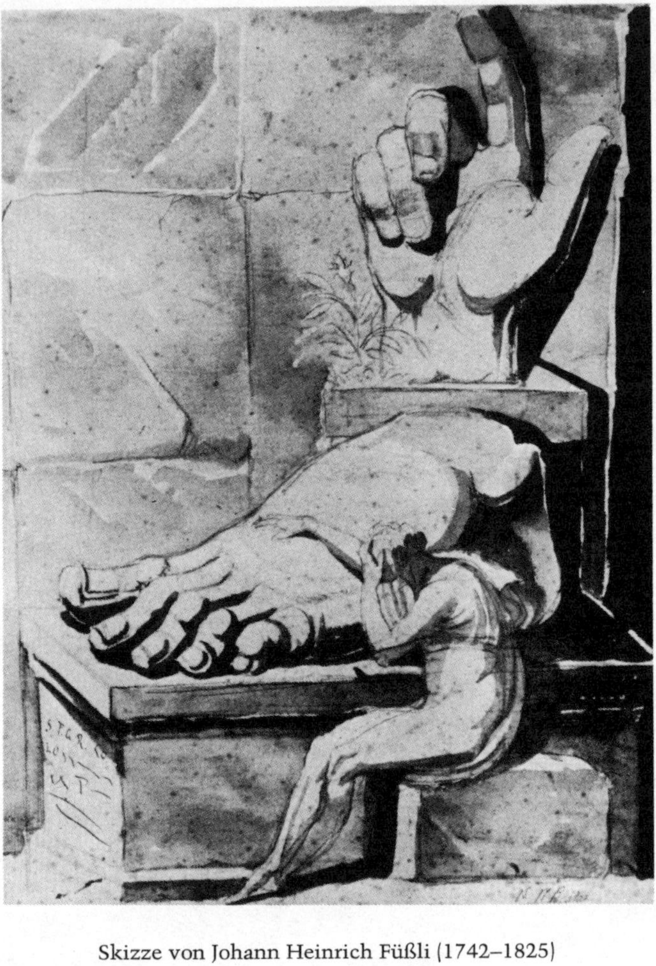

Skizze von Johann Heinrich Füßli (1742–1825)

P. J. Möbius

Über das Pathologische bei Goethe

Mit einem Essay
von Bernd Nitzschke

Matthes & Seitz Verlag
München

straße 10, 8000 München 80. Der Nachdruck der Schrift von Möbius folgt der Erstausgabe, Leipzig 1898. Gesamtherstellung: Kösel, Kempten. Printed in Germany. ISBN 3-88221-501-1.

Inhalt

Josef Breuer
Über Möbius

Ein anderer Punkt, der mich mehr interessiert, betrifft Möbius. Es handelt sich dabei um die allgemeinere Frage, in wieweit das Hereinziehen physiologischer u(nd) pathologischer Momente in die Betrachtung von Kunst und Künstler berechtigt ist. Da möchte ich vor allem meinen, daß man die Auswüchse dieser Richtung gerade an Möbius nicht exemplificiren kann. Von der Torheit des jungen Puschmann, der Wagner schlankweg für geisteskrank erklärte, ist bei M(öbius) keine Rede. Die Ehrfurcht vor dem Genius wird in dem Göthebuch an keiner Stelle verletzt. Nun gibt es die Literaturbetracht(un)g alten Stils, die das Kunstwerk an sich analysirt u(nd) beurteilt, losgelöst von der Person des Autors; und die neuere, welche das Werk aus der Psyche seines Schöpfers heraus begreifen will. Ich lasse es dahingestellt, welche Art der Betracht(un)g vorzuziehen sei, d. h. reiner das Verständnis u(nd) den Genuß des Werkes ermöglicht. Wenn man sich aber der moderneren Art, der genetischen Betrachtung zuneigt, dann muß es einen Defect ergeben, wenn man da nur rationale Psychologie treiben will, denn die Wurzeln des Genius erstrecken sich tiefer als in diese Schicht. Gewiß besteht das Bedürfnis der Menschen, alles zu rationalisiren und zu psychologisiren, und wenn H(ugo) Wolf an seiner Paralyse stirbt od(er) Stauffer-Bern an seiner Lues, so wird alles psychologisch motivirt. Aber ein Verständnis des wirklichen Geschehens bietet das nicht. – Zu dem wirklichen psychischen Bestande des Genius und zur Genese seiner Schicksale gehört auch das Pathologische in ihm, nicht bloß der Daimon, das »pathologische per excessum«, wie Rokitansky das Genie definirte, sondern auch jene pathologischen Züge, die es mit andern Erdenkindern teilt. Dazu gehört die Periodicität des Lebensablaufes, die so ungemein häufig ist. Daß ein Leben u(nd) Wirken anders verlaufen muß, wenn die Psyche immer gleichmäßig empfänglich und productiv ist, als wenn Jahre rascher, leichtester, glänzendster Production mit Zeiten der Depression, der stockenden Production wechseln, welche die Verzweifl(u)ng so vieler Künstler ausmachen – das ist wol sicher. Und auch daß alle Versuche, diese Ungleichheiten aus äußern u(nd) innern Schicksalen zu erklären, unsereinem höchst unzureichend erscheinen müssen, ist gewiß. Denn wir sehen alle

Tage, wie vollständig endogen, unmotivirt aus den tiefsten Quellen der Individualität und darum unentrinnbar wie ein Fatum dieser Wechsel des innern Lebens sich vollzieht. Dabei ist natürlich z. B. Excell(enz) Unger nicht maniakalisch, wenn er im Wellenberg unbegrenzt arbeitsfähig, sprühend geistreich war; sein psychischer Lebensprozeß ist dann nur etwas über der Abscisse. Ob solcher Wechsel bei Göthe wirklich bestand, darauf gehe ich gar nicht ein; ich habe schon zulange das Möb(ius)-Buch nicht mehr gelesen. Aber ob diese angeborene Periodicität an dem Lebensablauf Göthe's beteiligt war, scheint mir eine berechtigte, »wol aufzuwerfende Frage«, für deren Discussion ich Möbius nur dankbar war.

(J. Breuer an Adalbert Franz Seligmann, 14. 12. 1912. – Breuer war intimster Freund und Mitarbeiter S. Freuds z. Zt. der Entstehung der Psychoanalyse)

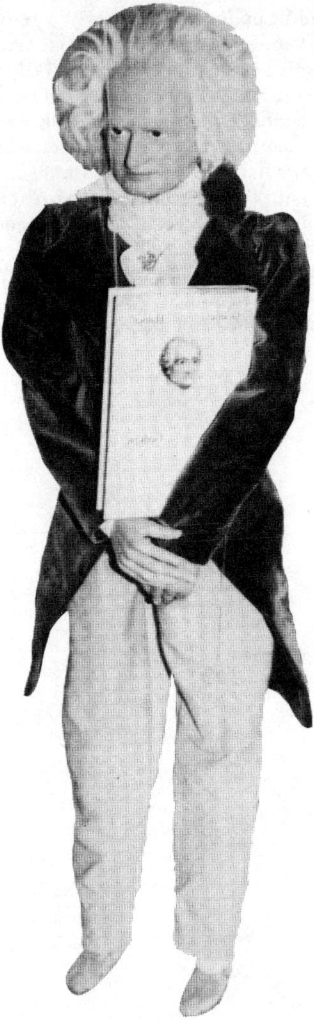

Goethe als handgefertigte Marionette, 2. Preis eines Klassiker-Sortimenterwettbewerbs 1981

Bernd Nitzschke
Goethe ist tot, es lebe die Kultur

Es existiert eine Art Muckertum im Goethekultus, das nicht von Produzierenden, sondern von wirklichen Philistern, vulgo Laien, betrieben wird. Jedes Gespräch wird durch den geweihten Namen beherrscht, jede neue Publikation über Goethe beklatscht – er selbst aber nicht mehr gelesen, weshalb man auch die Werke nicht mehr kennt, die Kenntnis nicht mehr fortbildet. Dies Wesen zerfließt eines Teils in blöde Dummheit, andern Teils wird es wie die religiöse Muckerei als Deckmantel zur Verhüllung von allerlei Menschlichem benutzt, das man nicht merken soll. Zu alledem dient eben die große Universalität des Namens.

Gottfried Keller, 1824

Ich kann nur schlecht Ihren Ehrgeiz begreifen, berühmt werden zu wollen in einer Zeit, in der das Epigonentum unvermeidlich ist. Ein Vergleich drängt sich auf: Napoleon hatte auf philosophischer und literarischer Ebene Rivalen, die ihm gleichkamen: Hegel durch die Maßlosigkeit seines Systems, Byron durch seine Zügellosigkeit, Goethe durch seine *großartige* Mittelmäßigkeit.

E. M. Cioran, La tentation d'exister

1

Goethe, gewiß, ein Symbol deutscher Kultur. Aber ein solches ist auch Stammheim; hatte sich doch Sartre nicht entgehen lassen, diese Mauern und Selbstschutzanlagen zu besichtigen. Und jene Mauern weiter östlich, auch sie haben symbolischen Wert; werden sie doch Staatsmännern aus aller Welt, mal von Osten, mal von Westen, mit je unterschiedlicher Intention, vorgeführt. Und nicht zuletzt würden sie eine Goethe'sche Harzreise *heute* zu einem Ding der Unmöglichkeit machen. Natürlich, Auschwitz gehört auch noch zu diesen Symbolen deutscher Kultur. Und die Deutsche Bank. Und die IG Farben; Verzeihung, Hoechst und Bayer am Rhein. Und die Wohnsilos der Neuen Heimat. Und der preußische Stechschritt der proletarischen Kameraden, die im entmilitarisierten Großberlin friedlich für den Sozialismus marschieren. Das Blöde an Goethe ist, daß er so schlecht in diese deutsche Landschaft paßt. Deshalb kann jeder um so besser über ihn *reden.*

Bernward Vesper – ich habe seinen Text nur in einem Wort geändert – äußerte sich über unsere Kultur so: »Eines Tages wird die Nachricht ›Mickey-Maus ist tot!‹ bei einer größeren Anzahl Menschen auf der ganzen Erde weit größeres Entsetzen auslösen als Nietzsches Aufschrei ›Goethe ist tot!‹ – die Menschen werden ratlos in den Straßen stehen: ›Mickey-Maus ist tot! Wer wird der nächste sein?‹« Ein Bißchen Goethe hier, ein Häppchen Goethe da? Aber noch schwerer, als für sein Denkmal einen würdigen Platz in unserer Kultur zu finden, ist es, den Mann aus Marmor von jenem Sockel zu hieven, auf dem ihn Deutschlehrer, Feuilletonisten oder Theaterintendanten plaziert haben: »Nur für wenige hat er gelebt und lebt er noch: für die meisten ist er nichts als eine Fanfare der Eitelkeit, welche man von Zeit zu Zeit über die deutsche Grenze hinüberbläst. Goethe, nicht nur ein guter und großer Mensch, sondern eine Kultur – Goethe ist in der Geschichte der Deutschen ein Zwischenfall ohne Folgen« (Nietzsche).

Das unerbittliche Wiederaufleben des Genius anläßlich seines hundertfünfzigjährigen Ablebens, das Goethejahr '82 also, zwang Goethe-Verehrer zum Aufstieg. Jenem Gipfelkreuz deutscher Kultur entgegen, an dem der Meister hängt. Und von dort oben aus betrachtet taten sich wahrhaft schwindelnde Abgründe deutschen Geistes auf: »Goethe und die Arbeiterklasse« (Frankfurt/M.); »Goethe als Briefschreiber und Postbenutzer« (Essen); »Sänger sprechen Goethe« (Oberhausen); »Der erotische Goethe« (Saarbrücken); »Goethes Verhältnis zu Sterben und Tod« (Hamburg)! Die Ritter von der schreibenden Zunft zogen in den Jubiläumskampf gegen den Olympier und ritten dabei einen Pegasus zuschanden, der teilweise dem Klepper Rosinante, teilweise aber auch nur einem Maikäfer glich. Die Titel, die sie dabei einheimsten, lasen sich dann, gemäß ihrer Steigerungsform aneinandergereiht, folgendermaßen: »Goethe«; »Mein Goethe«; »Mein Gott Goethe«. (Im merkantilen Goethe-Jahr 1932 notierte Walter Benjamin über den Goetheschund: »Das Werk [i. e. *Goethe* von Emil Ludwig] befriedigte bekanntlich die Bedürfnisse des breitesten Publikums. Es ermöglichte dem Leser, wenn nicht sich in Goethe zurecht, so gewiß einen kleinen Goethe in sich selbst vorzufinden.«)

Dabei hatten Nick und Netty, zwei auf dem Streckbett einer deutschen Universalbildungsanstalt malträtierte Hamburger Schüler, 18 und 17 Jahre alt, noch rechtzeitig zum Goethe-Jahr gewarnt: »Goethe-Winseln können wir nicht ertragen«. So ließen sie in einem Pamphlet wider die Zurichtung deutschen Geistes verlauten, das ein Nachrichtenmagazin (19/1982) verbreitete. Zwar sprachen die beiden mit einem solchen Stoßseufzer Generationen von Heideröslein-Erlkönig-Nachtlied-Gezwiebelten aus tiefstem Herzen, doch genützt hat's wenig. Und das, obgleich die Schüler den Dichterfürsten auf ihrer Seite hatten, konnte der doch das Winseln ebensowenig wie das Kläffen von Kötern vertragen: »Soll ich mit dir das Zimmer teilen,/ Pudel, so laß das Heulen,/ So laß das Bellen!/ Solch einen störenden Gesellen/ Mag ich nicht in der Nähe leiden.« Es heißt, schlußendlich habe Goethe das Winseln des Schoßhundes der Frau von Stein weitere Besuche bei derselben verlitten. Aber was kann Goethe, inzwischen selbst zum Schoßhund deutscher Kultur avanciert, noch gegen die Meute seiner kläffenden Schwärmer ausrichten? Selbst starke Worte (»Jeglichen Schwärmer schlagt mir ans Kreuz im dreißigsten Jahre...«) nützen da wenig. Auch Faust'sche Magie reichte nicht aus, in den hohlen Kern, der sich in den Köpfen manch winselnder Pudel verbirgt, irgendeine Substanz zu zaubern.

Goethejahre bieten, Nick und Netty zum Trotze, dem deutschen Feuilleton Gelegenheit, den einen oder anderen Vogel abzuschießen, und sei's auch nur ein Papagei. Den trefflichsten Plattschuß aber – die Kugel hätte vom Teufel selbst gegossen sein können – erlaubten sich diesmal die vereinigten »Schulfunkredaktionen der ARD und des RIAS«. So unterzeichneten Dunkelmänner einen leichenschänderischen Text, der Literarisches zu und über Goethe einleiten sollte. Selbiges funkten sie zunächst über Äther in die Ohren deutscher Schüler; darauf ließen sie es pressen und unter dem Titel »Mein Goethe« feilbieten. »Mein« – »Gott« – »Goethe«, womit hast du das verdient?

An dem nekrophilen Unternehmen beteiligten sich deutsche Schrift-Stehler, die als eine »Nationalmannschaft« (O-Ton Schulfunk) unserer Gegenwartsliteratur vorgestellt werden. Die Crème de la Nivea, die da Goethe um den Bart streicht, ist im Einzelfall auch für einen Platz auf der SWF-Torschützenliste gut. In jedem Falle aber lassen die Texte der hier versammelten Spitzen- und Gipfelliteraten rückblickend die von einer anderen »Nationalmannschaft« verursachte »Schmach von Cordoba« als eine heroische Kulturleistung erscheinen.

Jupp Derwall der vereinigten Schulfunkredaktionen kam, wie er in seinem »Vorwort« erkennen läßt, zu seinem Ensemble unter Aufbietung äußerster Anstrengung: »Eine Frau sollte dabei sein, natürlich.« Natürlich ist es die papierzentnerschwere Wohmann, die in ihrem Text zwecks Zeilenfülle die Ruh' über allen Gipfeln gleich zweimal in voller Länge zitiert, damit andeutend, daß sie das Schweigen der Vöglein im Walde für sich nicht als Vorbild nimmt. Wer sollte, laut Schulfunk, noch mit von der Landpartie sein? »Ein Autor, der die heutigen Verhältnisse in Weimar kennt, selbstverständlich.« Selbstverständlich ist dies der ebenso zentnerschwer(kummer)beladene Kunert vom Weltuntergangsflügel der deutschen Nationalliteratur. Er schwadroniert über »Herrn G.«: »Seine nußfarbenen, ein wenig basedowartig hervorgekugelten Augen ließen mich nicht aus denselben.« Na fein, wenn Herr K. sich durch solche Worte von *seinen* Drüsenschwellungen und denselben befreien kann, warum nicht?

Schwierigkeiten bei der Mannschaftsaufstellung begegneten die vereinigten Schulfunkredaktionen vorsorglich: »Mit Absagen mußte gerechnet werden, man schuf eine ›Ersatzbank‹.« Nun läßt sich im nachhinein schwer feststellen, wer dazu gehört. Mickey-Maus jedenfalls läßt sich nicht blicken. Statt dessen stürmen und drängen: Zok-Roarr-Wumm-Rühmkorf (»Was ich davon halte, scheint mir dabei weniger interessant als das, was objektiv vorliegt«); Schnurre-Stracks-Wolfdietrich, sein Opus als Sprechgesang bietend (»ICH [bitter] Logisch: Als Null«); Lenz, Siegfried, ebenso bitter, denn für den Namen kann er nichts, obgleich man ihn symbolisch sehen muß (»Symbolisch sehen: das heißt, eine Erscheinung nicht um ihrer selbst willen betrachten, sondern sie als Ausdruck für eine höhere Gesamtheit nehmen«). Und so nehmen wir die symbolische Erscheinung des Martin Walser als Ausdruck der hier versammelten höheren Gesamtheit und resümieren mit ihm: »Goethe ist vom Negationisten nicht darstellbar«; und mit dem Vorwortschreiber: »... schließlich war nach rund drei Monaten alles klar«.

Alles klar? Jedenfalls die Tatsache, daß unsere Goetheschwangeren Dichter nach drei und nicht erst nach neun Monaten rund sind. Da die Texte, leider, nicht mit der 1819 von Ludwig Börne in Paris gesichteten »sympathetischen Druckerschwärze« hergestellt wurden, »die nach einem Jahr wieder verschwindet«, bleiben sie uns erhalten, bis die Auflage und die Nasen vergriffen sind, an denen die Goethe-Interpreten deutsche Schüler herauf und herab und quer und krumm, kurz mit Faust'scher Unrast, ziehen.

Angesichts solcher Sprachleistungen konnte man im Goethejahr '82 auch verreisen. Etwa so (Annonce in einem deutschen Bildungsblatt): »Goethes Lebensreise. Karte. Tegel im Norden, Girgenti im Süden, Valmy im Westen und Vieliczka im Osten bilden die vier äußersten geographischen Punkte, innerhalb deren sich Goethes Lebensreise abspielte. Die Karte zeigt synoptisch die äußeren Wege des Dichters und ist, abgesehen von ihrem Informationswert, ein reizvoller Wandschmuck. Format 51×64 cm, Vierfarbendruck auf Zerkall-Bütten-Papier. DM 19,80.« Das finde ich demokratisch, das Format unseres Dichterfürsten auf 51×64 cm zu begrenzen und gleich noch mitzuteilen, daß sich Goethes Lebensreise *innerhalb* deren vier Punkten abspielte. Diese geographische Erkenntnis gleicht der geglückten Quadratur des Kreises!

Es ist ungerecht, den einen oder anderen Erguß eines eiligen Schöngeistes hier hervorzuheben. Der eine zählte sämtliche Titel und Orden auf, die der Weimarer Geist im Laufe seines schier nicht enden wollenden Lebens einheimste; ein anderer zählte die Leichen der Überlebten, die des Dichters Erdenpfad pflasterten, getreu des unsterblichen Dichterwortes: »Lange leben heißt gar vieles überleben ...« Fast jeder der Jubiläumsgrüße hätte es verdient, genannt zu werden, und jeder der Jubelnden hat es verdient, je nach Höhe der Auflage der Zeitung, für die er schrieb. Aber einen muß ich hier, pars pro toto, doch noch nennen, weil sich an diesem Beispiel zeigen läßt, daß der Dichter dann besser noch in der Gosse erörtert wird als auf einem Podest. Ich meine Reinhard Baumgart und sein Œuvre »Eine Liebeserklärung«. Dasselbe enthält die bedeutungsschweren Worte, Goethe habe »nahezu alles gesagt« und deshalb »zu allem auch scheinbar das Gegenteil gesagt«. Das Elend der Dialektik! »... immer dieser eine arme Goethe! Weil er zehnmal mehr begriffen hat als die andern Deutschen, soll er gleich alles gewußt haben« (Ludwig Hohl).

Baumgart nimmt auf einem der Wipfel unserer Kultur Platz, setzt zum Sprung an und landet – wer hätte das gedacht? – mitten auf der Startbahn West. Dort bricht er in die folgende Sentenz aus: »Nun bin ich zwar ganz darauf gefaßt, daß er (gemeint ist Goethe – B. N.) uns in diesem Jahr vorgeführt werden wird (mit Hinweis auf die Philemon-und-Baucis-Szenen im zweiten – Teil? des? – ›Faust‹) als ein Gegner der Startbahn West, aber wir müssen eben auch darauf gefaßt sein, daß uns (mit Hinweis auf die gleichen – dieselben? – Szenen) bewiesen wird, wie tragisch notwendig Goethe der Ausbau des Frankfurter Flughafens erschienen ist.«

Allerdings müssen wir ob solcher schlechten sophistischen Späße ganz gefaßt bleiben. Und deshalb sollten wir auch nicht mit der zweiten Faust auf den Tisch schlagen, vielmehr im zweiten Teile des *Faust* nachschlagen. Dort zeigt sich dann, daß Goethe aller Bildungsbürgerlektüre zum Trotz keinen Gemischtwarenladen eröffnet hat, in dem sich jeder gerade bedienen kann, wie er lustig ist. Faustens Trachten nach der bescheidenen Startbahnhütte von Philemon und Baucis – nebst »morschem Kirchlein« und den schönen »Linden« im Besitz der beiden Alten – hat nämlich gar nichts gemein mit der paranoiden Platzangst des Betonfachmanns und Ministerpräsidenten Holger Börner. Faustens Streben nach dem beschaulichen Refugium der beiden antiken Alten entspringt auch keinen spätzivilisatorischen Fortschrittsphantasien, vielmehr einer Art Grundstücksmaklermentalität, wie sie bei Vettern aller Neuen Heimat üblich ist. Faust will, was die Hütte der beiden Alten angeht, weder die Nordsee eindeichen, noch den Frankfurter Flughafen ausbauen, vielmehr treiben *Neid* und *Besitzgier* ihn, das letzte Stück Land an sich zu raffen, das er noch nicht sein eigen nennt: »Die Alten droben sollten weichen,/ Die Linden wünscht ich mir zum Sitz,/ Die wenig Bäume nicht mein eigen,/ Verderben mir den Weltbesitz./ Dort wollt' ich, weit umherzuschauen,/ Von Ast zu Ast Gerüste bauen,/ Dem Blick eröffnen weite Bahn,/ Zu sehn, was alles ich getan«. Faust also will auf die Bäume klettern, um die Aussicht zu genießen, was aber nicht heißt, daß ihm die »Linden ... die Aussicht auf seinen

Besitz versperren«, wie Mattenklott (in: »Deutsche Literatur«, Bd. 6, Reinbek 1980) behauptet. Ganz im Gegenteil, lieber Literaturfreund!

Das soll nun nicht heißen, daß Goethe heute nicht als Grüner im Frankfurter Stadtparlament säße. Schreibt er doch, als Werther getarnt, im gleichnamigen Briefroman unter dem Datum vom 15. September, das Abhauen »herrlicher Nußbäume« in einem alten Pfarrgarten betreffend: »Ich sage dir, dem Schulmeister standen die Tränen in den Augen, da wir gestern davon redeten, daß sie abgehauen worden – abgehauen! Ich möchte toll werden, ich könnte den Hund ermorden, der den ersten Hieb dran tat. Ich, der ich mich vertrauern könnte, wenn so ein paar Bäume in meinem Hof stünden und einer davon stürbe vor Alter ab, ich muß zusehen ... Das ganze Dorf murrt, und ich hoffe, die Frau Pfarrerin soll es an Butter und Eiern und übrigem Zutrauen spüren, was für eine Wunde sie ihrem Ort gegeben hat. Denn *sie* ist es, die Frau des neuen Pfarrers ..., ein hageres, kränkliches Geschöpf ..., eine Närrin, die sich abgibt, gelehrt zu sein ..., eine ganz zerrüttete Gesundheit hat und deswegen auf Gottes Erdboden keine Freude. So einer Kreatur war es auch allein möglich, meine Nußbäume abzuhauen.«

Und um den höchst zweifelhaften Zusammenhang, in dem Goethe-Feiern und politische Kultur in unserem Lande zu sehen sind, hat sich auch der bereits erwähnte Holger Börner in diesem Goethejahr verdient gemacht. *Einmal* nahm er als Repräsentant im Großen Schwarzen anläßlich einer Goethe-Feier im Festsaal einen der Plätze in der ersten Reihe weg, die so gut geeignet sind, des Abends den Politikerschädel im handelsüblichen Format über die Mattscheibe flimmern zu lassen. *Zum zweiten* demonstrierte er wenig später in einem Interview mit einer bunten Illustrierten, was ihm vom Geiste Goethes geblieben ist; er äußerte sich zu »gewalttätigen« Startbahngegnern: »Ich bedauere, daß es mir mein hohes Staatsamt verbietet, den Kerlen eins in die Fresse zu hauen. Früher auf dem Bau hat man solche Dinge mit Dachlatten erledigt.«

Ich meine, solche Worte in einem Goethejahr gesprochen, sind verdienstvoller als es ein Festsaal voller Kulturangestellter, Feuilletonisten, Verlagsleiter, Papierverkäufer und Literaten je sein könnte, weisen sie doch nach, daß die Börners, links wie rechts, in Reihen und Kolonnen, kommen und gehen, ein Goethe aber zum Denkmal erstarrt, um ohne Folgen für die politische und sonstwelche Kultur in unserem Lande zu bleiben.

Und die Ironie der Geschichte? Die Goethe-Linde am Hirschgraben hinter des Dichters Geburtshaus wurde just im Goethejahr '82 vom Frankfurter Gartenbauamt als altersschwach ausgemacht. Es heißt auch, sie stand einer Baumaßnahme im Weg. Also kletterte ein Beauftragter mit einer Kreissäge auf den Baum und fing an, Holz zu fällen. Aus dem Nachbarhaus aber wurde er von Angehörigen des Börsenvereins des Deutschen Buchhandels gesichtet, der dort sein Domizil hat. Sie kamen und schlugen mit zornigem Gebrüll den Säger in die Flucht. In diesem Falle war der Deutsche Buchhandel im Innersten getroffen, dem ansonsten – und sei es nur zum Zwecke der Laudatio auf den Dichter – kein Holz zu schade ist, es als bedrucktes Papier zu verwerten. Der eilends herangekarrte Oberbürgermeister der Goethe-Geburtsstadt befahl dem Frevel Einhalt. Da steht sie nun die Goethe-Linde, befreit um ein Drittel ihrer knorrigen Äste, angesägt: Welch denkwürdigeres Denkmal hätten die Deutschen augenblicklich ihrem größten Dichter zu bieten?

Hierbei bekenn' ich, daß mir von jeher die große und so bedeutend klingende Aufgabe: *erkenne dich selbst*, immer verdächtig vorkam, als eine List geheim verbündeter Priester, die den Menschen durch unerreichbare Forderungen verwirren und von der Tätigkeit gegen die Außenwelt zu einer innern falschen Beschaulichkeit verleiten wollten. Der Mensch kennt nur sich selbst, insofern er die Welt kennt, die er nur in sich und sich nur in ihr gewahr wird. Jeder neue Gegenstand, wohl beschaut, schließt ein neues Organ in uns auf.

Goethe

2

»›Falschheit nur und Verstellung ist im Umgang der Menschen,/ Keiner erscheint, wie er ist!‹ – Danke dem Himmel, mein Freund!« *(Xenien).* Nein, Goethe war bestimmt nicht so naiv zu fordern, die Menschen sollten ihr »wahres« Wesen entblößen. Der Schein, die Verstellung bedecken gnädig, die Gnade des Himmels bewahrt uns, ins *Herz* der Menschen zu blicken. Goethe, wiewohl ein großer Psycholog, warnte doch vor allzu intensiv betriebener Psychologie und Introspektion: »Alle gesunden Menschen haben die Überzeugung ihres Daseins und eines Daseienden um sie her. Indessen gibt es auch einen hohlen Fleck im Gehirn, das heißt eine Stelle, wo sich kein Gegenstand abspiegelt, wie denn auch im Auge selbst ein Fleckchen ist, das nicht sieht. Wird der Mensch auf diese Stelle besonders aufmerksam, vertieft er sich darin, so verfällt er in eine Geisteskrankheit, ahnet hier Dinge aus einer andern Welt, die aber eigentlich Undinge sind und weder Gestalt noch Begrenzung haben, sondern als leere Nacht-Räumlichkeit ängstigen und den, der sich nicht losreißt, mehr als gespensterhaft verfolgen« *(Maximen und Reflexionen).* Wahnsinn, *nicht* seine Ursache, wohl aber seine unausweichliche Konsequenz, das ist für Goethe gleichbedeutend mit dem Verlust der lebendigen Wechselbeziehungen zur Außenwelt, mit der Hinwendung zur eigenen Person, mit der narzißtischen Selbstbespiegelung, mit dem Starren auf den »hohlen Fleck« im eigenen Gehirn. So schreibt er in den *Lehrjahren* über den Harfner: »Seit vielen Jahren hat er an nichts, was außer ihm war, den mindesten Anteil genommen, ja fast auf nichts gemerkt; bloß in sich gekehrt, betrachtete er sein hohles, leeres Ich, das ihm als ein unermeßlicher Abgrund erschien«. Nein, Goethe ist kein Kronzeuge für die Literatur, die nur noch die eigenen Gehirnwindungen abspiegelt, ist nicht zeitgemäß und deshalb auch nicht beliebt bei unseren neoromantischen Ich-Schwärmern. Bloße Introspektion, die mit imaginierten Bildern die Nacht-Räumlichkeit ausfüllt, ist ihm verhaßt. Bei ihm ist es nicht der Schlaf der Vernunft, sondern der Schlaf der Liebe, der die Ungeheuer gebiert. Das Subjekt ist nichts, es sei denn im Objekt; das Objekt ist nichts, es sei denn, es werde zum Subjekt. Das ist die Botschaft der Unterredungen zwischen Suleika und Hatem im *Westöstlichen Divan.* Weniger poetisch ausgedrückt formuliert Goethe in den *Maximen und Reflexionen*: »Alles, was im Subjekt ist, ist im Objekt und noch etwas mehr. Alles, was im Objekt ist, ist im Subjekt und noch etwas mehr«. Das »Mehr«, um dessen Gestaltung es Goethe geht, ist die *Beziehung* zwischen Subjekt und Objekt, ohne die kein (liebender) Dichter denkbar wäre. Also, weder die bloße Innenwelt, die reine Subjektivität, noch das sture Abkonterfeien der äußeren Realität, der literarische Realismus, sind Goethes Metier. Viel mehr: »Die große Schwierigkeit bei psychologischen Reflexionen ist, daß man immer das Innere und Äußere parallel oder vielmehr verflochten betrachten muß« *(Maximen und Reflexionen).* Goethe also wendet sich seinen Figuren *nicht* wie der analytische Beobachter zu, der sich als Spiegel des hohlen Flecks im Gehirn seiner Helden (Patienten) versteht. Nicht Neutralität und Abstinenz, sondern Leidenschaft ist die Lösung, in der sich Subjekt und Objekt auf bisher nicht bekannte Weise miteinander zum Kunstwerk verbinden. Fragt sich, was eine psychologische oder psychoanalytische Interpretation solcherart zustande gebrachter dichterischer Bilder denn nun leisten kann, wenn erklärtermaßen nicht Analyse, sondern Synthese am Ausgangspunkt Goethe'scher Kreativität steht?

Führt eine Reduktion des Kunstwerks auf die (pathologische) Persönlichkeit des Künstlers nicht notwendig in die Sackgasse? Goethe selbst notierte in diesem Zusammenhang einen, Rembrandt zugeschriebenen, Ausspruch: »An meinen Bildern müßt ihr nicht schnuffeln, die Farben sind ungesund« *(Maximen und Reflexionen)*. Der psychologische Kunstfreund, der meint, aus einer Analyse der Farben das »Wesentliche« und »Eigentliche« des Bildes zu gewinnen, wird eine bestürzende Entdekkung machen, nämlich feststellen, daß die Substanz der Farben immer dieselbe ist, ob sie nun von Rembrandt, von Hinz oder Kunz verwendet wurden. Auf seinem Weg, das Besondere zu enthüllen, wird er beim Allgemeinsten enden.

Und so bleibt auch von der Fiktion des Genies auf diesem Wege nichts übrig, es sei denn Menschliches, Allzumenschliches. Die psychologischen Elemente, in die sich das Genie auflösen läßt, wären, so meine ich, bei jedem Straßenfeger wiederzufinden. Um einen Ausspruch des heiligen Augustinus zu variieren: Auch die Kunstwerke werden zwischen Kot und Urin geboren. Eine der Leistungen des Genies besteht darin, solches Wissen vorauszusetzen, nicht es erst entdecken zu wollen. Solche Entdeckungen bleiben den Epigonen und anderen Schnüfflern vorbehalten. Aber immerhin haben auch solche Entdeckungen ihr Gutes: Sie zerstören die Idealisierungen, mit denen der bürgerliche Geniekult das Gefährliche und Gefährdende zu verharmlosen versucht.

Was also nützen uns Ausführungen über das »Pathologische« bei Goethe? Immerhin, sie weisen die andere Hälfte der Welt des Genies (und unserer eigenen Person) auf, sie zeigen, daß die von der bürgerlichen Normalität abgespaltene Pathologie eine conditio sine qua non für jede Art des künstlerischen Schaffens ist. Mit dieser mittlerweile banalen Feststellung wäre auch den progressiven Wortmaschinen entgegenzutreten, die den Schizo als den wahrhaft Gesunden feiern und die selbsterwählten Anti-Helden Hölderlin, Büchner oder Nietzsche wortreich zerfleischen, um einen so scheinbar Gesunden wie Goethe unverdaut auszuspeien. Nein, meine Freunde der Scheinsubversion: So einfach ist es denn doch nicht! Goethe im Museum und Hölderlin im Turm, das sind nur zwei Strategien, sich dessen zu entledigen, was sie uns zu sagen hätten. Mal den einen zum Komplizen der eigenen Dummheit zu machen, mal dem anderen auch noch seinen Wahnsinn zu nehmen, das führt zu nichts.

Das »Pathologische« an Goethe wiederzuentdecken, das ist eine vergleichsweise notwendige Tat. Immerhin ist es ein Versuch, das Standbild Goethes aus dem Schlick des offiziösen Kulturbetriebs zu ziehen und es von dem Kalk zu befreien, den es in dem Meer der geschwafelten Worte angesetzt hat. Dieses Unternehmen bedeutet aber auch, Goethe als die allseits entwickelte Persönlichkeit vorzustellen, die er war und zu der – allem sozialistischen Spießergefasel zum Trotz – vor allem auch eine entwickelte Psychopathologie gehört. Nur die allseits reduzierte Persönlichkeit ist von all den Vermögen, Eigenschaften und Leidenschaften befreit, die das bürgerliche Denken ins Reich des Krankhaften abgeschoben hat.

Die Psychiatrie des 19. Jahrhunderts also entdeckt die Dialektik von Genie und Wahnsinn und eignet sich damit ein Wissen an, das die Künstler selbst niemals verloren hatten. Aber warum denken wir beim Thema Genie und Wahnsinn nicht an den Fortschritt der Naturwissenschaften, der uns in absehbarer Zeit die geniale Umgestaltung des Planeten Erde in eine gigantische Militärmaschine bescheren wird? In der assoziativen Verknüpfung von Genie und Wahnsinn mit Kunst kommt wohl die Gewißheit zum Ausdruck, daß jede mögliche naturwissenschaftlich-technische Entdeckung prinzipiell wieder-holbar wäre. So genial Newton oder Einstein auch waren, man ist geneigt anzunehmen, ihre Leistung könnte ein zweitesmal vollbracht werden. Nicht so in der Kunst: Die *Odyssee,* der *Hamlet* oder der *Faust* könnten, gingen sie verloren, kein zweitesmal erschaffen werden, ist doch die Subjektivität ihrer Schöpfer die unabdingbare Voraussetzung des Kunstwerks. Und wie die Subjektivität eines jeden beliebigen Menschen, so ist auch die eines Homer, eines Shakespeare oder eines Goethe nicht wiederholbar. Deshalb also ist der Geniebegriff so eng mit dem der Kunst verbunden, weil Genie in diesem Zusammenhang die höchste Steigerung der Subjektivität, das ganz persönliche *Er-Leben* der Realität, die Widerspiegelung der Objekte in den Leidenschaften eines *Bestimmten* bedeutet. Diese unauflösliche Verflochtenheit mit der eigenen lebenden und leidenden Person teilt das Kunstwerk mit der Liebe und dem Wahnsinn.

»Ein Narr, der sich einbildet, ein Fürst zu sein, ist von dem Fürsten, der es in der Tat ist, durch nichts unterschieden, als daß jener ein negativer Fürst und dieser ein negativer Narr ist. Ohne Zeichen betrachtet, sind sie gleich« (Georg Christoph Lichtenberg). Heißt das nun, daß jeder Narr ein Genie ist, nachdem wir auf die Dialektik von Genie und Wahnsinn hingewiesen haben?

Heißt das nun, daß jedes erlittene Unglück einen Empfindsamen zum begnadeten Dichter macht? Wenn man auf das »Vorzeichen« verzichtet, das Fürst und Narr trennt, dann kann man solchem Trugschluß wohl aufsitzen. Wenn sich heutzutage jeder begabte Schizo oder nur Artaud-Stammler selbst zum Genie erklärt, dann sollte uns das Beispiel des Heinrich Stieglitz (1801–1849) als Warnung dienen. Den heute vergessenen Lyriker, den Goethe einmal beiläufig lobend in den Gesprächen mit Eckermann erwähnt, können wir als wahrhaft Werther'schen Charakter bezeichnen, der es doch zu keinem *Werther,* wohl aber zu ein paar romantisch überspannten Lyrismen brachte. Über ihn bemerkt seine Ehefrau Charlotte: Er hatte »Angst vor dem Sprechen mit Menschen, selbst mit den genauesten Freunden. Dieser passive, nur schlaffe Zustand ... mochte wohl vier Wochen dauern. Dann wechselte er mit großer Aufmerksamkeit ab. Beklommenheit, Verwirrung, tödliche Unruhe steigerten sich nun, vorzüglich in geschlossener Luft, bis zum Entsetzlichsten... Völliger Lebensüberdruß mitten durch das Anerkennen, wie glücklich er sein könnte... Für diesen Sommer war er voller Pläne; nun ist alles vernichtet und eine tiefe Melancholie bis zur Menschenscheu an die Stelle des sonst so freudig Schaffenden und klar ins Leben Blickenden getreten... Je länger Sie ihn kennen, desto mehr werden Sie diese merkwürdige Ebbe und Flut bei ihm gewahren; nach zeitweiser Dürre schwillt mit einem Male der Nil und befruchtend überschwemmt er den ganzen Stieglitz nach allen Seiten hin; dann dichtet er nicht allein, sondern dann schreibt er Briefe dutzendweise, ... lebt, liebt, liest..., sieht sich und andere klar, und hat alle zerstreuten Kräfte beisammen.«

Kein Zweifel, der Mann war vom »Furor Wertherinus« (Lichtenberg) gezeichnet. Er hätte, wie Jerusalem, als Vorbild für Goethes Werther dienen können. Auch in

Goethe selbst steckten Werthers Charakter und Leiden, wie der Dichter an vielen Stellen seiner autobiographischen Mitteilungen und in Briefen an Freunde verlauten ließ. Doch das Erleben der ins Monströse gesteigerten Leidenschaften, das Erleiden womöglich sämtlicher Symptome eines psychiatrischen Lehrbuchs genügen nicht, aus der Qual ein Kunstwerk zu formen. Dazu bedarf es, entgegen aller leidenschaftlichen Unmittelbarkeit, auch der kältesten Distanz, wenigstens nachträglich, zum Erlittenen. In dieser Spaltung und virtuosen Handhabung solcher Spaltung, die man getrost eine Selbstausbeutung, eine Ausbeutung des eigenen Erlebens nämlich, nennen könnte, liegt eine zweite unentbehrliche Voraussetzung künstlerischen Schaffens. Schließlich hat sich nicht Goethe, sondern Werther erschossen. Indem er seinen Stellvertreter umbrachte, brachte sich Goethe auch um dessen Erleben, das in dieser Form jedenfalls kein zweitesmal in seiner Dichtung auftaucht. In dieser Spaltung, die den kreativen Prozeß begleitet, liegt ein Stück manipulierter, d.h. gehandhabter Irrsinn, wie der Nervenarzt Möbius, Goethe charakterisierend, treffend feststellt: »Wenn jemand imstande ist, jederzeit sich selbst zu beobachten, so ist er einerseits sehr zum ›Seelenmaler‹ geeignet, andererseits aber nicht normal. Der natürliche Mensch ist bei seinen Hauptangelegenheiten ›mit ganzer Seele‹, er gibt sich hin. Die andauernde Kritik entspricht einer Hypertrophie des Denkens und gehört zur Nervosität. Ich habe nervöse Leute gekannt, die sich in der Brautnacht scharf beobachtet hatten und geneigt waren, gerade im Momente größter Erregung Betrachtungen anzustellen, die beim Tode der nächsten Verwandten neugierig auf ihre Empfindungen waren. Dem Gesunden ist so etwas geradezu unheimlich...« Es ist also ein Stück Depersonalisation und Derealisation, das den Dichter wie den Analytiker zu seinen Seelengemälden befähigt, wobei sie die Farben für ihre Gemälde aus der latenten (emotionalen) Realität nehmen, die dem Gesunden, das heißt hier: dem unmittelbar Lebenden, *so* nicht zugänglich ist.

Unter dieser Perspektive betrachtet ist das Streben nach Gesundheit geradezu identisch mit der versuchten *Aufhebung* der Spaltung, deren höchste Steigerungsform sich in der introspektiven Psychologie dokumentiert: »Wer in sich recht ernstlich hinabsteigt, wird sich immer nur als Hälfte finden; er fasse nachher ein Mädchen oder eine Welt, um sich zum Ganzen zu konstituieren, das ist einerlei« *(Maximen und Reflexionen).* Vielleicht versucht der Künstler, sich als Ganzheit wiederherzustellen, indem er das Kunstwerk als die andere Hälfte seiner selbst sich gegenüberstellt. Er folgt damit nur einer Notwendigkeit, sich vor dem Zerbrechen, also vor dem Wahnsinn zu schützen. Dieser Zug, sich als Einheit zu erhalten oder wiederherzustellen, ist, wie Goethe in der *Farbenlehre* ausführt, in der Natur allgegenwärtig: »Jedes Wesen, das sich als eine Einheit fühlt, will sich in seinem eigenen Zustand ungetrennt und unverrückt erhalten. Dies ist eine ewige notwendige Gabe der Natur, und so kann man sagen, jedes Einzelne habe Charakter bis zum Wurm hinunter, der sich krümmt, wenn er getreten wird. In diesem Sinne dürfen wir dem Schwachen, ja dem Feigen selbst Charakter zuschreiben: denn er gibt auf, was andere Menschen über alles schätzen, was aber nicht zu seiner Natur gehört: die Ehre, den Ruhm, nur damit er seine Persönlichkeit erhalte«. Das Fatale ist nur, und wir werden später ausführlich auf diesen Punkt anhand Goethes Leben und Werk zu sprechen kommen: In der Liebe, in der liebenden Vereinigung, ist die Einheit des Individuums aufs äußerste gefährdet. Hier soll sich einer zur Hälfte machen, um sich zu zweit als Einheit zu erleben! Goethe selbst war hierzu, die Kette seiner unglücklichen Liebschaften beweist es, lange Zeit nicht fähig. Er hatte *Angst,* sich dem Objekt unmittelbar zu nähern. Distanzrituale, physische *Flucht* und kreative Schöpfungen, dienten der Selbst-Erhaltung. Erst auf seiner Italienreise, als fast Vierzigjähriger, wird er gewahr, was ihm bislang unmöglich war. An Charlotte von Stein, zu der er über zehn Jahre hinweg ein besonders quälend-distanziertes Verhältnis unterhielt, dem er sich durch Flucht aus Weimar entzogen hatte, schreibt er aus Rom (8. 6. 1787): »Übrigens habe ich glückliche Menschen kennen lernen, die es nur sind weil sie *ganz* sind, auch der Geringste wenn er ganz ist kann glücklich und in seiner Art vollkommen seyn, das will und muß ich nun auch erlangen, und ich kanns, wenigstens weiß ich wo es liegt und wie es steht, ich habe mich auf dieser Reise unsäglich kennen lernen«.

Wenn die Frau des Heinrich Stieglitz sich 1834 in Berlin am Schiffbauerdamm im Bette liegend ein Messer in die Brust stieß, um durch solches Leid, wie sie in ihrem Abschiedsbrief schrieb, ihren Mann doch noch zum genialen Kunstwerk zu inspirieren, so saß sie einem Trugschluß auf. Zwar verfaßte Kyser 1915 das Drama »Charlotte Stieglitz«, doch ihr Mann blieb, was er war: eine Art genialer Narr, vom Werther'schen Fieber hinundhergeschüttelt, der es nur zu Unbedeutendem brachte. Sie hatte Lichtenbergs Aphorismus wohl zu wörtlich verstanden. Mit der dichterischen Inspiration muß man doch ein wenig kunstvoller umgehen, da genügt es nicht, die Flasche der Leidenschaften zu schütteln, bis sie explodiert.

Oskar Panizza bezeichnet – im Anschluß an den französischen Psychiater Moreau – das Genie als »eine Art stehengebliebener Geisteskrankheit«. Panizza, zunächst Arzt in einem psychiatrischen Spital, bevor er, in der Mitte seines Lebens sich in einem solchen als Geisteskranker einweisen ließ, beschreibt anschaulich, wie das Genie seinen Wahnsinn bändigen muß, um ihn produktiv zu machen: »Man hat trivial, aber sehr illustrativ, den menschlichen Geist mit einer Flasche Sodawasser verglichen. Die Klarheit der Flüssigkeit entspricht dem normalen Zustand. Bei normaler Geistesverfassung fühlen wir unsere Gedanken nicht als solche... Sobald der Stöpsel Luft bekommt, beginnt das Perlen und Sich-Trüben der Flüssigkeit. Der Stöpsel repräsentiert den controllierenden Druck unseres bewußten Aufmerkens, unseres Verstandes. Die aufsteigenden Perlen sind das Freiwerden der Imagination, die Bilder der Phantasie. In diesem Zustand befinden wir uns alle im Schlaf. Unsere Aufmerksamkeit erlischt, und die Phantasie, die stets parat ist, wie die Kohlensäure, sobald der Druck von ihr genommen, emporzusteigen, beginnt ihre Tätigkeit als Traum... Im Traum selbst sind wir kritiklos, naiv-zuschauend. Sobald wir erwachen, erblikken wir den Wirrwarr; wundern uns über unsern eigenen Zustand. Und mit dem Einstellen des bewußten Aufmerkens, mit dem Fester-Aufdrücken des Stöpsels, hört der ganze Spuk auf; die Perlen bleiben aus, die Flüssigkeit wird wieder klar... Das Ingenium ist dann eine schlecht schließende Flasche, bei der auch Tags über Perlen in größerer oder geringerer Menge durchschießen. Diese Perlen, diese Bilder, diese Motive ... erregen ... seine gespannteste Aufmerksamkeit, sogar Angst, Unruhe...; und nun beginnt eine erregte, fieberhafte Tätigkeit; der Verstand ist gezwungen, sich mit den fremden Faktoren abzufinden, sie zu verarbeiten; und das Resultat ist, wenn es gut geht, ein geniales Werk, ein unerhörter Fund, eine barocke Idee, aber immer ein Unicum. Der beginnende Geisteskranke, der beginnende Hallucinant ist dann ebenfalls eine Flasche mit gelockertem Stöpsel, bei der die Perlen immer stürmischer auftreten... Auch der beginnende Hallucinant stutzt genau anfangs wie das Genie über den fremden Eindringling, ist in Zweifel, geräth in Unruhe ...; aber meist häufen sich dann die Sinnesbilder so stürmisch, daß der Verstand Controlle und Kritik verliert, und das wilde Meer der Imagination den ganzen Menschen wie ein steuerloses Schiff hin- und herwirft« (Panizza, *Genie und Wahnsinn*, 1891).

Man sollte glauben, Freud habe diesen Text bei Abfassung seiner »Traumdeutung« gekannt. Traum, Wahnsinn und Genialität – schon seit alters her, spätestens seit Platon, miteinander in Verwandtschaft gesehen – sind voneinander nur getrennt durch das Ausmaß der Kontrolle, die der Verstand ausübt. Bei Freud ist es der »Zensor«, der den »Schlaf« überwacht und der das Wechselspiel zwischen Primärprozeß (=ungebundene Energie, Panizzas perlende Kohlensäure) und Sekundärprozeß (=gebundene Energie, Panizzas klare Flüssigkeit) reguliert. Ohne perlenden »Wahnsinn« keine Genialität, sondern Sterilität. Bloßer Wahnsinn aber ist assoziative Beliebigkeit, Subjektivität, die durch keinen anderen Menschen nachvollzogen werden kann, nackte, nicht gestaltete Natur.

> Willst du dich deines Wertes freuen,
> So mußt der Welt du Wert verleihen.
>
> *Goethe*

> In einer absurd frühen Zeit, mit sieben Jahren, wußte ich bereits, daß mich nie ein menschliches Wort erreichen würde.
>
> *Nietzsche*

3

Genie und Wahnsinn am Beispiel *Goethes* zusammenzudenken, wie Möbius dies versucht, das war am Ende des 19. Jahrhunderts – und ist es wohl auch heute noch – ein kleines Wagnis. Zwar war die neueste Stimmung im Süden, etwa die in Wien oder die auf dem Berge der Wahrheit in Ascona (der Anarchist Brupbacher notiert 1907 über Ascona: »Hauptstadt der psychopathischen Internationale«), dem Genie- & Wahnsinnsgerede durchaus hold – kaum noch überschaubare Massen von Abweichlern, Außenseitern, Décadents, Kulturfreaks, Nacktbadern, Anarchisten, Kräuter- und Haschischessern machten sich damals auf den Weg, dem ausgehenden und dem kommenden Jahrhundert zu beweisen, wie einzigartig einer sein kann, der sich, mit ein wenig Wahnsinn verziert, dem Bürger als Schreck präsentiert –, doch an Goethe als Schizo dachte wohl kaum einer. Der »Lizentiat der Rechte«, der »Geheime Legationsrat«, der »Geheime Rat«, der »Wirklich Geheime Rat«, der »Staatsminister«, den man mit einem Adelsdiplom versehen hatte, der mit dem französischen Kaiser über den Werther parlierte, als Franzosenhaß unter deutschen Freigesinnten gerade en vogue war, der Bergwerke, Bibliotheken, Münzsammlungen und das Weimarer Hoftheater gleichermaßen oberbeaufsichtigte – wie sollte man bei *dem* an Außenseitertum und Wahnsinn denken?

Möbius' Schrift »Über das Pathologische bei Goethe«

(1898) tritt dem Dichter denn auch nicht *zu* nahe. Zwei Seelen müssen wohl in der Brust des Leipziger Bildungsbürgers und Gelehrten miteinander gekämpft haben, bevor er sich, eingedenk des gelassenen Goethe'schen Wortes »Wo viel Licht ist, ist starker Schatten«, ein Herz nahm, um die seit Lombroso vertretene psychiatrische Lehre von der »Entartung« des Genies am Beispiel Goethes zu exemplifizieren. Möbius' Psychiatrisierung Goethes fällt denn eher vorsichtig aus. Die Hauptlast des Pathologischen entdeckt Möbius an den *Figuren* des Dichters: am depressiv-manischen Werther, am paranoiden Tasso, an der hysterisch-anorektischen Ottilie usw. Ein übriges Maß an Entartung bekommen Goethes Frau Christiane und der Sohn August zugeteilt, die des Dichters schleichenden Alkoholismus ein wenig dreister praktizierten. Dazu die »Tanzwut« der Christiane und der von Möbius angedeutete Selbstmord des August in Italien, das ergibt immerhin noch genügend Beweis für die Entartungslehre, zu deren Vertretern zuletzt noch Gottfried Benn zählte, der weiß, daß »die Stunde des Genies« schlägt, wenn nach »Generationen der Tüchtigkeit der Abstieg beginnt, der wirtschaftliche Konkurs, der Selbstmord, die Kriminalität«. Eine solche Stunde des Genies hatte freilich nicht geschlagen, als Möbius sich aufmachte, Goethes Pathologie zu enthüllen. Aber doch immerhin eine Stunde der psychiatrischen Tüchtigkeit und des Fleißes, Lorbeeren, die der Fachmann Möbius dem Dichter Goethe nicht gerade zu bescheinigen hat. Nach Begutachtung Goethe'scher Helden kommt Möbius zu dem traurigen Schluß, daß deren Konzeption mit psychiatrischen Lehrbuchmeinungen nicht durchweg übereinstimmt. Goethe hätte »im psychiatrischen Examen nur mäßig gut bestehen, eine weniger gute Note als Shakespeare davontragen« können, weiß unser Gewährsmann ein Fazit zu ziehen.

Es muß wohl auch an einer inneren Hemmung des

Bildungsbürgers Möbius gelegen haben, dem Bildungsheros Goethe eine profunde Geisteskrankheit zu bescheinigen. Leichter tat er sich da in einem anderen Werk: »Nietzsche« (1902). Hier konnte er in die Vollen greifen, wußte doch alle Welt, daß der arme Nietzsche Jahre in geistiger Nacht vor sich hingedämmert hatte. Nietzsche gab Möbius gewissermaßen die Gelegenheit, »Über Entartung« (1900) zu referieren, die ihm Goethe in diesem Ausmaß nicht bot. Möbius konstatiert im Falle Nietzsches eine ursprünglich krankhafte Anlage, die »man etwa einem Fermente vergleichen (könnte), das bei der Entstehung des Nietzsche-Gehirns eigenthümliche Kombinationen hervorrief (und) verhinderte, daß Nietzsche wie seine Vorfahren ein ehrsamer Pfarrherr wurde...«. Nietzsche, der sich seine Anhänger nach eigener Aussage immer nur als Nullen hinter einer 1 vorstellen konnte, hat wohl zuwenig an seine Widersacher gedacht. Als solcher entpuppt sich Möbius nämlich, wenn er Nietzsche-Adepten warnt, so als handle es sich bei diesen um die Kundschaft eines Falschmünzers: »Wenn ihr Perlen findet, so denkt nicht, daß das ganze eine Perlenschnur wäre. Seid mißtrauisch, denn dieser Mann ist ein Gehirnkranker«, bramarbasiert Möbius über Nietzsches Werk.

Vollends um die Nietzsche-Forschung hat sich unser Gewährsmann allerdings verdient gemacht durch die Einführung der hier erstmals so genannten »Dr. Möbius'schen Honigprobe«, ein Verfahren, das sich als quasi naturwissenschaftlich-experimentelle Technik überhaupt zur Einführung in die literarische Textanalyse empfiehlt. Im *Zarathustra* entdeckte Dr. Möbius neben vielen anderen »Geschmacklosigkeiten« auch die folgende Zungenqual: »gelber weißer guter eisfrischer Waben-Goldhonig«. Diesen Nietzsche'schen Leckerbissen läßt sich Dr. Möbius nicht entgehen. Er schreibt: »Eis-Honig kommt (in diesem Text – B. N.) wiederholt vor. Abgesehen davon, daß in Zarathustras Höhle und auf den Bergen kein Eis ist, kühlt kein Verständiger den Honig auf Eis. Ich habe es experimenti causa gethan; es geschah, was zu erwarten war: der Honig verlor sein Aroma und schmeckte wie Syrup«. Diese Entdeckung, vor allem aber auch deren sprachliche Darbietung, qualifiziert, wie ich meine, den lieben Möbius zur Teilnahme an der von uns eingangs bereits vorgestellten »Nationalmannschaft« deutschsprachiger Zungenvirtuosen, zumal, wie Möbius unter strengem Verweis auf Nietzsche gesteht, ihm »geschwollene Reden äußerst unsympathisch« seien.

Möbius, der sich auch »Über Schopenhauer« (1899), und, dessen Weiberhaß folgend, »Über den physiologischen Schwachsinn des Weibes« (1901) äußerte, verstand, sich pointiert auszudrücken. Nun sollte uns das Lächeln über ihn allerdings vergehen, wenn wir daran denken, daß die psychoanalytische Lehre von der moralischen Minderwertigkeit des Weibes – dessen neidischer Charakter getreu der Freud'schen Geschlechtsphobie an einem Stück Penis festzumachen ist – immerhin Generationen von Psychoanalytikerinnen bis auf den heutigen Tag sehr wohl eingeleuchtet hat (wenigstens nach ein paar Hundert Stunden Lehranalyse). Ich meine, was Freud recht ist, sollte Möbius billig sein: Anerkennung. Freud jedenfalls zollte sie dem Kollegen Möbius bereitwillig, den er in einem Brief an Fließ »den besten Kopf unter den Neurologen« nennt. Und selbst noch in Amerika, wohin er reiste, um an der *Clark University* Vorlesungen zu halten, lobt Freud den Dr. Möbius über den grünen Klee. In einem Interview mit dem *Boston Evening Transcript* (11. 9. 1909) nennt Freud Möbius – neben Liébault und Bernheim – einen der Pioniere der modernen Psychotherapie. Das waren noch Zeiten, als die Psycho-Gurus von Europa nach Amerika reisten, nicht wie heute, wo sie die umgekehrte Richtung einschlagen.

Freud hatte mit seinem Urteil keineswegs unrecht. Tatsächlich war Möbius – wie etwa auch Bleuler – einer der führenden Köpfe, die für eine Reformierung der Psychiatrie eintraten. Vor allem wollte er den monistischen Standpunkt der »Somatiker« überwinden, die behaupteten, *jede* psychische Krankheit sei ausschließlich organisch bedingt. Möbius versuchte, an der Tradition der »Psychiker« wiederanzuknüpfen, denenzufolge psychologische Faktoren bei der Verursachung psychiatrischer Leiden unbedingt mitzuberücksichtigen sind. Möbius' Hysterie-Lehre beispielsweise kann als durchaus fortschrittlich angesehen werden, behauptete er doch, die Hysterie sei keine reine Gehirnkrankheit, vielmehr durch Vorstellungen – also Imaginationen – mitbedingt.

Solchen »psychophysischen Parallelismus«, zu seiner Zeit keineswegs selbstverständlich, versucht Möbius auch in seinem Goethe-Buch zu vertreten, wenngleich er dabei auf halbem Wege steckenbleibt. Immerhin lehnt er den »plumpen Materialismus« der seinerzeit herrschenden Psychiatrie konsequent ab. Er geht sogar soweit, von jedem Arzt psychologisches Wissen zu verlangen, denn auch bei der Behandlung bloßer Organkrankheiten spielten psychologische Faktoren eine Rolle. Doch am Ende bekommt Möbius Angst vor seiner eigenen Courage. Wenn er auch betont, daß »zwischen Gesundheit und Geisteskrankheit keine scharfe Abgrenzung anzunehmen sei«, so zieht er aus dieser mutigen Erkenntnis in seinem Goethe-Buch doch nicht die notwendigen Konsequenzen. Aber, wie gesagt, für seine Zeitgenossen waren solche Äußerungen noch einigermaßen unerhört. So lobt denn auch die damalige Fachkritik Möbius' Werk: »Ein hochangesehener, vielerfahrener Nervenarzt geht hier den Spuren des Pathologischen in Werken und Wesen unseres größten Dichters nach. Da in der großen Goetheliteratur ein ähnlicher Versuch noch nicht vorhanden war, verdient die Schrift erhöhte Aufmerksamkeit« *(Deutsche Litteraturzeitung).* Und das Buch wird »als die inhaltsreichste Frucht der Goetheforschung der jüngsten Jahre« *(Litterarisches Centralblatt)* gefeiert.

Wenn Möbius die Konsequenzen seiner aufrührerischen Einsichten auch nicht *selbst* vertritt, so läßt er sie durch vorurteilsloses Zitieren doch von dem Dichter aussprechen. Dessen Ansichten über die Zerrüttung der geistigen Gesundheit korrekt herausarbeitend, schreibt Möbius über Goethe: »Der Wahnsinn ist ihm die Wirkung oder eigentlich der höchste Grad der Leidenschaft. Im Sinne des Dichters ist Einer um so mehr wahrer Mensch, je stärker er empfindet. Der leidenschaftliche Mensch ist der eigentlich Gesunde, gerade ihm aber droht die Gefahr des Wahnsinns. Eben deshalb hat der Dichter Interesse am Wahnsinne und sozusagen Respect vor ihm ... Macht nicht die unglückliche Liebe oder Kummer, Sehnsucht wahnsinnig, so ist der Wahnsinn dichterisch überhaupt nicht brauchbar«.

Wie gut hat Möbius seinen Goethe verstanden! Besser als die meisten, die Goethe als einen mittelmäßigen, angepaßten Allzu-Gesunden abstempeln. Aber dann nimmt Möbius wieder den Standpunkt im psychiatrischen Ordinationszimmer ein und kanzelt den Dichter ab: »In Wirklichkeit liegen die Dinge freilich anders«.

Wie denn? Na, eben so: »Die ›Leidenschaftlichkeit‹ ist nicht eine Eigenschaft des gesunden Menschen. Bei diesem sind leidenschaftliche Erregungen selten ... Ein wirklich gesunder Mensch wird nie durch Leidenschaften oder Gemüthserschütterungen geisteskrank werden, denn die gesunde Natur wehrt sich gegen das Übermaaß, stößt das Traurige, Feindliche hinaus, wie der Körper einen eingedrungenen Splitter«. Das könnte man schon als die Beschreibung gesunder Normalität verstehen, die auch dann noch hält, wenn alles ringsumher in Scherben fällt. Und die vor allem, auch darin ist Möbius recht zu geben, das »Traurige« und »Feindliche« vernichtet, und sei es nur, indem sie es beim Anderen und Andersartigen grausam verfolgt. Nach »tausend« Jahren weiß man, daß diese bürgerliche Selbstverteidigungs- und Vernichtungsstrategie einigermaßen funktioniert.

Ich lese einen Roman von Goethe, der mir gar nicht gefällt – weitläufig, ennuyant, keine Liebe, nichts als Tugend, Entsagen auf alles. Eine einzige Seite ist im ganzen Buch; es kömmt mir vor, wie ein dummes Stammbuch, wo viele hineinschreiben – der Roman heißt: die Wahlverwandtschaften.

Pauline Wiesel an Rahel, 1810

4

Die Zerstörung der Sinnlichkeit, Emotionalität und Leidenschaft, die Konsequenz des Wahnsinns als Ausdruck einer verlorenen Liebe, das Zugrundegehen an psychischen Verletzungen, die unter dem Deckmantel verlogener bürgerlicher Moral und Sittlichkeit verabreicht werden, das sind Themen Goethe'scher Dichtung. Das ist, zum guten Teil, auch Goethes eigenes Schicksal. Hier taucht allerdings ein Goethe auf, der *anders* ist, anders als der, den uns die bürgerliche Feuilleton- und Literaturgeschichte zurechtgeschrieben hat.

Folgen wir K. R. Eissler (Goethe. A Psychoanalytic Study, Vol. I–II, Detroit 1963), dann erkennen wir einen Goethe, der mit dem unglücklichen Lenz die Hypersensibilität, die kaum kontrollierbare Emotionalität, die affektive Heftigkeit und Leidenschaftlichkeit teilt; der, im Unterschied zu Lenz, gerade noch der schizophrenen Psychose entgeht; der trotzdem zeitlebens unter paranoiden Ängsten, vor allem auch unter (unausgelebten?) homosexuellen Wünschen zu leiden hat. *So* gesehen, kann man den *Faust* auch als das Drama eines homosexuellen Verführungsversuchs lesen, der am Ende glückt. Denn immerhin hält Mephisto am Schluß des Dramas den *Körper* des Faust in seinen Armen, während lediglich dessen pietistisch-herrnhuterische Seele von dannen und in den Himmel schwebt, aus dem die tröstlichen, doch in diesem Falle gänzlich unglaubwürdigen Worte ertönen: »Das Ewig-Weibliche zieht uns hinan«. Wie wenig dieser fromme Spruch auf den *Faust* zutrifft!

Der Kollege Schiller teilt Aufschlußreiches über sein homophiles Begehren, das sich auf Goethe richtet, mit; der seinerseits versteht es, sich zu zieren, abzuwehren, was wiederum Schiller frustriert: »Öfters um Goethe zu sein, würde mich unglücklich machen: er hat auch gegen seine nächsten Freunde kein Moment der Ergießung, er ist an nichts zu fassen... Er besitzt das Talent, die Menschen zu fesseln, und durch kleine sowohl als große Attentionen sich verbindlich zu machen; aber sich selbst weiß er immer frei zu behalten. Er macht seine Existenz wohltätig kund, aber nur wie ein Gott, ohne sich selbst zu geben – dies scheint mir eine konsequente und planmäßige Handlungsart, die ganz auf den Genuß der höchsten Eigenliebe kalkuliert ist... Ich betrachte ihn wie eine stolze Prüde, der man ein Kind machen muß, um sie vor der Welt zu demütigen«. Daß diese Bemerkung Schillers psychologischen Scharfblick erweist, werden wir später noch sehen, wenn wir auf das Verhältnis des Tasso zu seinem Demütiger Antonio zu sprechen kommen.

Nein, Goethe ist nicht der Frauenheld, den uns die erotische Phantasie unserer Deutschlehrer, den uns vor allem aber auch Goethes eigene kunstvoll zwischen Dichtung und Wahrheit arrangierte Liebschaften suggerieren wollten. Goethe überwindet, folgen wir Eisslers tiefschürfender psychoanalytischer Interpretation, seine Angst vor Frauen erstmals auf einer Reise in den Süden. Hier in Italien, in Rom, glückt, laut Eissler, Goethe erstmals, jetzt fast schon vierzig Jahre alt, ein befriedigender heterosexueller Koitus. Mit einer mehr oder weniger wohlfeilen Schankwirtin, die in den *Römischen Elegien* als Faustina gefeiert wird, findet Goethe sein

Glück. Vorher litt er, laut Eissler, an Impotenz und Kastrationsangst, an Ejaculatio praecox, die sich – vordergründig – auf seine Hypersensibilität und -emotionalität zurückführen lassen.

Über Italien schreibt Goethe, unser heutiges Gerede von der »Eiszeit« und vom »Packeis« schlichte zweihundert Jahre vorwegnehmend: »Es ist mir als wenn ich hier geboren und erzogen wäre und nun von einer Grönlandsfahrt, von einem Walfischfang zurückkäme«. Grönland, das ist das Herzogtum Weimar, dem Goethe bis dahin zehn Jahre lang gedient hat, dessen höfische Verlogenheit er im *Tasso* schildert; Weimar, das er fluchtartig, samt der zehnjährigen Distanz-Himmelei zur frigiden Frau von Stein, verlassen hat. Hier im südlichen Rom begegnet Goethe einem anderen Völkchen, Künstlern wie dem Sprayer von Zürich in Gestalt des Malers Johann Heinrich Wilhelm Tischbein. Diese Leute wissen zu feiern, und der Geheime Legationsrat feiert, zunächst zögernd, dann aber doch überschwenglich mit. Rückblickend auf sein sexuelles Martyrium, auf sein qualvolles Streben nach sittlicher Reinheit, auf seine Flucht vor der »Schuld« (denn wenn er sich einem Mädchen näherte, meinte er, sich zu versündigen), schreibt der Dichterfürst in den *Römischen Elegien* über den Gott Amor: »Wer sie (die Tugend) am höchsten verehrt, den weiß er (Amor) am besten zu fassen,/ Und den Sittlichsten greift er am gefährlichsten an./ Will ihm einer entgehn, den bringt er vom Schlimmen ins Schlimmste./ Mädchen bietet er an; wer sie ihm töricht verschmäht,/ Muß erst grimmige Pfeile von seinem Bogen erdulden;/ Mann erhitzt er auf Mann, treibt die Begierden aufs Tier,/ Wer sich seiner schämt, der muß erst leiden...«

Und gelitten unter diesem grausamen Gott hatte der Dichter bis dahin, weiß Amor, genug! Doch bevor Goethe endgültig den Weg zu »jener buschigen Myrte« findet, die »ein heiliges Plätzchen« »beschattet«, muß er noch einige Ängste überwinden, die sich bei ihm vornehmlich als Furcht vor Ansteckung mit der »französischen« Krankheit maskieren. Gleichsam tastend pirscht Goethe sich in Italien an die öffentlichen Schönen heran, diese zunächst aus der Ferne bestaunend: »Ich habe sie alle recht scharf angesehen und in denen acht Tagen nicht mehr als Eine gesehen, von der ich gewiß sagen mögte daß ihre Reitze feil sind«, notiert er in Venedig in das Reisetagebuch (25. 9. 1786). Wenn das kein göttergleiches Bild ist, unser großer Dichter als venetianischer Eckensteher, der die schönen Kanaljungfrauen mit scharfem Blicke mustert, um herauszufinden, unter welchem Rock sich eine Hure verbirgt! Ich meine, dieses Bild macht ihn uns etwas menschlicher. Schon dreister geworden, notiert er (am 1. 10. 1786): »Heut hat mich zum erstenmal ein geiler Schatz bey hellem Tage in einem Gässgen beym Rialto angeredet«.

Faustina, die römische Schankwirtin, verwitwet, Mutter eines Sohnes, hat unseren Dichter dann in Rom so recht zur Brust genommen. Gleich jubelt er stolz und pfeift dem Gotte Priapus ein Loblied: »Nicht das Mädchen entsetzt sich vor mir, und nicht die Matrone,/Häßlich bin ich nicht mehr, bin ungeheuer nur stark./ Dafür soll dir denn auch halbfußlang die prächtige Ruthe/ Strozzen vom Mittel herauf, wenn es die Liebste gebeut./ Soll das Glied nicht ermüden, als bis ihr die Dutzend Figuren/ Durchgenossen wie sie künstlich Philänis erfand«. Jetzt scheinen die Sexualängste und der Wahn überwunden zu sein, mit einem erigierten Phallus häßlich zu wirken; ein Wahn, den eine schizoide Mutter, den ein sittliches, das heißt: hysterisches Bürgermädchen dem sensiblen Dichter nur allzu leicht einimpfen konnten. Die sinnenfrohe Faustina muß ganz anders empfunden haben. Und so auch Christiane, das Blumenkind, die Tochter aus dem Volke, die Goethe, unmittelbar nach seiner Rückkehr, in Weimar kennen-, lieben- und schätzenlernt, sehr zum Mißfallen des Hofes übrigens, besonders aber der Frau von Stein, die sich, ob dieser unstandesgemäßen (in Goethes Erleben aber doch wohl standesgemäßen) Beziehung, indigniert zurückzieht. Christiane jedenfalls, zärtlich und unverblümt, wie sie nun einmal ist, nennt in ihren Briefen an den Staatsminister hinfort dessen halbfußlang-prächtige Rute allerliebst einen »Herrn Schönfuss«. Und in den posthum veröffentlichten Epigrammen jubelt Goethe über seinen endlich gefundenen »Bettschatz«: »Lange sucht ich ein Weib mir, ich suchte, da fand ich nur Dirnen,/ Endlich erhascht ich dich mir Dirnchen, da fand ich ein Weib«. Als hätte er an Goethes Christiane gedacht, heißt es in einem Traktat Baudelaires über die »den Literaten gefährlichen Frauen« (gemeint sind die »anständige Frau«, der Blaustrumpf und die Schauspielerin): »Nur zwei Klassen von Frauen sind möglich: die Dirnen oder die dummen Frauen: die Liebe oder der Suppentopf. – Brüder, bedarf es einer Darlegung der Gründe?«

Das ist die Dichter-Männerphantasie von der anständigen Hure, von der Mutter als Hure und der Hure als Mutter, die Freud später hinreichend analysierte. Gelegentlich schrieb Goethe, es sei leicht, aus einer Göttin eine Hure, aber schwer, aus einer Hure wieder eine Göttin zu machen. Nun, es scheint ihm eine Lösung dieses Paradoxons gelungen zu sein. Und auch ein zweites löste er auf seine Art, das nämlich, wie man homosexuell-anale Bedürfnisse mit der Hilfestellung einer Frau befriedigt: »Knaben liebt ich wohl auch, doch lieber sind mir die Mädchen,/ Hab ich als Mädchen sie satt, dient sie als Knabe mir noch« (nachgelassene Epigramme).

So sinnenfroh wie in diesen Sprüchen geht es in Goethes Romanen und Dramen leider nur selten zu. Die Frauen, mit denen es seine Helden zu tun haben, sind von Format, keine Blumenkinder. Eine Ausnahme macht da vielleicht noch Egmonts Klärchen. Aber auch sie nimmt am Ende ein Schlückchen Gift, wohl weil Sinnesfreuden auf Erden ohne Reue genossen nicht in Goethes Welttheater passen. Dem Egmont, der sich gerade mit dem Sohn seines Feindes Alba in einer Gefängniszelle verbrüdert, erscheint Klärchen am Ende als Freiheitsstatue »in himmlischem Gewande«, womit der Dichter uns vielleicht kundgeben will, daß glückliche Ehen doch nur im Himmel geschlossen werden. Das war selbst Schiller ein zu starkes Stück, weshalb er diesbezüglich von einem »Salto mortale in die Opernwelt« sprach. Aber solche idealischen Purzelbäume schlägt Goethe in seinen Werken, leider, nur zu oft. Und immer wieder feiert er den großen Tod als einen Sieger über den kleinen.

Die Mehrzahl der erdichteten Goethe'schen Weiber erweist sich denn – trotz gelegentlicher skandalöser *Neigungen* – am Ende meist als sittlich, würdig, idealisch und himmlisch, ganz dem bürgerlichen Geschmack entsprechend. Die zugehörigen Erbauungssprüche grenzen nicht selten an sentimentalen Kitsch, weshalb beispielsweise Arnim für die sittenfrohe Botschaft der *Wahlverwandtschaften* seinen Dank an »unsern Herrgott und seinen Diener Goethe« abstattet. Und Bettina bescheinigt dem Meister in einem Brief, »daß Deine Charlotte das Herz eines Weißfisches hat«, womit sie die Edle meint, die in den *Wahlverwandtschaften* ihrem Gatten wie ihrem Geliebten gleichermaßen entsagt. Und auch der Wilhelm Meister ist, so möchte ich meinen, ein Stockfisch, der sich in den zwei Bänden eines »Entwicklungs«romans kein Stück von der Stelle rührt, vielmehr am Ende ebenso säuerlich in die Welt der Liebesfreuden blickt wie zu Anfang. *Das* ist der Goethe, den uns die Deutschlehrer, gewissermaßen zu Recht, als Sittenprediger hohen und ersten Ranges präsentieren können, wenngleich er seine Episteln nicht immer so platt gereimt unters Volk bringt wie der Professor Schiller

(»....soviel Edelmuth, wie der einzige Marquis Posa darbietet, ist in Goethes sämtlichen Werken zusammengenommen nicht aufzutreiben...« – Schopenhauer), den Nietzsche den »Moraltrompeter von Säckingen« (in Anlehnung an Viktor von Scheffels »Der Trompeter von Säckingen«, 1854) nannte. Mit Nietzsche müssen wir wohl auch annehmen, daß dort, wo Ideales und Idealisches geboten werden, Grund genug vorhanden ist, das Gegenteil zu vermuten, das sich in seiner wahren Gestalt nicht zeigen darf. Wie gesagt, des Himmels Gnade verdeckt uns oft das wahre Herz eines Menschen.

Vom Sittlich-Moralischen wurde Goethe spätestens nach seinen Leipziger Studentenjahren angefallen. Nicht zuletzt mag dazu die unglückliche Liebe zu Käthchen Schönkopf geführt haben, die in ihres Vaters Leipziger Kneipe als Bedienung wirkte. Goethe verliebte sich, geriet in einen desolaten Zustand – »Verflucht sey die Liebe«, schreibt er an den Jugendfreund Behrisch (Nov. 1767) – und kehrte aufgelöst ins Frankfurter Elternhaus zurück. Eissler spricht in diesem Zusammenhang von einer psychotischen Episode mit schweren Depersonalisationserscheinungen. Man weiß, daß solche Zustände körperlicher und geistiger Schwäche eine ideale Voraussetzung für religiöse Erweckungserlebnisse abgeben. Und da die von Pietismus und Herrnhuterscher Reinheit erfüllte Susanna Katharina von Klettenberg Goethe in Frankfurt wieder gesundpflegte, dürfen wir ihr wohl ganz wesentlich den nachhaltig-idealischen Zug in Goethes späterem Werk zuschreiben.

Der »Frankfurter Zustand« führte Goethe, nach eigenen Worten, in »jene mystisch-religiösen chemischen Beschäftigungen«, »in dunkle Regionen«, die wir in der »erotischen Chemie« der *Wahlverwandtschaften* ebenso wiederfinden wie im Faust'schen Bemühen, zu erkennen, was die Welt im Innersten zusammenhält.

Vorerst machten die in Frankfurt erlittenen pietistischen Attacken Goethe unfähig, halbwegs erdnahe Beziehungen zu einer Frau aufzunehmen. Schon wenig später, in Straßburg, verließ er daher Friederike Brion fluchtartig, als die sittliche Gefährdung irgend zu hautnah zu werden drohte: »Hier war ich zum erstenmal schuldig; ich hatte das schönste Herz in seinem Tiefsten verwundet, und so war die Epoche einer düsteren Reue ... höchst peinlich, ja unerträglich«, dichtete Goethe später über die schnöde Wahrheit, die er anders nicht verstehen wollte. War diese Wahrheit doch, daß selbst eines Pfarrers Tochter eher aus Fleisch und Blut und Begierden, denn aus sittlichen Idealen besteht. Hinfort verlegte sich der junge Rechtsgelehrte vorsichtshalber auf das Entfernt-Lieben von Frauen, die bereits vergeben waren. Für Freud wäre diese Wahl, die als Liebesbedingung einen Dritten (Rivalen) einschließt, der beste Beweis für inzestuös-ödipale Wünsche gewesen. Für Goethe jedoch bedeutete das Vorhandensein eines Dritten (Verlobten, Ehemanns) die sichere Gewißheit, nicht in eine zu gefährliche und zu ängstigende Nähe zur angeschwärmten Geliebten zu geraten. Den damit verbundenen Werther'schen Liebeskummer und Weltschmerz konnte Goethe noch eher ertragen als jene möglichen Gefahren, die eine leidenschaftliche Vereinigung mit der Geliebten für ihn zu dieser Zeit mit sich gebracht hätte.

Dennoch fand Goethe, wahrscheinlich für ihn kurze Zeit später selbst unbegreiflich, den Mut, sich zu verloben: mit Anna Elisabeth Schönemann aus Frankfurt. Doch die war kein sozial weit unter ihm stehendes Blumenmädchen (wie später Christiane), sondern Tochter aus feinem, wenn nicht gar besserem Hause. Und Goethe versagte (sich) und *floh*. Kurz gesagt: Er ließ die Verlobte sitzen. Und das, obgleich – oder gerade weil – er sie liebte, »tief und wahrhaft liebte«. Ja, sie sei sogar »die letzte gewesen«, die er jemals liebte, gesteht er im Alter

– »und doch ging sie mir verloren«. Das klingt wie Schicksal und das ist es auch: das Schicksal eines wohlerzogenen jungen Mannes, dem es unmöglich ist, zärtliche und sinnliche Liebe zu vereinigen. »Wo sie lieben, begehren sie nicht, und wo sie begehren, lieben sie nicht«, charakterisiert Freud später diese eigenartige Spaltung, die er bei bürgerlichen Männern allenthalben zu beobachten glaubte.

Die zehn Weimarer Jahre mit Charlotte von Stein, die Goethe rückblickend, aus der Perspektive römischer Ausgelassenheit wahrnehmend, als »schmerzlich« und »lästig« bezeichnete, brachten ihm, gerade weil die verheiratete Hofdame jeder körperlichen Vereinigung abhold war, zunächst einmal (frustrierende) Sicherheit. Er konnte schwärmen und darben, wie es sich für einen idealischen Dichter gehört. Eissler meint, Goethes Beziehung zur Frau von Stein sei als eine Art »Übertragungsbeziehung« anzusehen. Also wie eine quasi-therapeutische Beziehung zu werten, in deren Verlauf alte Kindheitslieben – zur Mutter, zur Schwester – reaktiviert werden, jedoch keine leidenschaftliche Befriedigung im Hier und Jetzt finden können. Für diese These spricht einiges. Goethe selbst scheint seine wahn-sinnige Beziehung zur Frau von Stein halbwegs begriffen zu haben. In einem Gedicht, das er ihr widmete (1776), schreibt er: »Ach, du warst in abgelebten Zeiten/ meine Schwester oder meine Frau«. Und bei anderer Gelegenheit bemerkt er: »Ich kann mir die Bedeutsamkeit – die Macht, die diese Frau über mich hat, anders nicht erklären als durch die Seelenwanderung. – Ja, wir waren einst Mann und Weib!« Einst – nur nicht hier und heute. Der mystische Spuk sitzt tief und fährt Goethe wohl in alle Glieder. »Sie hat meine Mutter, Schwester und Geliebten nach und nach geerbt ...«, gesteht er, Frau von Stein betreffend, weiter. Das heißt wohl, daß die zielgehemmte Liebe ein therapeutischer Hebel war, mit dessen Hilfe Goethe sich von früheren konflikthaften Fixierungen zu befreien suchte. Letztlich allerdings macht sich Goethe durch die Flucht nach Italien von der magischen Macht frei, die ihn an die Frau von Stein fesselte. Diese Frau aber verdankte ihre »magische« Macht einzig und allein ihrem Herzen aus Stein, das es ihr gestattete, den Dichter immer gerade soweit zu erhitzen, daß er an sie gebunden blieb, ohne ihm irgendetwas zu gewähren, das ihn befreit, erlöst hätte. Die zielgehemmte Liebe ist noch immer die beständigste, auch das lehrt Freud, während der sinnliche Genuß in seiner Befriedigung seine Erschöpfung findet.

Vergleichen Sie nicht die innere Vision des Künstlers mit der des wirklichen Halluzinärs. Ich kenne beide Zustände vollkommen. Ein Abgrund gähnt dazwischen.

Flaubert

5

Am Vorabend der Französischen Revolution, die die *Vernunft* als Göttin (abendländischer Zweckrationalität) endlich inthronisierte, erschien der *Werther*. In diesem Buch wird ein Feuerwerk der Leidenschaften abgebrannt. Enthusiasmus und Depressionen wechseln einander ab, bevor sich der Held nicht ohne ausgeklügelte Aggression gegen Charlotte und Albert (die Pistolen stammen von Albert, Charlotte überreicht sie Werthers Diener) per Kopfschuß verabschiedet. Was ist gegen dieses Monstrum an Narzißmus ein »Märchenprinz« aus unserer Zeit? Wieso konnte dieses »Drama eines begabten Kindes« schon damals geschrieben werden? Wieso wirkt dieser zweihundert Jahre alte Held so wenig angestaubt, so taufrisch, daß er auf den ersten Blick wie ein »neuer Sozialisationstyp« erscheint? Lassen wir diese süffisanten Fragen!

Werther ist, jenseits aller psychologischen Deutung, zunächst einmal der Anwalt einer leidenschaftlichen, unsinnigen, vernunftwidrigen und daher auch unnützen Liebe. Seit Werther – spätestens – ist jede wahre Liebe eine unglückliche Liebe. Also lieben, das heißt leiden. Und die menschliche Leidensfähigkeit hat ihre Grenzen, wie Werther dem vernünftigen Albert gegenüber versichert: »Die menschliche Natur … hat ihre Grenzen: sie kann Freude, Leid, Schmerzen bis auf einen gewissen Grad ertragen und geht zugrunde, sobald *der* überstiegen ist. Hier ist also nicht die Frage, ob einer schwach oder stark ist, sondern ob er das Maß seines Leidens ausdauern kann, es mag nun moralisch oder körperlich sein. Und ich finde es ebenso wunderbar zu sagen, der Mensch ist feige, der sich das Leben nimmt, als es ungehörig wäre, den einen Feigen zu nennen, der an einem bösartigen Fieber stirbt«.

Das Fieber unserer Leidenschaften kann uns ebenso hinraffen wie das der Malaria, das ist hier Goethes Botschaft. Und die Bekämpfung *beider* Arten des Fiebers ist Kulturarbeit. Freud stellte das fest, als er die Überwältigung des Es (der Leidenschaften) mit der Trockenlegung der Zuydersee verglich; und Frantz Fanon stellte das fest, als er über »Die Verdammten dieser Erde« schrieb und meinte, die Trockenlegung afrikanischer Sümpfe, die Vernichtung der Malariafliege und die Bekämpfung magisch-zauberischer Riten des Eingeborenen seien Ausdruck ein und derselben Strategie: der kolonialistischen. Und zu deren Weisheit gehört auch die Möbius'sche Feststellung, Leidenschaften seien bei einem gesunden Menschen über das normale Maß hinaus nicht anzutreffen. Bei Geisteskranken dagegen – und Werther ist ein solcher – findet man die Krankheit der Leidenschaft, die in der Heilung noch allemal vernichtet werden soll.

Im *Werther* werden drei Unglückliche vorgeführt, mit dreierlei möglichem Schicksal. Da ist zunächst einmal Werther selbst, der seine narzißtische Wut gegen *sich* lenkt, wenngleich er weiß, daß der Ausdruck der Aggressionen nach außen weniger schaden würde. So notiert Werther anläßlich einer durch einen Höfling erlittenen Demütigung: »Ich wollte, daß sich einer unterstünde, mir's vorzuwerfen, daß ich ihm (dem Höfling) den Degen durch den Leib stoßen könnte; wenn ich Blut sähe, würde mir's besser gehen. Ach, ich habe hundertmal ein Messer ergriffen, um diesem gedrängten Herzen Luft zu machen. Man erzählt von einer edlen Art Pferde, die, wenn sie schrecklich erhitzt sind, sich selbst aus Instinkt eine Ader aufbeißen, um sich zum Atem zu helfen. So ist mir's oft, ich möchte mir eine Ader öffnen, die mir die ewige Freiheit verschaffte«.

Wie häufig hat sich einer eine Ader geöffnet, der – wäre er mutiger, weniger gehemmt gewesen – lieber einem anderen eine Kugel in den Wanst geschossen hätte! Aber Werther gehört nicht zu dieser Sorte Natur-Mensch. Dafür ist er von des Gedanken Blässe, von zivilisatorischer Vernunft und Selbstbeherrschung der Leidenschaften doch schon zu sehr angekränkelt. Alles, was Werther noch zustande bringt, ist die Schwärmerei für einen Bauernburschen, der als literarisches Pendant im Roman auftaucht. Dieser Bauernbursche ist in leidenschaftlicher Liebe zu seiner Dienstherrin entbrannt, die ihm geschickt »kleine Vertraulichkeiten erlaubt«, sein Feuer schürt, ohne es zu löschen. Er reagiert naturgemäß und bringt seinen Nebenbuhler um. Werther-Goethe preist diese Tat des Naturburschen: »Diese Liebe, diese Treue, diese Leidenschaft ist also keine dichterische Erfindung. Sie lebt, sie ist in ihrer größten Reinheit unter der Klasse von Menschen, die wir ungebildet, die wir roh nennen. Wir Gebildeten – zu Nichts Verbildeten!«

Und der dritte unglücklich Liebende im Roman, der im Hause Charlottes gedient, sich in diese verliebt hat, zeigt, jenseits von Selbstmord und Mord, den dritten Weg ins Unglück auf: den Wahnsinn. Weil er unerhört liebt, landet er schließlich »an Ketten im Tollhause«. Er wird »rasend«, verfällt in ein hitziges Fieber, bevor er sich schließlich in seinem Wahn akkommodiert, sich in jener anderen Welt mit der unglücklich Geliebten und »mit Königen und Kaisern zu schaffen macht«.

Gewiß, der Werther ist ein Stück von des Dichters eigen Fleisch und Blut. Über den Werther bemerkt Goethe zu Eckermann: »Das ist auch so ein Geschöpf, das ich gleich dem Pelikan mit dem Blute meines eigenen Herzens gefüttert habe ... Es wird mir unheimlich dabei, und ich fürchte, den pathologischen Zustand wieder durchzuempfinden, aus dem es (das Buch) hervorging«. Und an Zelter schreibt er, als dessen Stiefsohn sich umgebracht hatte: »Daß alle Symptome dieser wunderlichen, so natürlichen als unnatürlichen Krankheit auch einmal mein Innerstes durchrast haben, daran läßt ›Werther‹ wohl niemanden zweifeln. Ich weiß recht gut, was es mich für Entschlüsse und Anstrengungen kostete, damals den Wellen des Todes zu entkommen, so wie ich mich aus manchem späteren Schiffbruch auch mühsam rettete und mühselig erholte ... Ich getraute mir, einen neuen ›Werther‹ zu schreiben, über den dem Volke die Haare noch mehr zu Berge stehn sollten als über den ersten«.

Dieser andre Werther ist der *Tasso*. Ihn könne man, meint Goethe, durchaus als »einen gesteigerten ›Werther‹« bezeichnen. Auch Tasso erleidet Schiffbruch – in den Armen des Antonio. Zunächst ist der Tasso ein Werther im nichterschossenen Zustand, also vielleicht der Mensch, der Werther geworden wäre, hätte ihn der Dichter weiterleben lassen. Tasso laboriert noch immer an den Werther'schen Konflikten, versucht nur, anders damit zurechtzukommen. Tassos Hauptübel ist die Illusion, er könne sich die Liebe einer Frau per Kunstwerk verschaffen. Im Stück lechzt der Tasso nach dem Herzen der Herzogin. Antonio, der Höfling, Diplomat und Weltmann, erkennt Tassos Verwundbarkeit nur zu genau. Just in dem Augenblick, in dem die Herzogin ihren Hofdichter und heimlichen Verehrer mit einem Lorbeerkranz für gelungene Dichtung schmückt, erscheint der Antonio und zerstört den Tasso mittels ausgesucht heimtückischer Niedertracht, die sich, in Worte gekleidet, wie eine Kette vom Komplimenten anhört. Der paranoid-schizoide Tasso, der introvertiert in seinem eigenen Ich hockt und Erlösung durch die

Herzogin erhofft, reagiert, wie es sich in einem solchen Falle gehört: er dekompensiert. Im Theaterstück sagt er über Antonio und über die von diesem erlittene Demütigung: »Sein Wesen, seine Worte haben mich/ So wunderbar getroffen, daß ich mehr/ Als je mich doppelt fühle, mit mir selbst/ Auf's neu' in streitender Verwirrung bin«. Und das sollte ja auch bewirkt werden, wie überhaupt die Strategien psychischer Verletzung immer darauf abzielen, das Opfer in den Konflikt zu treiben, bis es sich darin verwirrt, zerklüftet und zerspaltet.

Hinter dem Drama der unglücklichen Liebe zur Herzogin steht aber noch ein Drama im Drama, nämlich die homosexuell-masochistische Unterwerfung des Tasso vor dem Antonio. Der psychologische Blick der Prinzessin hat das schnell erkannt: »Zwei Männer sind's, ich hab es lang gefühlt,/ Die darum Feinde sind, weil die Natur/ Nicht *einen* Mann aus ihnen beiden formte«. Die homosexuelle Flucht zum Manne ist immer eine Flucht vor dem Weibe, wird Freud später sagen, ist immer eine Reaktion auf die enttäuschte Liebe zum Weibe. Tatsächlich wirft sich der Tasso dem Antonio auch erst *dann* in die Arme, als er von der Herzogin eine gründliche Abfuhr erteilt bekommen hat. In einem Anfall von Leidenschaft hatte sich der Tasso der Herzogin um den Hals gehängt, diese jedoch, eine »Schülerin des Plato« (!), weist ihn schnöde ab. Tasso verfällt daraufhin einem von Goethe psychologisch ganz richtig motivierten und dargestellten narzißtischen Wutanfall, rast und »kommt von Sinnen«. Das ist die Stunde des Antonio, der seinen allerliebsten Feind nun soweit hat, wie er ihn haben wollte. Tasso bleibt nicht mehr viel anderes übrig, als sich dem Schicksal und dem Antonio zu übergeben: »... berstend reißt/ Der Boden unter meinen Füßen auf!/ Ich fasse dich mit beiden Armen an!/ So klammert sich der Schiffer endlich noch/ Am Felsen fest, an dem er scheitern sollte«. Der Schiffbruch (der heterosexuellen Liebe) ist perfekt!

Man ist im nachhinein geneigt, dem Werther zu seinem Selbstmord Glück zu wünschen, ist ihm doch dadurch ein weit demütigenderes Schicksal erspart geblieben, das sich schon andeutete, als der Werther sich Alberts *Pistolen* kommen ließ. Aber auch ein anderes Selbstbild des Dichters, Clavigo, läßt sich erst vom *Degen* seines »Gegners«, des Beaumarchais, durchlöchern, bevor er mit diesem auf dem Sarg der dahingeschiedenen geliebten Marie (die gleichzeitig des Beaumarchais' *Schwester* ist) Hochzeit feiert. Clavigos Worte zu Beaumarchais »Ich danke dir, Bruder (für den Degenstoß – B. N.)! Du vermählst uns« sind durchaus zweideutig. Einmal kann man dabei an die Hochzeit zweier Leichen, der des Clavigo und der der Marie, denken (wie ja Goethe die himmlische Hochzeit überhaupt gerne im Leichenhaus feiern läßt – so etwa auch die zwischen Eduard und Ottilie). Dann aber kann man an die nicht im Himmel, sondern soeben auf Erden vollzogene homosexuelle Verbrüderung denken, die ganz gewiß nicht der sadomasochistischen Komponenten entbehrt. Clavigo teilt nämlich schon im ersten Akt des Schauspiels seine Meinung über Frauen, speziell über sein Liebchen Marie, mit: »... man wird der Weiber gar bald satt«. »... die Weiber, die Weiber! Man vertändelt gar zu viel Zeit mit ihnen«, fällt daraufhin des Clavigos Freund Carlos ein.

Das Schauspiel *Clavigo* ist auch insofern interessant, als hier einmal wieder eine *Frau* durch die *Schuld* eines Mannes *stirbt*. Ich weiß nicht, ob sich je einer die Mühe gemacht hat, die Legion der gemeuchelten, vergifteten, an Kummer gestorbenen Frauen in Goethes Romanen und Dramen zu zählen. Es ist eine sublime Form der Aggression gegen Frauen, die uns Goethe hier demonstriert, die einen Hinweis bietet, der uns noch näher zur Psychopathologie des Dichters führt.

Aber dieser Goethe war so ganz *Realist,* daß es ihm durchaus nicht zu Sinne wollte, daß die *Objekte* als solche nur da seien, insofern sie von dem erkennenden Subjekt *vorgestellt* werden. Was, sagte er mir einst, mit seinen Jupitersaugen mich anblikkend, das Licht sollte nur da sein, insofern Sie es sähen! Nein, *Sie* wären nicht da, wenn das Licht *Sie* nicht sähe.

Schopenhauer

6

Zunächst zeigt der *Clavigo* noch ein anderes, bei Goethe in vielen Variationen immer wiederkehrendes Motiv: das des *Bruders,* der seiner *Schwester* beispringt, um sie gegen einen ehrlosen Liebhaber zu verteidigen. Hinter solch ehrenvollem Handeln verbirgt sich der Neid des Bruders auf den Liebhaber, der bekommt, was dem Bruder versagt bleiben muß. Eissler meint denn auch, die inzestuöse Bindung Goethes an seine Schwester Cornelia gehöre zum psychopathologischen Kernproblem des Dichters. Schon vor Eissler fiel Otto Rank (»Das Inzestmotiv in Dichtung und Sage. Grundzüge einer Psychologie des dichterischen Schaffens«, 1926) Goethes »Geschwisterkomplex« auf, dem er ein eigenes Kapitel (XVI) widmete. In den *Geschwistern* kommt die Wunscherfüllung noch am deutlichsten zum Ausdruck, findet der Konflikt eine glückliche Lösung, weil die sich liebenden Geschwister feststellen, daß sie nur vermeintlich Bruder und Schwester, tatsächlich aber nicht blutsverwandt sind. In *Wilhelm Meisters Lehrjahren* hat ein Geschwister-Inzest fatalere Folgen. Der Harfner, der ihn begeht, wird, mit unheimlicher Schuld beladen, wahnsinnig. Und Mignon, das unglücklich-hermaphroditische Geschöpf, das zeitlebens nicht weiß, ob es Knabe oder Mädchen sein will, die Frucht des Inzests, stirbt schließlich ihrerseits an einer unglücklichen Liebe. Die Schuld, die den Harfner quält, scheint eine zu sein, für die es keine Vergebung gibt. Tatsächlich finden sich überzeugende Hinweise für Goethes intensive emotionale Bindung an die Schwester Cornelia, ein Verhältnis, das wohl enger war als gemeinhin eins unter Geschwistern ist. Inzestuöse Praktiken über das herkömmliche Maß hinaus können für die frühe Kindheit der beiden angenommen werden.

Als Eckermann in einem Gespräch mit Goethe einmal bemerkte, die Liebe zwischen Bruder und Schwester sei wohl die reinste, weil unsinnlichste, die man sich vorstellen könne, bejaht Goethe, die bedachte Einschränkung hinzufügend: »Wir müßten denn nicht wissen, daß unzählige Fälle vorgekommen sind, wo zwischen Schwester und Bruder, bekannter- oder unbekannterweise, die sinnlichste Neigung stattgefunden hat«. Und in seiner Autobiographie schreibt Goethe über seine Beziehung zur Schwester: »Jenes Interesse der Jugend, jenes Erstaunen beim Erwachen sinnlicher Triebe, ... die sich in sinnliche Gestalten einkleiden, alle Betrachtungen darüber, die uns eher verdüstern als aufklären, wie ein Nebel das Tal, woraus er sich emporheben will, zudeckt und nicht erhellt, manche Irrungen und Verwirrungen, die daraus entspringen, teilten und bestanden die Geschwister Hand in Hand ...« Goethes Schwester selbst ist in ihrer späteren Ehe mit Schlosser frigide, ja sie ekelt sich vor körperlicher Intimität mit dem Gatten, wie dieser nach ihrem frühen Tode in einem autobiographisch motivierten Drama kundgibt. Cornelia hat also als erwachsene Frau deutliche Ähnlichkeit etwa mit Charlotte von Stein oder mit der Romanfigur der Ottilie.

Generell können wir annehmen, daß die in den *Wahlverwandtschaften* von Goethe konzipierte »erotische Chemie« nur eine ist, die ihren eigentlichen

Ausgangspunkt in jener der primären Verwandtschaft hat. Die Unfähigkeit zur körperlichen Intimität *nach* der Pubertät ist psychologisch ja nur zu verstehen als eine Re-Aktion auf prä-pubertäre Sexualität im Umgang mit inzestuösen Objekten, denen in der Verweigerung nach der Pubertät noch immer die Treue gehalten wird, auch wenn es so aussieht, als sei ein Schuldgefühl die Ursache von Frigidität und Impotenz. Es ist, wenn man so will, tatsächlich ein Schuldgefühl, das die Hemmung bewirkt: der Bruch der Treue zum Inzestobjekt nämlich würde Schuld erzeugen.

Es ist nicht zuletzt Freud, der anläßlich seiner Rede zur Verleihung des Goethepreises als den Kronzeugen der psychoanalytischen Theorie des Ödipuskomplexes Goethe zitiert. Und bezogen auf die von Goethe in den *Wahlverwandtschaften* konzipierte »erotische Chemie« setzt Freud fort: »Ja, vielleicht ist es mehr als zufälliges Zusammentreffen, wenn er in den ›Wahlverwandtschaften‹ eine Idee aus dem Vorstellungskreis der Chemie auf das Liebesleben anwendete, eine Beziehung, von der selbst der Name der Psycho*analyse* zeugt« (Herv.: B. N.). Erweitern wir die »erotische Chemie« noch zur »erotischen Physik«, dann sind wir im Zentrum von »Magie« und »Dämonie«, im Reich des Universums der unheimlichen und gefährlichen Imaginationen, die der latenten, »unbewußten« Emotionalität entspringen. Goethe selbst spricht immer wieder und an ungezählten Stellen von der »Dämonie« des Liebeslebens, von einer geheimnisvollen, gleichsam schicksalhaften Verknüpfung der Menschen untereinander, gegen die jeder einzelne machtlos sei. Freimütig und naiv bekennt er gegenüber Eckermann (Gespräch am 7. 10. 1827): »Wir haben alle etwas von elektrischen und magnetischen Kräften in uns und üben, wie der Magnet selbst, eine anziehende und abstoßende Gewalt aus, je nachdem wir mit etwas Gleichem oder Ungleichem in Berührung kommen«.

Wer dächte bei dieser Bemerkung nicht an den »animalischen Magnetismus« eines Franz Mesmer? Oder an die quasi-physikalischen Gleichungen von Männlich–Weiblich, die ein Otto Weininger konzipierte? Oder an die scheinbar so phantastischen Imaginationen, die ein Daniel Paul Schreber in seinen »Denkwürdigkeiten eines Nervenkranken« phantasierte? Oder an Schopenhauers »Geschlechtsmetaphysik«, ganz zu schweigen von den Libidokonstruktionen eines Freud und Jung oder der Orgontheorie eines Wilhelm Reich? »Es ist nur Schein, daß wir vollkommen getrennte Individuen sind«, schreibt Möbius in seinem Goethe-Buch, und der Dichter hätte ihm gewiß zugestimmt.

Wenn unsere These von der Treue dem primären inzestuösen Objekt gegenüber zutrifft, wenn also Besessenheit bedeutet, daß der Besessene tatsächlich psychischer Besitz eines Objekts der frühen Kindheit ist, und wenn solcher Besitz das Scheitern späterer Liebe unausweichlich macht, das Schicksalhafte daran tatsächlich Schicksal und keine freie Bestimmung über die Liebeswahl ist, dann fragt sich, wie solcher Bann gebrochen, solche Gefangenschaft beendet werden kann. Freuds Entwurf der Übertragungsbeziehung ist ein solcher Versuch, Fixierungen aufzuheben. Nun war Goethe kein Psychotherapeut, sondern Dichter. Sein Versuch, sich aus den inzestuösen Verstrickungen zu befreien – Goethe selbst verglich sich einem Vogel, »der sich in Zwirn verwickelt hat: Ich fühle, daß ich Flügel habe und sie sind nicht zu brauchen« –, das ist, wie ich meine, die therapeutische Katharsis, der er sich unterzog, als er die *Iphigenie* schrieb. Nun ist dieses klassisch-kühle Schauspiel, das dem Motto »Klassik ist Gesundheit, Romantik ist Krankheit« zu folgen scheint, auf der vordergründigen Ebene ein Bruder-Schwester-Drama. Und zwar handelt es, angelehnt an den antiken Stoff, eigentlich von *zwei* Schwestern und einem Bruder, wobei wir in der einen

Schwester (Elektra) die »böse«, die die Leidenschaften bis hin zum Mord anstachelt, erblicken, kurz die prä-ödipale Seite der Geliebten. Die andere Schwester, Iphigenie, ist die jeder sinnlichen Lust entsagende, die idealisch-geistige, die Priesterin, der es gelingt, den schuldbeladenen, wahnsinnigen Orest zu entsühnen. Auf ihrem Altar wird er *nicht* geopfert. Iphigenie verweigert der Göttin das Blutopfer des Orest. Auch diese Tatsache dürfen wir psychologisch-symbolisch interpretieren, ist doch der erste Altar, auf dem der Mann einer Göttin opfert, sein eigen »Blut« (sprich Sperma) vergießt, der Altar der Göttin Baubo. Iphigenie also ist die nicht-mehr-inzestuöse Schwester, die den Bruder vom Wahnsinn heilt, weil sie ihn freigibt, nicht zum Opfer zwingt.

Die tieferliegende Problematik der klassischen Gestalt des Orest, den Goethe selbst auf dem Weimarer Hoftheater spielt, ist jedoch, jenseits der Geschwisterdramatik, der *Muttermord*. Orest bringt, angeblich um den Vater zu rächen, die Mutter, Klytaimnestra, um. Orest ist also kein Ödipus, der die Mutter beschläft und den Vater tötet. Ödipus ist archaischer, setzt ursprünglichere Triebimpulse direkt in die Tat um; Orest ist »moderner« (sein Nachfolger ist der »gelähmte«, zu keiner Tat mehr fähige Hamlet), ein »neuerer Sozialisationstyp«, wenn man ihn mit Ödipus vergleicht. Orest ist nicht mehr der Held, der die Mutter als Besitz dem Vater streitig macht, vielmehr ein »Weichling«, der sich aus der Gewalt der präödipalen, verschlingenden, zerstückelnden Mutter nicht anders befreien kann, als diese umzubringen. Das ist für Orest der einzige Ausweg aus der Symbiose, und der Fortschritt zur Schwester (zunächst zu Elektra, dann zu Iphigenie) ist *so* gesehen tatsächlich bereits ein Fortschritt in Richtung Individuation und Trennung von der allmächtigen Mutter, jedenfalls dann, wenn die inzestuöse Vereinigung mit der Mutter als gänzlich aussichtslos erscheint.

Der Homunkulus im zweiten Teil des *Faust,* selbst ein künstlich Gezeugter, der vergeblich nach Individuation, nach seiner Mensch-Werdung strebt, orakelt: »Wer zu den Müttern sich gewagt,/ Hat weiter nichts zu überstehen«. Und wir wissen, daß Faust von Mephisto ins Reich der Mütter geschickt wird, in jenes Reich *ohne Ort, ohne Zeit,* ins Reich des Wahnsinns also, in dem sich die Körper- wie die Zeitgrenzen auflösen, in dem jede Individualität erlischt: »Göttinnen thronen her in Einsamkeit,/ Um sie kein Ort, noch weniger eine Zeit;/ Von ihnen sprechen ist Verlegenheit./ Die *Mütter* sind es!«

Wenn das unendliche Wasser, das *Meer,* von alters her ein Symbol des Wahnsinns ist, dann belehrt Mephisto den Faust, daß das Reich der Mütter noch weniger, noch leerer, noch un-heimlicher, noch un-faßbarer ist als selbst das Meer: »Und hättest du den Ozean durchschwommen,/ Das Grenzenlose dort geschaut,/ So sähst du dort doch Well' auf Welle kommen,/Selbst wenn es dir vorm Untergange graut./ Du sähst doch etwas«. Im Reich der Mütter aber ist selbst dieses Etwas: Nichts. »Nichts wirst du sehn in ewig leerer Ferne,/ Den Schritt nicht hören, den du tust,/ Nichts Festes finden, wo du ruhst«.

Um ins Reich der Mütter zu gelangen, erhält Faust von Mephisto einen »Schlüssel«, »das kleine Ding«: »Er wächst in meiner Hand! er leuchtet, blitzt!« Und mit diesem Schlüssel soll Faust im Reich der Mütter einen »Dreifuß« berühren, soll er im magischen Dreieck sich verlieren: »Da faß ein Herz, denn die Gefahr ist groß,/ Und gehe grad' auf jenen Dreifuß los,/ Berühr ihn mit dem Schlüssel!« Also doch, der Mutterinzest ist die höchste Gefahr, aber auch aller Rätsel (und Bindungen) Lösung. Nach dem durchlebten Inzest ist Faust fähig, Helena – immerhin die *Schwester* der Klytaimnestra, und beide sind in ihrer ältesten antiken Gestalt Priesterinnen der matriarchalischen Mondgöttin – zu begatten und mit ihr einen Sohn zu zeugen. Biographisch gewendet: *Nach* der quasi-therapeutischen Beziehung zu Charlotte von Stein, nach der quasi-inzestuösen Beziehung zur römischen Faustina (*Mutter* eines *Sohnes*), ist Goethe in der Lage zu heiraten (Christiane) und einen Sohn zu zeugen (der allerdings ebenso zu Goethes Lebzeiten stirbt wie der mit Helena gezeugte Euphorion zu Lebzeiten des Faust).

Mit dem *Faust* schließt sich überhaupt der Kreis. *Faust* beginnt dort, wo der *Werther* endet: kostet den Werther ein Selbstmord das Leben, so ist es ein Selbstmord*versuch*, der den Faust zum Leben erweckt. Das Thema des Todes ist bei Goethe aber durchweg auch aufs innigste mit dem Thema der Liebe, mit dem Koitus im engeren Sinne, verbunden. So wird beispielsweise im *Prometheus* der Tod direkt mit der orgiastischen Vereinigung identifiziert: »Wenn aus dem innerst tiefsten Grunde/ Du ganz erschüttert alles fühlst,/ Was Freud und Schmerzen jemals dir ergossen,/ Im Sturm dein Herz erschwillt,/ In Tränen sich erleichtern will und seine Glut vermehrt,/ Und alles klingt an dir und bebt und zittert,/Und all die Sinne dir vergehn,/ Und du dir zu vergehen scheinst/ Und sinkst, und alles um dich her/ Versinkt in Nacht, und du, in inner eigenem Gefühle/ Umfassest eine Welt:/ Dann stirbt der Mensch«. So belehrt der Prometheus die Pandora, die auf einer Waldwiese die geschlechtliche Vereinigung zweier Liebender beobachtete, sich dabei heftig erregte und nun von Prometheus wissen will, was das denn für Gefühle seien, die sie da erlebte. Und auch im *Amyntas* wird der Koitus von Goethe als eine Art schöner Tod geschildert, wobei der Mann einem Baume, die Frau dem Efeu verglichen wird, daß sich um den Baum rankt, um ihn endlich umschlingend zu ersticken.

Ich meine, daß die archaischen Phantasien vom Koitus als einer wechselseitigen – tödlichen – Verletzung, die als Männerphantasien akzentuiert das Bild der verschlingenden oder auch kastrierenden Vagina dentata entworfen haben, für Goethes persönliches Erleben unmittelbar Wirklichkeit besaßen. Als er sich als junger Mann und Student nach Leipzig verabschiedet, widmet er seiner Mutter folgendes, an den christlichen Opfertod erinnerndes Gedicht: »Das ist mein Leib, nehmt hin und esset./ Das ist mein Blut, nehmt hin und trinkt./ Auf daß ihr meiner nicht vergesset/ .../ Bei diesem Wein, bei diesem Brot/ Erinnert Euch an meinen Tod«. Diese archaischen Phantasien von der prä-ödipalen Mutter, die ihren Sohn verschlingt, das heißt: wieder in sich aufnimmt, das Leben zurückfordert, das sie ihm geschenkt hat, machen den eigentlichen Kern inzestuöser Ängste aus. Und diese nichtüberwundenen Ängste erfordern beim erwachsenen Mann, wenn er sich denn einer Frau und deren Körper nähert, Distanz- und Sicherungsrituale, weil jeder Körper einer Frau die regressive Wiederbelebung der mütterlichen Symbiose und damit die Psychose virtuell einleiten könnte. Diese männliche Ur-Angst vor der Frau drückt sich auch in Schillers Ballade vom *Taucher* aus: »Und schwarz aus weißem Schaum/ Klafft hinunter ein gähnender Spalt,/ Grundlos, als ging's in den Höllenraum/ .../ Denn unter mir lag's noch bergestief/ In purpurner Finsternis da,/ Und ob's hier dem Ohre gleich ewig schlief,/ Das Auge mit Schaudern hinuntersah,/ Wie's von Salamandern, Molchen und Drachen/ Sich regt in dem furchtbaren Höllenrachen« (zur psychoanalytischen Deutung dieses Gedichts s. Horney, »Die Psychologie der Frau«, 1977). Und Baudelaire, dessen heimlich-unheimliche Bindung an die Mutter, die ihn schließlich entmündigen läßt, einen Vor-Mund bestellt, wohl bekannt ist, dieser Dichter des »Bösen« schreibt: »Die Angst vorm Schlaf ist wie die Angst vor einem Schlund,/ Den wüstes Grauen füllt und ohne festen Grund«. Und nach dem Erwachen notiert er eines Tages stichpunktartig, gehetzt einen Alptraum: »*Spalten, Risse. Feuchtigkeit,* die aus einem Behälter ganz dicht beim Himmel kommt«. Es ist, als wollte die gemeine Pornographie, die das weibliche Genitale dem Blick des männlichen Betrachters in allen Winkeln und anatomischen Einzelheiten enthüllt, das »dritte«, das »unbewußte« Auge des Beschauers beruhigen: Sieh her, die gefürchteten Salamander, Molche und Höllendrachen findest du hier nicht! Sie bevölkern einzig und allein das Reich deiner eigenen Imaginationen! So gesehen hat die platte Pornographie, die es immer und überall gab, neben aller sexuellen Stimulationsabsicht immer auch kathartische, therapeutische Funktion.

> Nach der Vollkommenheit zu streben, einem Werk eine unbegrenzte Arbeitszeit zu schenken, sich – wie es Goethe wollte – ein unmögliches Ziel zu stecken, das sind doch Vorhaben, die das System des modernen Lebens zu eliminieren trachtet.
>
> *Paul Valéry*

7

»In jeder großen Trennung liegt ein Keim von Wahnsinn; man muß sich hüten, ihn nachdenklich auszubrüten und zu pflegen« *(Maximen und Reflexionen).* Das gilt einmal von all jenen Trennungen, die notwendig sind, soll der Mensch sich *entwickeln,* also von den Trennungen von primären Objekten und den mit diesen verbundenen archaischen Bewußtseinszuständen. Das gilt von späteren Trennungen von geliebten Menschen, mit denen ein Stück unserer eigenen Persönlichkeit verschwindet, nämlich gerade jenes Stück unserer selbst, das in der lebendigen Wechselbeziehung mit *diesem* einzigartigen und nicht wiederholbaren Menschen *gelebt, erlebt* hat, das wir nach der Trennung wohl noch in unseren Imaginationen, nicht mehr jedoch in der Realität wiederfinden können. Das gilt zuletzt von den großen historischen Trennungen, die die Menschheit im Laufe ihrer Gesamtentwicklung vollzogen hat, als deren wichtigste die Trennung der instrumentellen Vernunft von der Leidenschaftlichkeit angesehen werden muß, die sich am Beginn der Neuzeit vollzieht.

Die Trennung vom Objekt und von den damit verbundenen Ichzuständen bedeutet immer: Umwandlung des Individuums in ein »emotionales Radikal«, das im Zustand seiner Unverbundenheit nach neuer Bindung sucht. Solche Umbruchsituationen sind die Stunden einer radikalen Subjektivität, weil das Subjekt hier nur noch mit sich und seinen imaginierten Objekten lebt.

Als Eduard sich von Charlotte trennt, bricht »alles, was in seiner Natur gebändigt war, ... los«.

Wenn der Fortschritt der Zivilisation die Kultivierung der Emotionalität, wie sie der archaische Kult, wie sie das magische Ritual ermöglichte, durch eine Bändigung ersetzt, wie sie der Gefängnismaschine entspricht, dann muß mit dem Bruch der Ketten auch der Rückfall in die Barbarei, in die ursprünglich-unkultivierte Natur, in die Animalität gefürchtet werden. Die Zivilisation vernichtet die Animalität nicht, sie verstümmelt sie bloß und reizt sie so bis zur Raserei. In der *Novelle* schildert Goethe, wie ein Tiger und ein Löwe anläßlich eines Feuersturms aus dem Käfig brechen, in dem sie die wandernden Schauspieltruppen auf dem Jahrmarkt ausstellen. Die vermeintliche Gewalt der Natur, die da in Gestalt des Tigers der geordneten Bürgerwelt entgegenspringt, kann diese nur durch Gewalt, durch Totschlag bannen. Ganz anders das *Kind*, das noch mit der Natur verbunden lebt, das sich vor dem Tier und vor dessen Animalität nicht fürchten muß: Der Knabe besänftigt den Löwen mit einem Flötenspiel, der Gott Pan hat Macht über beide – Kind und Tier. Doch dieses schöne Bild einer endlichen, utopischen Versöhnung des Menschen mit der Natur ist dahin, seit sich instrumentelle Vernunft und Zweckrationalität von allen Banden gelöst haben. Den Faust-Stoff wählt Goethe eben aus jener Zeit, in der die Vernunft sich emanzipierte. Im 15. und 16. Jahrhundert wird das vernünftige Wissen manipulierbar, zweckvoll einsetzbar. Die Stunde der Wissenschaft ist somit auch die Stunde des Scharlatans (vgl. Francesco, »Die Macht des Charlatans«, 1937). Und ein solcher Scharlatan, Astrolog, Wunderheiler, Quacksalber, Prahler und Marktschreier ist der historische Faust. Er lebt in einer Zeit, in der die ehemals »heidnische« Magie, die Zauberkunst, *verteufelt* wird. Es ist eine Epoche des Zerfalls der Gesellschaft: die Einheit der Kirche und des

Glaubens ist dahin, die Hierarchie der Stände erfährt in den Bauernkriegen ihre ersten Sprünge, der Planet Erde verliert durch die Erkenntnisse des Kopernikus seinen festen und überschaubaren Platz im All, die großen Entdeckungen der Weltumsegler sprengen jede bis dahin bekannte Geographie.

Es ist die Zeit, in der die Vernunft ihr radikales Gegenstück, Magie und Zauberei, in die Hexen und Hexenmeister projiziert. Diese werden von nun an mit ausgeklügelten, wahrhaft teuflischen Foltermethoden verfolgt. Es ist die juristisch-theologische Wissenschaft selbst, die all ihre spitzfindige Rationalität aufbietet, um den Aberglauben, dem sie selbst durch ihre bloßen Dogmen wider die Hexen am meisten frönt, mit Hilfe perverser, sadomasochistischer Praktiken auszurotten. Von den Scheiterhaufen der Inquisition bis hin zum Gulag und zu Auschwitz wird das Feuer der zivilisatorischen Vernunft nicht mehr erlöschen. Es ist dies auch die Zeit der großen Spaltung des Bildes von der Frau im Kopf des Mannes: Die übelsten Hexenjäger, die Dominikaner, sind zugleich die glühendsten Marienverehrer. Es geht jetzt nicht mehr um die Frage, *wie* man eine Göttin zur Hure macht, sondern einzig darum, wie man hinfort Göttin und Hure/Hexe fein säuberlich voneinander *trennen* kann. Hierfür werden Gottesproben erfunden.

Wichtig aber ist, was Teufelspakt und Hexensabbat in den Köpfen der fortschrittlichen Vernunft hinfort bedeuten: Der Olymp wird zum Blocksberg. Hinfort feiern die Götter in Gestalt von Teufeln, was die Menschheit auf ihrem Weg ins Reich der Vernunft nicht mehr gebrauchen kann. Und im Mittelpunkt der wüsten Orgien steht: der Inzest. Der Hexentheoretiker DeLancre schildert anhand des erpreßten Geständnisses eines Opfers der Folter, wie man sich die Orgie des Hexensabbats vorzustellen hat: »Die Frau treibe ihr Spiel in Gegenwart ihres Ehemannes ohne Argwohn und ohne Eifersucht, er sei dabei oft sogar der Kuppler; der Vater defloriere die Tochter ohne Scham, die Mutter raube die Unberührtheit ihres Sohnes ohne Scheu, der Bruder die der Schwester; man sähe dort die Väter und Mütter ihre Kinder bringen und anbieten«. Und weiter, so heißt es, bezeugte die Hexe, »daß jedermann sich auf inzestuöse Weise und gegen alle Ordnung der Natur vermischt habe«.

Wenn man Faust-Mephisto als eine Doppelgestalt, als die zwei Seelen in *einer* Brust betrachtet, dann kann man den *Faust* auch als den gigantischen – und vorerst letzten – Versuch interpretieren, der wieder zu vereinigen strebt, was bürgerliche Vernunft und Sittlichkeit in *zwei* Hälften (der Welt oder des Menschen) gespalten hat. Faust, der es in der vernünftig-wissenschaftlichen Erkenntnis zu *allem* gebracht hat, was irgend möglich ist, erkennt, daß er nichts wissen *kann,* solange er, dem wissenschaftlichen Credo folgend, die Welt (der Erkenntnis) in zwei Hälften teilt. Deshalb paktiert er mit dem Teufel, mit der anderen, sinnlich-animalischen Hälfte seiner selbst, um auf diesem Wege wieder ein *ganzer* Mensch zu werden.

Besonders eklatant wird dies, wenn wir die Walpurgisnachtszenen im *Faust* studieren. Der Aufstieg zum Brocken ist ein Abstieg in die Höllen der eigenen Person. Faust findet nichts außer sich, was er nicht in sich trüge. Und so ist auch die Hexe, der er dort begegnet, niemand anders, so will ich meinen, als Gretchen – oder sagen wir: als die andere Hälfte des Gretchens, die sie nicht bei sich selbst wahrnehmen will, die Faust ihr in der alltäglich-bürgerlichen Welt nicht zugestehen will. Gretchen wird am Ende *wie* eine Hexe dem Scharfrichter zugeführt, *weil* sie zur Hure geworden ist. Daß sie dann doch in den Himmel entschwebt, ist pietistischer Weisheit und resignierendem Trost entsprungen.

Die Wahrheiten des Blocksbergs sind einfach, naturgemäß und unverstellt. Den Männern verkündet der Satan höchstpersönlich (in der nachgelassenen Fassung der

Walpurgisnachtszene): »Euch gibt es zwei Dinge,/ So herrlich und groß:/ Das glänzende Gold/ und der weibliche Schoß./Das eine verschaffet/ Das andre verschlingt.« Und den Weibern ruft er zu: »Für euch sind zwei Dinge/ Von köstlichem Glanz/ Das leuchtende Gold/ Und ein glänzender Schwanz –/Drum wißt euch, ihr Weiber,/ Am Gold zu ergötzen/ Und mehr als das Gold/ Noch die Schwänze zu schätzen!« – Mephisto stimmt zu: »Seid reinlich bei Tag/ Und säuisch bei Nacht!/ So habt ihr's auf Erden/ Am weit'sten gebracht«. In der hier zitierten Fassung wird Gretchen auch noch (als Hexe) von »Franziskaner- und Dominikaner-Inquisitoren« zum Richtblock geschleppt. In der offiziellen Fassung ist diese Verbindung Gretchen/Hexe nicht mehr enthalten. Die Dialektik des weiblichen Charakters ist ersetzt durch eine Dichotomisierung: hier die Blocksberg-Hexen, dort das kirchenfromme Gretchen; hier die geilen verführerischen Weiber, die den Mann auffordern, einen »rechten Pfropf« bereitzuhalten, »wenn Er das große Loch nicht scheut«; dort das scheue, naive Gretchen, das durch sämtliche Zauberkünste dieser Welt zum Sinnengenuß erst einmal verführt werden muß. Warnt noch der »Hexenhammer« vor der geschlechtlichen Gier und Unersättlichkeit der Weiber – »darum haben sie auch mit den Dämonen zu schaffen, um ihre Begierden zu stillen« –, so ist das Bürgertum zu Goethes Zeiten längst dabei, die pietistisch-frigide, von Geschlechtsangst erfüllte Hysterikerin heranzuzüchten. Sprüche wie der, den Goethe der Frau von Stein in einem Brief schreibt, gehören sich im 19. Jahrhundert nicht mehr: »das Höchste und das Tiefste: ... Hymne und ... Schweinestall. Liebe verbindet alles«.

Jetzt verbindet Liebe nichts mehr. Noch nicht einmal mehr die beiden Liebenden. Übertriebene Leidenschaft gehört hinfort zur Pathologie, wie Möbius, die Auffassungen seiner Zeit korrekt wiedergebend, schreibt. Im

Hexentaumel vernünftiger Rationalität verbrennen künftig keine Leidenschaften, wohl aber *Körper*, die mit eiskalt kalkulierter Vernunft, mit jeder nur denkbaren Akribie der Wissenschaft, mit bürokratischer Sauberkeit aussortiert, abgesondert, abgeschrieben werden. Da ist keine Leidenschaft mehr am Werke, noch nicht einmal mehr Sadismus, wohl aber Zynismus.

Goethe, der die Zeit begleitet, in der die Vernunft gerade Hoch-Zeit feiert, wendet sich ab – und schreibt über weite Strecken nur noch Erbauliches, Himmlisches, Idealisch-Kitschiges. (»Bei Goethes Kalokagathie ist der am Ende mörderische Umschlag unverkennbar.« Adorno, *Negative Dialektik*) Vielleicht, nein ganz sicher, hat *er* das nötig gehabt, dieses Narkotikum, mit dem er sich die *Sinne* umnebelte, um deren schneidender Schärfe zu entgehen, die er so besonders gut kannte. So schlug er *seinen* »Salto mortale in die Opernwelt«. Dort angekommen wurde er – in »mißverstehender Verehrung« (Hans Mayer) zu dem, als der er uns in Festvorträgen, im Schulfunk oder sonstwo vorgeführt werden kann – wie ein Affe an der langen Leine der Kultur. Zu fragen wäre, was heute, unter der Bedingung herrschender Kultur, ein Werther'sches Schicksal sein könnte? Oder das seines Dichters? Gewiß kein strucks gefertigtes Lied aus der Küche, gewiß auch nicht neue Leiden des Herrn W. in Jeans jenseits der Mauer. Aber doch ganz dicht bei der Mauer, am Bahnhof Zoo, da könnte man es finden. Werther wäre jetzt, dem Emanzipationsproporz folgend, ein junges Mädchen. Und seine unglückliche Liebe wäre zu einer gänzlich unmöglichen Liebe geworden. Es bliebe die Liebe zur Droge und die Liebe wäre zum Konsumartikel geworden, wie auch das Erleben dieses Mädchens selbst: Christiane F. geht auf den Babystrich, öffnet die Adern für den schnellen Schuß und läßt einen begabten Reporter über ihr Leben berichten, worauf sich die Leser wie die Blutegel auf sie stürzen, als sei's ein Lebewesen aus einer *anderen* Welt. Der Erfolg wäre sensationell, wie weiland der Werthers, und wie einst Goethe seinem Buch die privilegierte Stelle am Weimarer Hof verdankte, so käme Christiane F. durch ihren Erfolg auf einen andern Stern. Dort ist sie tatsächlich gelandet. Der »Stern« hat Christian F. als »Anregerin für den Unterhaltungsteil« eingestellt, eine Formulierung, die authentisch ist und die wirklich alles sagt, was über Werthers Leiden heutzutage im liberalen ES-PE-DE-Staat zu sagen bleibt. Aber über Christiane F. kann man nur das Beste berichten: Beim »Stern« hielt sie es nicht lange aus, sie verzichtete auf die Rolle bei Hof. »›Diese faschistischen Demokratiewichser‹, klassifiziert sie ihre ehemaligen Kollegen. ›Was haben die denn schon im Kopf? Doch nur: Wer bumst mit wem! Und überhaupt: Diesen stern-Stil kann ich doch gar nicht schreiben. Und keiner hat sich neben mich gesetzt und mir geholfen‹« (ZEIT 29/1982). Goethe aber blieb dort, wohin ihn sein literarischer Erfolg gebracht hatte, und verfing sich mehr und mehr im goldenen Käfig, in den sich der bunte Vogel hatte sperren lassen. So kann man ihn heute seinen *inneren* Gang verkennend, als einen Kronzeugen bürgerlicher Fortschrittskultur vorzeigen.

Daß dies überhaupt möglich ist, *daß* Goethe zum Denkmal erstarren konnte, ist nicht zuletzt seiner eigenen fast unerschütterlichen Verhüllung anzulasten, die er staats- und selbsterhaltend betrieb, um der Qual der Leidenschaften zu entkommen. Als die 63jährige Charlotte Kestner, geb. Buff, das lebende Vor-Bild der Lotte im *Werther* von einst, nach Weimar reiste – man hatte sich 44 Jahre lang nicht mehr gesehen –, erblickte sie einen Goethe, der nach außen das Zeremoniell, die Steifheit und Erstarrung pflegte. Nichts mehr von Sturm und Drang der Wetzlarer Zeiten war noch zu erkennen. Enttäuscht schrieb Lotte an einen ihrer Söhne: »Ich habe die Bekanntschaft eines alten Mannes gemacht, welcher, wenn ich nicht wüßte, daß er Goethe wäre, *und auch dennoch*, keinen angenehmen Eindruck auf mich gemacht hat«. »Es ist eine große Thorheit, um nach außen zu gewinnen, nach innen zu verlieren, d. h. für Glanz, Rang, Prunk, Titel und Ehre, seine Ruhe, Muße und Unabhängigkeit ganz oder großen Theils hinzugeben. Dies hat aber Goethe gethan«, notierte Schopenhauer aus seiner einseitigen Sicht, der von Goethe zunächst honett empfangen worden war. Beide einigten sich darauf, gemeinsam an Goethes *Farbenlehre* weiterzuarbeiten. Als der Dichterfürst – »man (nennt) mich gern den Dichterfürsten«, Goethe über Goethe* – jedoch dann Schopenhauers Schrift »Über das Sehn und die Farben« (1816) zu sehen bekam, muß ihm abwechselnd Blässe und Röte das Gesicht gefärbt haben, denn der junge Schopenhauer hatte gewagt, *selbständig* weiter zu denken, und solche Selbständigkeit wußte der alte Zaubermeister wenig zu schätzen. Was so hoffnungsvoll begonnen hatte, endete in einem Zerwürfnis. Die Beziehung war abgebrochen und blieb es auch. »Wenn der Deutsche aufhört Faust zu sein, ist keine Gefahr größer als die, daß er ein Philister werde«, heißt es bei Nietzsche, und das ist wohl kaum eine Charakterisierung Goethes selbst, der zwar in der Öffentlichkeit – auf der Hut seiend – immer mehr den Konformisten spielte, doch – einsam – in der Studierstube und am Schreibpult weiter seinem Werk nachging. »Die Meisterschaft gilt oft als Egoismus« konstatierte Goethe. Aber das ursprünglich Lebendige, das Heidnische *wollte* er nicht mehr: »Ich heidnisch?«

* Freilich faßte der greise Dichter kurz vor seinem Tod seine Existenz dahin zusammen: »Und was bin ich selber? Was habe ich getan? Ich habe beobachtet, aufgemerkt, gesammelt und genutzt. Meine Werke haben sich genährt an Tausenden von Individuen, Nichtswissern und Weisen, Geistreichen und Dummköpfen. Kindheit, Reife, Alter, alle boten sie mir ihr Denken, ihre Gaben, ihre Lebensweise an. Ich aber habe immer wieder die Ernte eingebracht, die andere gesät hatten. Mein Werk stammt von einem kollektiven Wesen, das den NamenGoethe trägt ...«

verteidigte er sich gegen die immer noch zu gegenwärtigenden höfischen Denunziationen Weimarer Spießergeistes: »Nun, ich habe doch Gretchen hinrichten und Ottilien verhungern lassen, ist denn das den Leuten nicht christlich genug? Was wollen sie noch Christlicheres?« Der alte Spötter! Da spricht der Geist des Mephisto aus des Dichters Mund: Christlicheres gibt es, weiß Gott, nicht, als zwei Mädchen, die außerhalb von Sitte und Ordnung zu lieben wagten, der Hinrichtung und dem Hungertod preiszugeben. Fürwahr, so gesehen ist Goethe der allerchristlichste Dichter abendländischer Liebesverteufelung. Als Weimarer Staatsrat setzt er sogar seine eigene Unterschrift unter ein Todesurteil für eine Kindsmörderin, die der Herzog eigentlich hatte begnadigen wollen. Goethe verteidigt die Hierarchie. Chaos, Aufruhr, Unruhe sind ihm zunehmend verhaßt. Die Französische Revolution bedeutet ihm Anarchie. Mit den preußischen Truppen – denen sich Danton bei Valmy entgegenwirft, um sie zu besiegen – nimmt Goethe an einer Strafexpedition (Kampagne in Frankreich) gegen das Revolutionsheer teil. Später wird er die russischen Truppen, die sich an den Befreiungskriegen gegen Napoleon beteiligen, wenig freudig begrüßen, schätzt er doch überhaupt den Kaiser und Imperator Napoleon höher als jeden aufständischen Revoluzzer gegen überkommenes Fürstenrecht. Immerhin hat sich Goethe sein Adelsdiplom von Kaiser Joseph II. ausstellen lassen, damit bekundend, daß er nichts gegen allerhöchste Weihen hatte, auch nichts gegen geweihte Herrschaft. Das doppeldeutige Bild des Charakters Goethes – hier der leidende, mitleidende, dem anarchischen Chaos der Leidenschaften Gestalt verleihenden Dichter, dort der allerchristlichste, staatstragende, mit dem moralischen Zeigefinger sich schmückende Poet – ist Realität, ist vielleicht noch nicht einmal ein durch psychologisches Verstehen unauflösbarer Widerspruch. Empfindsamkeit, höchste Sensibilität, Leiden kann – auch alternierend – zu zwei gegensätzlichen Haltungen führen: zur Auflösung, zum Chaos der Empfindungen, zur Rebellion und Revolte (im *Werther,* im *Götz,* in vielen anderen Arbeiten Goethes deutlich spürbar); dann aber auch zur Verhärtung, zur Abgrenzung: Zum »unfaßlichen grandiosen rätselhaften kalten G.« (Benn). Etwas von dieser Hartherzigkeit Goethes kündigt sich bereits früh an, nennen wir das Beispiel des unglücklichen Lenz. Dieser war in Straßburg mit Goethe noch so eng verbunden, daß er von »unserer Ehe« – womit Lenz die Seelenfreundschaft mit Goethe meint – sprach. Die Verwandtschaft des später schizophrenen Dichters mit dem späteren Weimarer Staatsminister ist zu Straßburger Zeiten *so eng,* daß belesene Zeitgenossen Stücke des Lenz, die anonym erscheinen, Goethe zuschreiben. Als Lenz in Weimar auftaucht, versucht er, die alten Bindungen zu Goethe wieder aufzunehmen. Der kommt dem Jugendfreund entgegen, unterstützt ihn finanziell. Doch dann muß er sich vom Pathologischen des Lenz scharf und unerbittlich abgrenzen, vermutlich, *weil* Goethe *zuviel* davon in sich selbst verspürte. Zum Anlaß nimmt Goethe einen peinlichen Vorfall, den Lenz mit Charlotte von Stein initiiert. Diese hatte den bereits morbiden Lenz für ihre eigenen Zwecke im erotischen Kampfspiel mit Goethe eingespannt. Lenz darf mit der Frau von Stein englische Konversation treiben. »Mit dem Englischen gehts vortrefflich. Die Frau von Stein findet meine Methode besser als die deinige«, berichtet der entnervte Lenz dem eifersüchtigen Goethe. Das war zuviel. Auf Anordnung Goethes mußte Lenz Weimar umgehend verlassen. Das war der letzte Anstoß für den Ausbruch des Lenz'schen Wahnsinns. Goethe erwies sich hier nicht als Seelenarzt, wenn er auch später in *Meisters Wanderjahren* so schön über die Pädagogische Provinz zu plaudern versteht, nicht als einer, der zur pädagogischtherapeutischen Geste gefunden hätte. Nur weg mit Lenz! lautete Goethes letztes Mittel des Selbstschutzes. Natürlich war in Lenzens Bemühen um die Frau von Stein auch ein Stück Homosexualität im Spiel, wie sich ja oft die sublime homosexuelle Beziehung zweier Männer über den Verkehr mit einer gemeinsamen Freundin realisiert. Lenz war lange Zeit auf den Spuren von Goethes Frauen, Charlotte von Stein ist da nicht die einzige geblieben. Mit noch größerer und verzehrenderer Leidenschaft hing er an Goethes Schwester, aber auch an Friederike aus Sesenheim, der er schmachtende Liebeshymnen widmete. Hätte der gute Lenz nur geahnt, daß Goethe bei all seinen Geliebten, bis hin zur Frau von Stein, keineswegs der Draufgänger war, den Lenz in Goethe vermutete! »Goethes Liebesleben – es ist ein seltsames Kapitel« (Thomas Mann), und eins dieser Kapitel füllt auch der unglückliche Lenz.

Goethe also hat es seinen Verehrern und Bewunderern – sieht man einmal von den durchschnittlichen Geistern ab – nicht leicht gemacht. Sie alle, besonders wenn sie Schriftsteller waren, witterten die Brüche in seiner Entwicklung. So etwa notierte Franz Kafka in seinem Tagebuch (31. 1. 1912): »Plan eines Aufsatzes ›Goethes entsetzliches Wesen‹«, um nur wenige Wochen später (17. 3. 1912) hinzuzufügen: »Goethe, Trost im Schmerz«. Und selbst Thomas Mann, der ein Stück Selbststilisierung mit Goethe betrieb, entwirft ein unkonventionelles Goethe-Bild, zeigt den Heros mit und trotz seiner Schwächen: »Es sind in Goethe, blickt man genauer hin, sobald die Unschuld der Jugendzeit vorüber ist, Züge eines tiefen Grames und Mißmuts, einer stockenden Unfreude ... Es gibt da eine eigentümliche Kälte, Bosheit ... Und viele Zeitgenossen, die ihm begegnen, bezeugen das Elementare, Dunkle, Boshafte und Verwirrende, ja Teuflische, das aus seinem Wesen gesprochen habe« (»Goethe als Repräsentant des bürgerlichen Zeitalters«, 1932). Schon die Überschrift des Artikels, in dem die Mann'schen Verdikte erscheinen, deutet an, was wir im Verlaufe unserer Argumentation herauszuarbeiten versuchten: daß nämlich die Leidenschaften eines empfindsamen Naturburschen bei einem Repräsentanten bürgerlicher Kultur, ist er erst einmal eingeschnürt ins Korsett der Staatsräson, notwendig zur Grausamkeit und Bosheit mutieren müssen. Heidentum ist in der allerchristlichsten Welt nun einmal Bosheit, und wenn es das nicht ist, dann wird es dazu *gemacht*. Aus diesem Dilemma entkommt man, wenigstens zeitweise, wenn man in die psychische Krankheit flüchtet oder aber Mittel und Wege kennt, das Eingeschnürte im kreativen Akt zu entfesseln. Über das Genie spricht Goethe aus eigener innerster Erfahrung: »Das Außerordentliche, was solche Menschen leisten, setzt eine sehr zarte Organisation voraus, damit sie seltener Empfindungen fähig sein und die Stimmen der Himmlischen vernehmen mögen. Nun ist eine solche Organisation im Konflikt mit der Welt und ihren Elementen leicht gestört und verletzt, und wer nicht mit größter Sensibilität eine außerordentliche Zähigkeit verbindet, ist leicht einer fortgesetzten Kränklichkeit unterworfen« (Gespräche mit Eckermann). Also der alte Merlin wußte Bescheid über den Zusammenhang von Sensibilität, Leidenschaft, Kreativität und Pathologie. Am Ende waren es seine Idiosynkrasien, wenn er sich von den Menschen immer mehr zurückzog, im Alter immer verbitterter und einsamer wurde. Es ist, so befremdlich das auch klingt, das Leiden an der bürgerlichen Welt, das Goethes Unmut, Rückzug und Konzession an die gängige Normalität erzwungen hat, und es ist eben diese Konzession, dieses mitunter abgefeimt anmutende Verschleiern der eigenen Katastrophen (Benn hat es einmal als *rücksichtsvolle* Größe gedeutet: »*diese* Größe aber wäre tötlich, andern voll gezeigt u. ins Gesicht gehalten, sie mußte sich dämpfen, sie brauchte dies Opfer der Humanität.«), die es ermöglichen, daß sich Festredner und andere Flachgänger seither, heutzutage wie ehedem, auf Goethe als einen der Ihren meinen berufen zu können. Ein anderer verhinderter Selbstmörder der Literaturgeschichte, Harry Haller alias Hermann Hesse alias Der Steppenwolf, hat diesen Widerspruch wohl gespürt. Im Hause eines scheintoten Professors und Goethefreundes, das der Steppenwolf besucht, fällt sein Blick auf ein »gerahmtes« Goethe-Bild. Es ist dies das Goethe-Bild, das unsere Kultur – unsere? – erstellt hat und nun vor sich herträgt, als hätte man des Dichters Kopf abgeschlagen, um aller Welt zu beweisen, daß selbst dieser Titan zu Boden stürzen muß, wenn man versteht, ihn zum Denkmal zu erniedrigen: »›Hoffen wir‹, sagte ich (der Steppenwolf – B. N.), ›daß Goethe nicht wirklich so ausgesehen hat! Diese Eitelkeit und edle Pose, diese mit den verehrten Anwesenden liebäugelnde Würde ... Man kann ja viel gegen ihn haben, auch ich habe oft viel gegen den alten Wichtigtuer, aber ihn so darzustellen, nein, das geht doch zu weit. Die Hausfrau schenkte den Kaffee vollends ein, mit einem tief leidenden Gesicht, dann eilte sie aus dem Zimmer, und ihr Mann eröffnete mir, *dies* Goethebild (Herv.: B. N.) gehöre seiner Frau und werde von ihr ganz besonders geliebt. ›Und selbst, wenn Sie objektiv recht hätten, ... durften Sie sich doch nicht so kraß ausdrücken.‹ – ›Da haben Sie recht‹, gab ich zu. ›Es ist leider eine Gewohnheit, ein Laster von mir, mich immer für den möglichst krassen Ausdruck zu entscheiden, was übrigens Goethe in seinen guten Stunden auch getan hat. Dieser süße spießige Salongoethe freilich hätte nie einen krassen, einen echten, unmittelbaren Ausdruck gebraucht. Ich bitte Sie und Ihre Frau sehr um Entschuldigung – sagen Sie ihr, daß ich Schizophrener bin. Und zugleich bitte ich um Erlaubnis, mich empfehlen zu dürfen.‹« (Hesse, »Der Steppenwolf«)

Ludwig Klages
Fragment über Goethe

Goethes Menschen gehören nach Bildung, Stil und Sittlichkeit dem Ausklang des achtzehnten Jahrhunderts an. Ihr Leben ist eine unablässige Selbsterziehung zum »guten Ton«. Über wenige Dinge hat Goethe tiefer und origineller gedacht als über den Sinn der Umgangsformen. Er ist der Philosoph und Ethiker des Betragens, der rückschauende Lobredner der letzten »Gesellschaft«, die es in Europa, die es vielleicht überhaupt gegeben hat, sofern man wenigstens »Gesellschaft« in ihrem ursprünglichen Sinne nimmt als *Organisation der Erotik*. Er hat die Einseitigkeit dieser Gesellschaft, zu der er selbst gehörte, soweit das für einen Zuschauer des Lebens möglich ist; aber in ihr allerdings die *Totalität* des *Lebens:* weswegen er allseitig, umfassend und vollkommen erscheint im Vergleich mit jener Art von Einseitigkeit, die uns allen noch geläufig ist, mit der Einseitigkeit des *Gedankens*. Was er davon besaß – es war ein Stück Sturm- und Drangideen – hat er schnell und gründlich ausgeschieden. Und er war seitdem nie mehr in Gefahr, einen Beruf, einer Wissenschaft oder einer Partei anheimzufallen.

Die sehnsuchtslose Selbstverständlichkeit in Art und Tonfall, gemeinhin »Naivität« genannt, rückt ihn wie keinen zweiten in die Nähe des literarischen Altertums. Sein Werk hat etwas von der fernelosen Gegenwärtigkeit der Herodot, Thukydides oder Homer und ist ohne jene Lücken, die der »Geist« notwendig lassen muß, wenn er zumal zu bilden wagt. Diese wundervolle Dichte, deren nicht nur Schiller, sondern meist auch die Romantik enbehrt, läßt allzu leicht übersehen, daß es der gestalthafte Leib des Rokoko ist, der hier teils Dichtung, teils Wortkunst wurde. Goethes Menschen sind in der Tat mehr Gestalten als Leiber, vom Weltmeer des Lebens abgelöste Blumenweiher, dem Feuergrunde entrissene Lämpchen, in denen sich die Flamme einer leidenschaftlichen und schmerzhaften Erotik langsam, aber unaufhaltsam verzehrt. Und darum ist die Goethesche Welt häufig einem jähen Verblassen ausgesetzt, fällt es wie Mehltau und Reif des Todes plötzlich auf ihre mittaglichen Schäferspiele, daß ihre Gestalten sich in Schatten und Lemuren wandeln. Man erinnere sich, wie z. B. Wilhelm Meisters Lehrjahre zum Schluß hin immer hölzerner, magerer und frostiger werden, um mit dem schauerlichen Symbol der Einbalsamierung der toten Mignon abzuschließen. Man sehe in den Wanderjahren die gespenstischen Revenants aus dem ersten Teil, da denn selbst Philine dem Schicksal nicht entgeht, den Tod ihrer Jugend zu überleben. Man würdige zumal den zweiten Faust mit seinem Triumph des Gespensterhimmels, des hohlen Jenseits über die wenigstens doch farbige Hölle.

(1903 geschrieben. Aus: Klages, Rhythmen und Runen, Leipzig 1944)

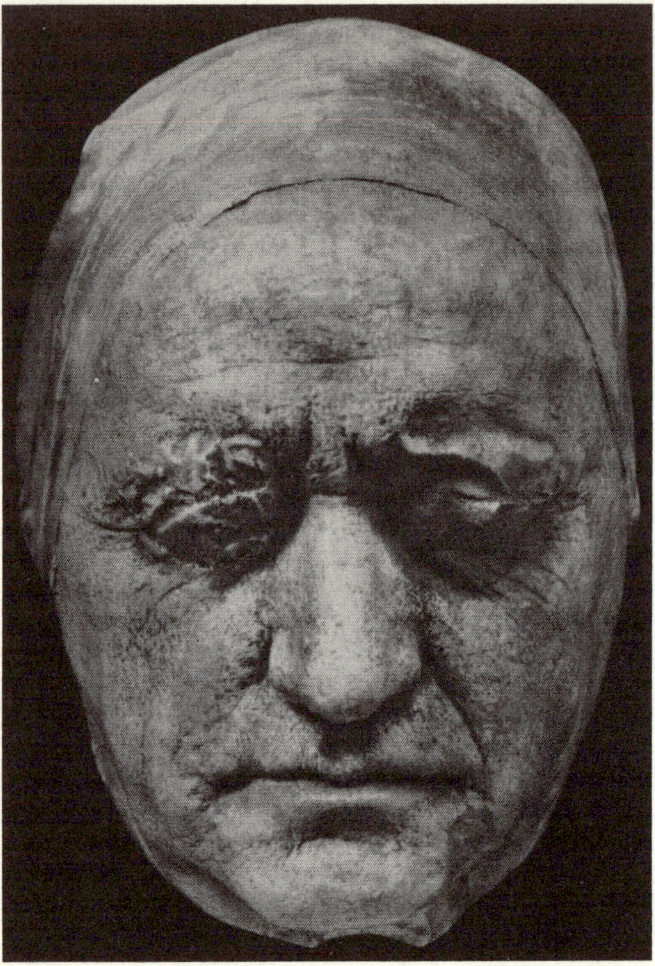

Lebendmaske Goethes, 1807 von Karl Gottlob Weissler hergestellt

P. J. Möbius

Über das Pathologische bei Goethe

A
Goethes Werke

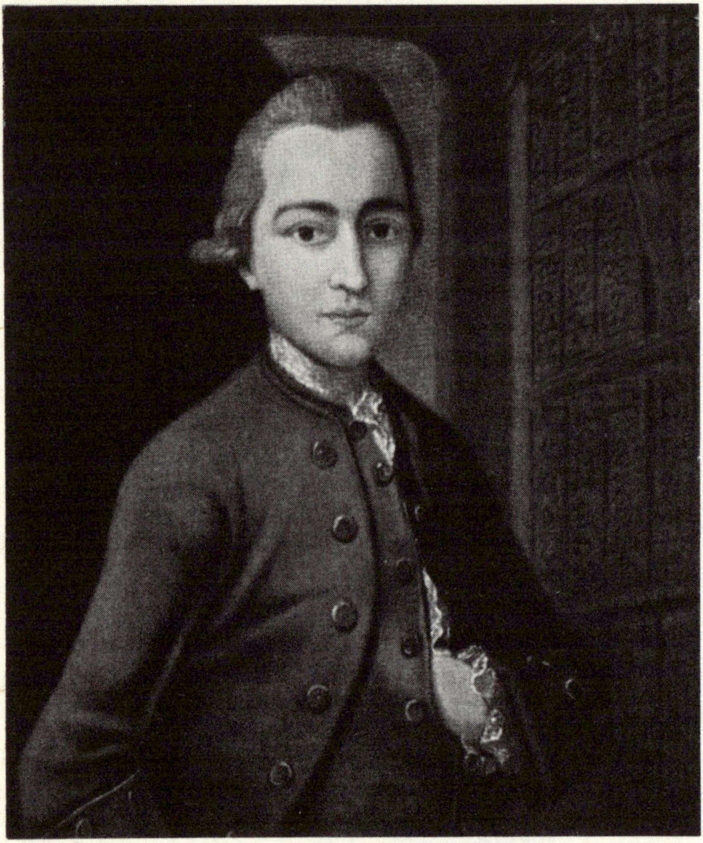

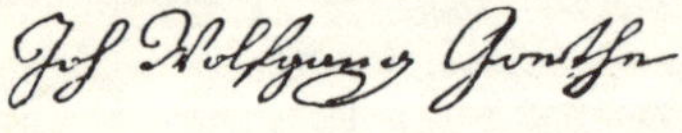

Gemälde von A. Joh. Kern 1765 in Frankfurt

Einleitung

Selten wird die Bedeutung krankhafter Geisteszustände genügend erkannt. Mangel an Kenntnissen einerseits, Befangenheit in Vorurteilen andererseits haben die richtige Beurteilung der vom Gewöhnlichen abweichenden Geistesbeschaffenheit in der Regel unmöglich gemacht und es ist gar nicht zu sagen, wieviel Torheit und Unheil im Laufe der Zeiten durch unpassende Verwendung juristischer, moralischer, theologischer Kategorien an Stelle naturwissenschaftlicher oder ärztlicher entstanden ist.

Das Ungewöhnliche wird am leichtesten erkannt, wenn es recht weit vom Gewöhnlichen abweicht, sich als ein durchaus Neues darzustellen scheint. So sind freilich die groben geistigen Störungen der Aufmerksamkeit nie entgangen und die Tatsache, daß es Geisteskranke gibt, ist immer anerkannt worden. Die Geisteskranken wurden teils eingesperrt, teils in Freiheit gelassen, hier als im gewöhnlichen Sinne Kranke angesehen, dort als Besessene oder Dämonische, immer aber als eine abgeschlossene Spezies. Die menschliche Bequemlichkeit neigt stets zum Entweder–Oder, es ist daher begreiflich, daß man annahm, der Mensch sei entweder gesund oder geisteskrank. Bis zum Beweis des Gegenteils wurde jeder für gesund gehalten, war einer aber einmal für geisteskrank erklärt, so schied er aus der menschlichen Gesellschaft aus, wurde sozusagen in eine andere Klasse versetzt. Ein großer Teil der Juristen steht jetzt noch auf diesem Standpunkt. Man hätte sich von vornherein sagen können, daß, da doch nirgends in der Natur Sprünge vorkommen, auch zwischen Gesundheit und Geisteskrankheit keine scharfe Abgrenzung anzunehmen sei. Man hätte bei unbefangener Beobachtung ohne besondere Vorkenntnisse die Zwischenformen erkennen können und sich davon überzeugen können, daß nicht nur oft der Gesunde erst ganz allmählich zum Geisteskranken wird, sondern auch zwischen den ganz Gesunden und den ganz Kranken eine überaus große Menge zu finden ist, bei der Gesundes und Krankes vermischt ist, Leute, bei denen einzelne krankhafte Züge unverkennbar sind. In Wirklichkeit jedoch wuchs die Erkenntnis außerordentlich langsam und trotz der Zugänglichkeit des Materials hat man bis zur neuesten Zeit recht bescheidene Fortschritte gemacht.

Auch die sogenannte ärztliche Wissenschaft konnte in dieser Angelegenheit nicht gerade viel leisten. Entsprechend der Teilung des Menschen in Leib und Seele überließ man in früheren Zeiten den Leib den Ärzten, wies die kranke Seele den »Seelenärzten« zu, d.h. Geistlichen und Philosophen. Deshalb ist die Psychiatrie der jüngste Zweig der Medizin, ein Spätling, dem man nicht zum Vorwurf machen sollte, daß er noch nicht ausgewachsen ist. Als man endlich an Stelle der alten Tollhäuser Krankenhäuser für Irre unter ärztlicher Aufsicht errichtete, wurde die Absonderung der Irrenärzte wieder ein Hindernis. Sie hausten in ihren klosterähnlichen Anstalten, wurden oft weltfremd und es bildete sich vielfach die Meinung, als gäbe es nur in den Irrenanstalten geistige Störungen, während doch nur die am schlimmsten Erkrankten und die Störendsten aus der Gesellschaft ausgeschieden und in das Irrenhaus gebracht werden. Andererseits blieb bis in die neueste Zeit die große Zahl der Ärzte von allen psychiatrischen Kenntnissen verschont. Nicht nur fehlte es auf den Universitäten meist an Gelegenheit zum Unterricht über geistige Störungen, sondern der ganze Geist der medizinischen Erziehung hinderte die Schüler, das Seelische verstehen zu lernen, ein plumper Materialismus behandelte alles Geistige als quantité négligeable. Neuerdings hat man zwar fast überall psychiatrische Kliniken eingerichtet, aber noch fehlt die Nötigung der Studenten, diese Kliniken so, wie es notwendig wäre, zu besuchen, noch fehlt vielfach die Einsicht, daß der Arzt überall, nicht nur in der psychiatrischen Klinik das Geistige ins Auge fassen muß, daß ein psychiatrischer Sinn in jeder Klinik vonnöten ist.

Daß trotz aller Schwierigkeiten auch die außerhalb der Irrenhäuser vorkommenden geistigen Störungen studiert worden sind, ist das Verdienst einzelner scharfsichtiger Ärzte und mit Anerkennung soll jederzeit der Irrenärzte gedacht werden, die schon früh den Blick über die Mauern der Anstalt hinaus richteten und die Psychiatrie sozusagen in das tägliche Leben hineintrugen. Es galt, alle Formen geistiger Störungen zu erkennen, ihren Zusammenhang mit körperlichen Veränderungen zu begreifen, Verschiedenartiges als Stufen einer Reihe zu verstehen und das spezielle Fach als Zweig der Menschenkunde überhaupt aufzufassen. Wir dürfen mit Stolz sagen, daß seit 50 Jahren ein weiter Weg zurückgelegt worden ist. Einzelne Mißgriffe sollen das Verdienst derer, die vorangegangen sind, nicht schmälern. So wie die Sache jetzt steht, hindern den Fortschritt nicht sowohl Unkenntnis und Mangel an Erfahrung als Vorurteile. Die rein naturwissenschaftliche Beurteilung des Menschen gilt diesem als unsittlich, jenem als herabwürdigend. Für die ärztliche Auffassung gibt es nur die Norm einerseits, das Abnorme andererseits. Weicht ein Mensch von der Norm, der Regel, dem Gewöhnlichen ab und erreicht die Abweichung eine gewisse Größe, die die je nach der Anschauung verschieden große »Breite der Gesundheit« überschreitet, so ist er abnorm oder, was im Grunde dasselbe ist, krankhaft. Nur der Gebrauch der Sprache hindert abnorm und krankhaft als gleichbedeutend zu fassen, da bei dem Worte krankhaft zunächst an Beschwerden und Nachteile gedacht wird. Nun begleiten zwar solche jede Abnormität, aber sie sind oft nicht von vornherein deutlich, oder werden übersehen. Gleichbedeutend mit Abnormität ist ferner der Ausdruck Entartung, ja dieser ist die Übersetzung jenes, da er bedeutet: von der Art, der Regel abgewichen. Zwar denkt man oft bei Entartung nur an beträchtliche angeborene Abnormitäten, man kann aber jede Abnormität, jede Krankheit als angeborene oder erworbene Entartung auffassen und gewinnt damit einen Begriff, der das Verschiedenartigste und doch Zusammengehörige zusammenfaßt. Diese Erörterungen lassen alle gelten, solange sie sich auf das Gebiet des Körperlichen beziehen. Wendet man sie aber auf geistige Zustände an, so heißt es, ja Bauer, das ist ganz was andres. Ich erinnere nur an den Streit über den geborenen Verbrecher, an die Erörterungen über die krankhafte Natur des Genies, möchte aber hier auf die Sache nicht näher eingehen, da es mir nur daran liegt, zu zeigen, daß die psychiatrische Beurteilung, d.h. die Beurteilung menschlicher Geisteszustände vom ärztlichen Standpunkt aus, von einer Bedeutung ist, die weit über den Bereich der Irrenanstalt hinausgreift, in fast alle Fächer menschlichen Wissens hineingreift und unsere Auffassungen in der wichtigsten Weise zu bestimmen geeignet ist. Mit der Gebietsausdehnung der Psychiatrie muß das Interesse an ihr ins Große wachsen und der Wert psychiatrischer Kenntnisse außerordentlich steigen. So unangenehm das manchem sein mag, so ist doch an der Sache nichts zu ändern. Ein Blick auf die neuere schöne Literatur zeigt, daß das Interesse am Pathologischen wächst. Mag auch die Form, in die sich dieses Interesse kleidet, vielfach unerfreulich, ja widerwärtig sein, so liegt doch diesen modernen Bestrebungen, deren Auswüchse freilich Tadel verdienen, eine richtige Erkenntnis zugrunde. Es macht sich eben überall die enorme Bedeutung krankhafter Geisteszustände fühlbar und man beginnt einzusehen, daß ohne ihre Berücksichtigung eine zutreffende Beurteilung menschlicher Zustände und Werke überhaupt unerreichbar ist. –

Diese Andeutungen möchten hinreichen, um den zu entschuldigen, der sich mit einer Erörterung über psychiatrische Dinge in faßlicher Form an ein größeres Publikum zu wenden denkt. Sie sind in meinem Falle vielleicht überflüssig, jedoch wird man es dem Schriftsteller nicht übelnehmen, daß er gern auf die größeren Gedankenkreise hinweist, die sich mit seiner Darstellung berühren. Will ich meine Einleitung kurz fassen, so kann ich etwa so sagen: Krankhafte Geisteszustände sind im wirklichen Leben von der größten Bedeutung, sie müssen es daher auch in dem Bild des Lebens, in der poetischen Schilderung sein. Dieser von vornherein auffallende Satz wird durch die Betrachtung der Werke des Dichters, dem man gern einen besonderen Sinn für die Wirklichkeit zuschreibt, nämlich Goethes, durchaus bestätigt.

Das, was zumeist das Verständnis krankhafter Geisteszustände verhindert hat, war die Ansicht, daß der Mensch aus Leib und Seele, Körper und Geist, oder gar aus Geist, Seele und Leib zusammengesetzt sei. Diese Annahme zweier Substanzen, der sogenannte Dualismus, bezüglich Spiritualismus scheint der naiven Auffassung so unvermeidlich zu sein, wie die, daß die Sonne sich bewegt, die Erde still steht. Offenbar entsteht sie zuerst durch den Anblick des Todes: Dem Toten fehlt etwas, obwohl er sonst ganz dem Lebenden gleicht, das ist die Seele. Alle Sprachen sind spiritualistisch und am schroffsten hat sich der Spiritualismus in den abendländischen Religionen ausgeprägt. Ist die Seele etwas, das erst mit dem Leibe in Verbindung gebracht worden ist und von ihm wieder getrennt werden kann, so sind offenbar auch ihre Krankheiten eine Sache für sich.

Nicht der Arzt des Leibes versteht sich am besten auf die Seelenkrankheiten, sondern der, der überhaupt am meisten von der Seele weiß, d. h. je nach der Auffassung der Theolog oder der Philosoph. Ebenso wie in der Pathologie dieselben Grundsätze herrschen wie in der Physiologie, so muß dann auch die Psychiatrie auf der Psychologie fußen und die seelischen Krankheiten müssen psychologisch verstanden und behandelt werden. Diese Auffassung wurde bekanntlich im Mittelalter folgerichtig durchgeführt, aber sie ist auch heute noch nicht verschwunden, wie aus der Pastoral-Psychiatrie zu ersehen ist. Eigentlich müßte bei der allgemeinen Anerkennung, die auch heute noch die spiritualistische Ansicht genießt, die Pastoral-Psychiatrie viel mehr Anhänger haben als sie hat. Die Bedürfnisse der Praxis jedoch sind stärker als alle Theorien, sie haben die Geisteskranken den Ärzten zugeführt und die ärztliche Psychiatrie hat sich zwar langsam, aber doch fortschreitend und über spiritualistische Anschauungen wegschreitend entwikkelt. Es ist gar nicht zu leugnen, daß der Arzt, wenn er sich an das Tatsächliche hält und streng der Erfahrung folgt, jeder Theorie entbehren kann, indessen trüben falsche Theorien doch auch seinen Blick vielfach und noch mehr wird der Laie, den die Erfahrung nicht belehrt hat, in alle seine Raisonnements über Geistesstörungen etwas Schiefes mit seiner mitgebrachten Theorie hineintragen. Für den Arzt, ja den der Naturforschung Beflissenen schlechtweg, liegt es nahe, einen Ausweg im Materialismus zu suchen, d. h. zu sagen: es gibt überhaupt nur im Raume Bewegliches, Materie, auch der Mensch ist nur Materie, und was ihr Geist oder Seele nennt, das ist eine Funktion, eine Absonderung der Materie, oder eigentlich nur eine Redensart. Tatsächlich hat sich ja der Materialismus seit den Tagen der Enzyklopädisten bis zu unseren Tagen mehr und mehr ausgebreitet und hat die Fachkreise regiert, wenn auch vielfach nur als verhüllter König. Die »Gebildeten« jedoch im allgemeinen hielten und halten an einem mehr oder weniger modernisierten Spiritualismus und damit an dem Influxus physicus fest. Unter Influxus physicus versteht man, daß die Materie Veränderungen des Geistes und der Geist Veränderungen der Materie bewirke. Zwischen der Absurdität des Materialismus einerseits und der Absurdität des Influxus physicus andererseits schwankt heute die Masse der Gebildeten hin und her. Nur wenige begreifen, daß Klarheit allein durch Loslösen von der in der Sprache fixierten Auffassung des naiven Verstandes zu gewinnen ist, daß nur eine idealistische Auffassung oder richtiger die Beschränkung auf die wirkliche Erfahrung vor Widersprüchen schützt. Unser Bewußtsein zerfällt in das Bewußtsein unser selbst und das Bewußtsein anderer Dinge. Was für uns Gefühl, Gedanke, kurz Seele ist, das ist für andere ein Bewegen in Nervenzellen und Fasern, und was uns als Gehirn erscheint, das ist dem Besitzer des Gehirns Seele. Soweit unsere Beobachtung reicht, geht neben jedem seelischen Vorgange ein körperlicher oder materieller her. Es ist aber eine Forderung der Vernunft, diesen psychophysischen Parallelismus als einen stetigen, durch die ganze Welt gehenden zu denken und in beiden Reihen nur verschiedene Seiten desselben Vorganges zu erkennen. Körperliches und Geistiges sind dasselbe, nur der Standpunkt ist verschieden. Leib und Ich sind eins, doch fällt in das Bewußtsein unser selbst nur ein kleiner Teil des Ich. Der größere gehört für uns zu dem uns Unbewußten oder, sofern er in das Bewußtsein anderer Dinge eintritt, zum Materiellen. Der Influxus physicus wird zu einem Hinüber- und Herübergreifen aus dem Bewußten in das Unbewußte, aus dem Unbewußten in das Bewußte. Geisteskrankheiten sind Krankheiten, bei denen nicht nur die unbewußten Funktionen des Ich, wie bei den sogenannten körperlichen Krankheiten, gestört sind, sondern auch die bewußten. Oder da doch auch bei den körperlichen Krankheiten durch Schmerz, Verstimmung usw. das Bewußtsein beteiligt zu sein pflegt, müssen bei Geisteskrankheiten die bewußten Funktionen in bestimmter Weise leiden. Es gibt im Grunde nur eine Art von Krankheiten und es ist sozusagen zufällig, daß wir den meisten nur von außen her, d. h. physikalisch beikommen können, einigen aber auch von innen her, oder psychologisch. Nehmen wir es praktisch, so müssen wir die Geisteskrankheiten genau so auffassen wie alle Gehirnkrankheiten, denn jene bilden nur eine Gruppe dieser, andererseits aber müssen wir da, wo uns die Beobachtung von außen im Stiche läßt, uns streng auf die Feststellung der erschlossenen inneren Vorgänge beschränken und dürfen nicht vergessen, daß auch dann, wenn die den krankhaften Geisteszuständen entsprechenden Gehirnvorgänge uns bekannt wären, dadurch keine Kenntnis der seelischen Zustände zu erlangen wäre. Mit anderen Worten, wir müssen auch hier die Parallelen zu erkennen suchen, die Veränderungen im Gehirn einerseits, die eigentlich nur dem Kranken zugänglichen, von uns aus Bewegungen erschlossenen seelischen Veränderungen andererseits.

Wie Goethe über das Verhältnis von Geist und Körper dachte, das ist schwer zu sagen. Ausdrückliche Aussagen liegen, soviel ich sehe, erst aus seiner letzten Lebenszeit vor. In seiner Jugend wurde die christliche Auffassung der Dinge bald beseitigt. Eine Zeitlang studierte er eifrig Spinoza, aber es wäre töricht, zu behaupten, daß er je ein Spinozist gewesen sei. Auch später beschäftigte er sich mit Philosophie, er mühte sich z. B. mit Kant ab, er las Schopenhauers Hauptwerk, aber sein Geist lehnte das ihm Fremde ab. Frühzeitig wurde ihm klar, daß »wir nichts wissen können«. Das aber, was wir nur durch Vermutungen von fern erreichen können, in Systeme einzufangen, über das Unerforschliche Dogmata aufzustellen, solches Tun widerstrebte seinem Zartgefühl. Mit Ehrfurcht und mit zarter Scheu wollte er von dem Metaphysischen geredet wissen, die Metaphysik der dogmatischen Philosophen mußte ihn schamlos dünken. In diesem Sinne wird er auch ein Urteil über die Seelenfrage, die gemeinhin als metaphysisch gilt, abgelehnt haben. Er drückte sich im Sinne der durch die Sprache fixierten und herkömmlichen dualistischen Ansicht aus und man muß wohl annehmen, daß er später auch ernstlich dem Dualismus gehuldigt habe. Die Monadenlehre will ja etwas anderes sein, soweit sie aber faßbar wird, läuft sie doch auf Dualismus hinaus. Der alte Goethe scheint einer Art von Monadologie zugetan gewesen zu sein. Die Gespräche mit Joh. Falk enthalten wunderliche Auseinandersetzungen über die Monaden, doch gilt dies Buch als apokryphisch. Aber auch bei Eckermann findet man Entsprechendes. Die Entelechie ist doch eine Art von Seelen-Monade. »Jede Entelechie nämlich ist ein Stück Ewigkeit, und die paar Jahre, die sie mit dem irdischen Körper verbunden ist, machen sie nicht alt.« Sei die Entelechie geringer Art, so werde sie »während ihrer körperlichen Verdüsterung« den Körper nicht beherrschen, vielmehr werde dieser sie beherrschen, eine mächtige Entelechie dagegen werde den Körper veredeln und lange jung erhalten. An Zelter schreibt Goethe: »Die entelechische Monade muß sich nur in rastloser Tätigkeit erhalten; wird ihr diese zur andern Natur, so kann es ihr in Ewigkeit nicht an Beschäftigung fehlen. Verzeih' diese abstrusen Ausdrükke! Man hat sich aber von jeher in solche Regionen verloren, in solchen Sprecharten sich mitzuteilen versucht, da wo die Vernunft nicht hinreicht, und wo man doch die Unvernunft nicht wollte walten lassen.«

Die dualistische Auffassung findet gegenüber den Geisteskrankheiten einige Schwierigkeiten. Im Anfange unseres Jahrhunderts standen zwei Parteien gegeneinander. Die sogenannten Somatiker meinten, die unsterbliche Seele könne nicht erkranken, bei den Seelenstörungen handle es sich um körperliche Krankheiten, durch die die Seele gehemmt werde, gewissermaßen um eine Beschädigung des Klaviers, auf dem die Seele spielt; die Psychiker dagegen ließen die Seele selbst erkranken und faßten die dabei vorhandenen körperlichen Störungen und Veränderungen als Wirkungen der Seelenkrankheit auf. Dieser Unterschied in der Theorie war praktisch von großer Bedeutung. Die Psychiker lehrten, Ursache der Seelenkrankheiten sind die Leidenschaften, die Somatiker aber meinten, die Hauptsache sei eine primäre Erkrankung des Gehirns oder eines anderen Organs, etwa Stockungen im Unterleibe oder eine falsche Blutmischung. Goethe wird sich um diesen Streit nicht gekümmert haben. Er war unwillkürlich Psychiker, wie es für einen Dichter natürlich ist. Der Wahnsinn ist ihm die Wirkung oder eigentlich der höchste Grad der Leidenschaft. Im Sinne des Dichters ist einer um so mehr wahrer Mensch, je stärker er empfindet. Der leidenschaftliche Mensch ist der eigentlich Gesunde, gerade ihm aber droht die Gefahr des Wahnsinns. Eben deshalb hat der Dichter Interesse am Wahnsinn und sozusagen Respekt vor ihm. Wie könnte ihn eine Geisteskrankheit anziehen, deren Ursache eine ansteckende Fieberkrankheit wäre? Macht nicht die unglückliche Liebe oder Kummer, Sehnsucht wahnsinnig, so ist der Wahnsinn dichterisch überhaupt nicht brauchbar.

In Wirklichkeit liegen die Dinge freilich anders. Man muß zwei Gruppen geistiger Krankheiten unterscheiden, solche, deren Hauptbedingung eine Einwirkung von außen ist, und solche, deren Hauptbedingung die von vornherein krankhafte Beschaffenheit des Menschen ist. Dort handelt es sich um die Wirkung von Bakterien-Krankheiten oder von chemischen Giften und jeder kann erkranken, der das Unglück hat, der krankmachenden Ursache genügend ausgesetzt zu sein. Hier wächst die Krankheit aus dem Inneren des Menschen heraus und ihre sogenannten Ursachen sind nur Anstöße, deren Beschaffenheit unwesentlich ist. Unter den exogenen Krankheiten ist, abgesehen vom Alkoholismus, nur eine von großer Häufigkeit und Wichtigkeit, die fortschreitende Gehirnschrumpfung, die sogenannte Gehirnerweichung (Dementia paralytica). Sie aber war zu Goethes Zeit noch unbekannt und wahrscheinlich selten. Bekanntlich hat sie erst Ibsen auf die Bühne gebracht. Die endogenen Geisteskrankheiten bilden die Hauptmasse, sie sind von alters her bekannt und an sie denkt der Dichter, wenn er vom Wahnsinn spricht. Ihre Hauptbedingung ist, wie gesagt, eine abnorme Reaktion, d. h. in der Hauptsache die angeborene, ererbte Abweichung von der normalen Art, oder Entartung. Je größer die Entartung, um so größer die Wahrscheinlichkeit der ausgesprochenen Krankheit und um so kleiner die Stärke des krankmachenden Anstoßes. Bei einem gewissen Grade der Entartung erscheint der Mensch auch dem ungeübten Auge als eine von vornherein krankhafte Natur und die gewöhnlichen Reize des Lebens genügen, ihn zu vollkommener Geisteskrankheit hinüberzuführen. Bei geringerer Abweichung von der Art kommt es auf die Gestaltung des Lebens an, ob der Gefährdete glücklich durchkommt, oder unterliegt. Hier nun spielen die Erschütterungen des Gemüts, Kummer, Sorge, Schreck, Angst, Überanstrengung, Schlaflosigkeit, eine wichtige Rolle, denn sie sind am häufigsten Ursache der Aufhebung des labilen Gleichgewichtes. Die Leidenschaften freilich, von denen die Dichter mit Vorliebe sprechen, sind weit häufiger Zeichen der mitgebrachten Instabilität und Vorläufer der Erkrankung als Ursache. Die »Leidenschaftlichkeit« ist nicht eine Eigenschaft des gesunden Menschen. Bei diesem sind leidenschaftliche

Erregungen selten und sie dienen als Sicherheitsventil, ihre Explosion beseitigt die Spannung, reinigt den Organismus, schädigt ihn nicht. Ein wirklich gesunder Mensch wird nie durch Leidenschaften oder Gemütserschütterungen geisteskrank werden, denn die gesunde Natur wehrt sich gegen das Übermaß, stößt das Traurige, Feindliche hinaus, wie der Körper einen eingedrungenen Splitter. Die Tasso, Rousseau, Lenz, Lenau usw. wurden nicht krank, weil sie zu viel zu erdulden hatten, sondern sie regten sich viel auf, weil sie krankhafter Art waren und ihre krankhaften Erregungen führten sie in die wirkliche Krankheit hinüber.

Die Kluft zwischen der herkömmlichen dichterischen Auffassung und der wissenschaftlichen Betrachtung ist jedoch nicht so groß, wie man nach dem bisherigen annehmen möchte. Der gesunde Mensch nämlich ist ein Ideal: Wir alle sind nicht vollkommen gesund, sind in gewissem Grade entartet, und wenn wir von gesunden und krankhaften Menschen reden, so handelt es sich eigentlich nur um Gradunterschiede. Nicht auf das Vorhandensein, sondern auf den Grad der Entartung kommt es an. Dazu tritt ein anderes: der gesunde Mensch ist langweilig. Der Normalmensch darf keine besonderen Eigenschaften haben, denn jedes Übermaß zerstört das Gleichgewicht und es gibt keine Hypertrophie ohne entsprechende Atrophie. Wie Hörner nicht möglich sind ohne Beeinträchtigung der Schneidezähne, so muß der vorwiegenden Gehirnentwicklung, die wir am Menschen schätzen, ein anderweites Minus entsprechen. Je feiner und verwickelter ein Organ wird, um so verletzlicher wird es. Hervorragende Tüchtigkeit ist nicht ohne Einseitigkeit möglich, Einseitigkeit ist Abnormität, und so fort. Was uns reizt, ist das Ungewöhnliche, das von der Regel Abweichende, das Abnorme und deshalb sind jederzeit »die problematischen Naturen« Gegenstand der Dichter gewesen. Mit anderen Worten, der Dichter fühlt sich naturgemäß zum Pathologischen hingezogen, sofern ihn die Menschen mehr interessieren als die Ereignisse. Je mehr der Dichter ein treuer Spiegel der Wirklichkeit ist, eine um so größere Rolle wird bei ihm das Pathologische spielen. Tatsächlich beweist die Beobachtung diesen Satz, denn Shakespeare und Goethe haben die meisten pathologischen Figuren. Erst dadurch, daß der Dichter das treu Beobachtete im Sinne vorgefaßter Meinungen bearbeitet, kann der Zwiespalt zwischen dichterischer und wissenschaftlicher Auffassung entstehen. Die Sache liegt so. Je abnormer oder krankhafter ein Mensch beschaffen ist, um so weniger findet bei ihm eine normale Motivation statt. Je mehr die Krankheit wächst, um so mehr schwindet die normale Motivation, oder, was dasselbe ist, die psychologische Freiheit. Bei einem gewissen Grade der Krankheit hört sie ganz auf, der Mensch wird dann unfrei oder unzurechnungsfähig. Er denkt und handelt dann ganz unter einem organischen Zwang, er ist psychologisch nicht mehr verständlich. Ein solcher Mensch ist nicht nur dem Strafrecht entzogen, sondern auch der Poesie. Denn diese will das Allgemein-Menschliche darstellen, die von ihr verwerteten Äußerungen und Taten müssen psychologisch vermittelt sein. Daraus ergibt sich, daß der eigentliche »Wahnsinn«, d. h. die ausgesprochene Geisteskrankheit nicht zu den dichterischen Vorwürfen gehören kann. Natürlich kann der Dichter auch Geisteskranke darstellen ebenso wie andere natürliche Dinge, aber er darf dann die Geisteskrankheiten nur so verwenden, wie er körperliche Krankheiten verwendet oder Unglücksfälle. Die Motivierung hört bei ihnen auf.

Da andererseits der Dichter gezwungen ist, das Pathologische, von dem die Welt voll ist, zu verwerten, so ergibt sich, daß ihm das Zwischenreich gehört, soweit in der Hauptsache die Motivation normal ist. Sowohl das Recht, als die allgemeine Meinung nimmt normale

Motivation noch bei ziemlich beträchtlichen Abweichungen des Geisteszustandes vom Normalen an; wo die Grenze zu ziehen ist, das ist im Grunde Willkür, zu verschiedenen Zeiten ist die Grenze verschieden abgesteckt worden und je nach der Einsicht ist auch heute das Urteil verschieden. Wollte man wirklich gerecht sein, so müßte man bei jedem Menschen eine wenigstens nach bestimmten Richtungen hin verminderte Zurechnungsfähigkeit annehmen, oder jedem in bestimmten Fällen mildernde Umstände zubilligen. In der Wirklichkeit ist die Sache schwierig, der Dichter darf es tun und hat es instinktiv immer getan. Trotz dieser Einschränkung ist natürlich an der Zurechnungsfähigkeit des Durchschnittsmenschen mit seinen pathologischen Beimischungen festzuhalten und man wird auch bei ausgesprochen pathologischen Menschen einen gewissen Grad von Zurechnungsfähigkeit annehmen. Wir tun es alle, müssen es tun, wenn wir leben wollen, und ebenso darf es der Dichter tun.

Das Gesagte sei an einigen Beispielen erläutert. Shakespeare bringt im König Lear einen Geisteskranken, der an Altersschwachsinn leidet und dessen Zustand sich während des Stückes zu akuter Verwirrtheit steigert, auf die Bühne. Lear ist unzurechnungsfähig und kann deshalb nicht Held der Tragödie genannt werden. Er ist einer Naturgewalt zu vergleichen und die durch ihn Leidende und Sterbende, Cordelia, ist eigentlich allein eine tragische Figur. Hamlet dagegen ist zwar ein pathologischer Mensch, aber er ist nicht geisteskrank und seine Zurechnungsfähigkeit ist in der Hauptsache erhalten. Alles, was er tut, ist psychologisch vermittelt, der Zuschauer kann mit ihm denken und fühlen, wenn er auch bewußter- oder unbewußterweise einen Vorbehalt macht und, juristisch ausgedrückt, mildernde Umstände annimmt.

Goethe hat besonders im Werther eine pathologische Gestalt geschaffen, deren Zurechnungsfähigkeit zwar eingeschränkt, aber doch in der Hauptsache erhalten ist. –

Goethe ist auch darin, wie die meisten Dichter, »Psychiker«, daß er die einzelnen Erscheinungen der Geistesstörungen psychisch vermittelt sein läßt. Dies zeigt sich z. B. bei seiner Besprechung der Ophelia. Am gröbsten tritt es hervor in dem Stück Lila, wo die Heldin durch seelische Einwirkung geheilt wird. Hier folgte Goethe freilich einem älteren Muster, jedoch war ihm die Sache offenbar nicht anstößig. In der Wirklichkeit zeigt gerade der Umstand, daß beim Geisteskranken die Symptome und auch die Heilung nicht motiviert sind, die organische Natur der Geistesstörungen und ihre dichterische Unverwertbarkeit an. Es kann zwar in der Wirklichkeit vorkommen, daß einer, der an Verfolgungswahn erkrankt, Verfolgungen erlitten hat, wie es bei Rousseau der Fall war, aber weitaus die meisten Patienten sind nie verfolgt worden, wir wissen einfach nicht, warum gerade Verfolgungsvorstellungen so häufig Zeichen einer Gehirnerkrankung sind. Nur bei einer Krankheit sind alle Erscheinungen seelisch vermittelt und kann jede Erscheinung durch seelische Einwirkungen beseitigt werden, bei der sogenannten Hysterie, die keine eigentliche Geisteskrankheit ist. Man könnte in gewissem Sinne die Hysterie als Dichter-Krankheit bezeichnen, denn hier verlaufen die Dinge ungefähr so, wie die Dichter es sich gewöhnlich vorstellen. Man ist bei poetischen Krankheits-Schilderungen oft versucht, die Diagnose Hysterie zu stellen, obwohl der Dichter daran ganz unschuldig ist. So wäre bei Lila und auch bei Orest nur die Diagnose Hysterie zulässig.

Inwieweit hatte Goethe Gelegenheit, krankhafte Geisteszustände kennenzulernen? Mir scheint die Antwort durch eine Äußerung Goethes gegen Eckermann (Soret) gegeben zu werden. Er sagt: »Die Welt ist so voller Schwachköpfe und Narren, daß man nicht nötig hat, sie im Tollhause zu suchen. Hierbei fällt mir ein, daß der verstorbene Großherzog, der meinen Widerwillen gegen Tollhäuser kannte, mich durch List und Überraschung einst in ein solches einführen wollte. Ich roch aber den Braten noch zeitig genug und sagte ihm, daß ich keineswegs ein Bedürfnis verspüre, auch diejenigen Narren zu sehen, die man einsperre, vielmehr schon an denen vollkommen genug habe, die frei umhergehen. Ich bin bereit, sagte ich, Ew. Hoheit, wenn es sein muß in die Hölle zu folgen, aber nur nicht in die Tollhäuser.«

Also Goethe hat seine Kenntnisse durch Beobachtung der Gesellschaft, nicht durch den Besuch von Irrenanstalten erworben. Wir dürfen wahrscheinlich hinzufügen: auch nicht durch das Lesen psychiatrischer Werke oder den mündlichen Unterricht psychiatrisch gebildeter Ärzte.

Goethe hatte einen Widerwillen gegen Tollhäuser. Diesen Widerwillen finden wir ja bei vielen Laien: der Geisteskranke ist ein Gegenstand des Grausens. Bei Goethe kommt dazu seine Abneigung gegen alles Traurige, die zum Teil auf seiner großen Empfänglichkeit beruhte. Was er wahrnahm, das umfaßte er mit allen Seelenkräften, und weil er sich den Eindrücken ganz hingab, erregten sie ihn tief und nachhaltig. Er mußte gegen Krankheit und Tod sich abschließen, um die Aufgaben des Lebens erfüllen zu können.

Auf jeden Fall war jener Widerwille damals berechtigter als heute. Bekanntlich ist die Irrenpflege in unserem Sinne erst etwa 100 Jahre alt. Früher hatte man im allgemeinen nicht sowohl das Bedürfnis, die Geisteskranken wie andere Kranke in Krankenhäusern zu behandeln und zu pflegen, als vielmehr das, die unruhigen, tobsüchtigen Kranken unschädlich zu machen. Weil man zuerst an tobsüchtige Kranke, »Tolle« dachte, wurden die Irrenhäuser Tollhäuser genannt. Vielfach wurde die Festhaltung der Kranken recht barbarisch ausgeführt. An manchen Orten legte man die Kranken an Ketten, verwahrte sie in einer Art von Käfigen, »strafte« sie bei Widerspenstigkeit. Rechnet man dazu die Dürftigkeit und die Unreinlichkeit in den alten Verhältnissen, so begreift man, daß ein Tollhaus für einen Ort des Jammers galt, den ein zartfühlender Mensch vermied, sofern nicht seine Pflicht ihn zum Besuche nötigte. Will man gerecht sein, so muß man sagen, die alte Zeit war vielfach besser, als sie uns erscheint, und jenes abschreckende Bild war nicht überall zu finden. Das Schlimmste prägt sich aber am meisten ein und deshalb ist man geneigt zu glauben, man habe die Geisteskranken überall früher schlecht behandelt oder mißhandelt, während es doch nur an manchen Orten geschehen ist. Man sagt z. B. heute oft: »Pinel nahm zuerst den Geisteskranken die Ketten ab«, als ob sie überall in Ketten gelegen hätten und die Verhältnisse überall so miserabel gewesen wären wie im Bicêtre in Paris. Wahrscheinlich hat man schon zu Goethes Zeiten die guten oder besseren Irrenhäuser über den die Mehrzahl bildenden schlechten vergessen und den Abscheu vor diesen auf alle übertragen.

Es schien mir von Interesse zu sein, mich nach den wirklichen Irrenverhältnissen in Goethes Umgebung zu erkundigen. Über die Frankfurter Zustände fand ich in einem Buche von Dr. J. H. Faber Aufschluß (Topographische, politische und historische Beschreibung der Reichs-, Wahl- und Handelsstadt Frankfurt am Mayn. 1788). Die Schilderung Fabers ist ein beachtenswertes Kulturbild und ich gebe sie deshalb wieder.

»I. p. 183. § 33. *Pestilenzhaus. Tollhaus.* Ferner giebt es auch allhier ein sogen. Pestilenzhaus, am Klapperfeld gelegen, welches im Jahre 1669 erbauet worden, und in Contagionszeiten zur Verpflegung der Kranken gewidmet ist, im gleichen das Tollhaus, worinnen die Wahnsinnigen versorgt werden. Obgleich von diesem letzteren schon oben unter der Rubrik: Almosenkasten Meldung geschehen ist, so verdient doch folgendes noch kürzlich davon erwähnt zu werden: Schon im Jahre 1728 hatte man bey einer hohen Kaiserlichen Commission ein Decret ausgewirkt, daß das sehr baufällige Tollhaus zu wohlverwahrlichem Aufbehalt und besserer Wohnung der Tollen und Wahnsinnigen erbauet werden sollte. Da indessen die in dem Commissionsdecret anbefohlene Collecte sehr gering ausfiel, das Kastenamt aber nicht im Stande war, Gelder herzugeben, so unterblieb die so nöthige Erbauung eines neuen Hauses. Endlich konnte man das immer steigende Elend dieser Leute nicht länger ansehen; deswegen beschlossen in dem Jahre 1775 die damaligen Herren Deputirte und Pfleger die Erbauung eines Gebäudes in den Garten. Man erhielt zwar wieder die Erlaubniß zu Collectionen, allein weil die wenigsten Personen unserer Stadt von dem Elend der armen Wahnsinniger einen rechten Begriff hatten, und deswegen die Nothwendigkeit eines Baues nicht einsahen, so reichte das Geld lange nicht zu, sondern da der Ankauf des von Völker'schen Hauses 5722 Gulden, der im Garten geführte Seitenbau aber 6000 Fl. betrug, so mußten nach Abzug aller collectirten Gelder, übersandten Rechnungen, und gegen Erhaltung gewisser Freyheiten bestimmten Beyträge, dermalen noch 8000 Fl. zugelegt werden; zu gleicher Zeit bekam das Kastenamt dadurch 500 Fl. an neuen Besoldungen für den Candidaten, Spitalmeister und Wärter zu bezahlen. Das neue Gebäude in dem Garten wurde in 14 wohlverwahrte Stuben für einzelne Personen eingetheilt, wovon die 7 untersten dergestalt verwahrt werden, daß man auch wirklich Rasende darinnen logiren kann, ohne Gefahr, daß sie durchbrechen können; dabey aber alle nur mögliche Rücksicht auf die Gesundheit dieser Leute genommen wurde; das von Völker'sche alte Haus wurde einsweilen so gut als möglich zum Gebrauche der blos Blödsinnigen zurecht gemacht; zu gleicher Zeit suchte man selbst denjenigen, die bisher als rasend eingesperrt gewesen waren, nach und nach mehr Freyheit zu geben. Der Höchste segnete diese Vorkehrungen dergestalt, daß von 30 bis 40 Personen, so sich mehrentheils zugleich in diesem Hause befinden, oft kein einziger des Tages über eingekerkert ist, auch durch ordentliche Diät, Gebrauch der Medicamenten, Zuspruch der Herren Geistlichen und sonstige schickliche Behandlung im Hause, verhältnißmäßig viele in den Stand gesetzt worden sind, das Kastenhospital zu verlassen, wiederum bey ihren Familien oder an andern Orten zu wohnen und sich nach ihren Umständen zu ernähren. Hierbey verdient bemerkt zu werden, daß seit dem Jahre 1777 bis auf das Jahr 1785 nur ein einziger als völlig rasend gestorben ist, die meisten andern aber ziemlich ruhig an gewöhnlichen Krankheiten, ja viele derselben so vernünftig verschieden sind, daß ihnen der Geistliche das Abendmahl mit gutem Gewissen reichen konnte.«

(Weiter wird geschildert, daß 1783 das Hauptgebäude für 10000 Fl. erbaut worden sei, wie es beschaffen sei, wie die Einrichtung. Kranke mit Neigung zum Zerstören bekommen die schlechtesten Betten oder nur Strohsäkke. Es steht einem jeden Bürger frei, die Anstalt zu besehen.)

»Was nun die Versorgung der im Hause befindlichen Personen anbetrifft, so sind der Hausmeister und seine Frau, der Wächter und seine Frau dazu bestimmt. Das Essen wird nach Vorschrift der Herren Ärzte von einem Traiteur in das Haus gebracht, das Kastenamt bezahlt solches und gibt das Brod dazu. Mit leichter ihren Leibs- und Seelenkräften angemessener Arbeit sucht man die Blödsinnigen zu beschäftigen. Der Herr Doctor med. Riese besucht das Haus wöchentlich dreymal, so wie es aber ein oder anderer Kranker erfordert, täglich. Der Herr Chirurgus Bucher besorgt die chirurgische Bedienung. Der Herr Candidat Keil kömmt täglich zwo Stunden in das Haus, um Betstunde zu halten und denjenigen, wo es angewandt ist, Trost zuzusprechen; des Sonntags morgens aber versieht solcher in dem Betsaal den Gottesdienst. Herr Pfarrer Bechtold besucht das Haus von Zeit zu Zeit oder so oft solches verlangt wird, und theilt denjenigen, so den gehörigen Grad der Vernunft besitzen, das heilige Abendmahl aus, so wie solches die katholischen und reformirten Herren Geistlichen ihrerseits bei ihren Glaubensgenossen verrichten. Die Instruction aller vorbenannten Personen ist so eingerichtet, daß, wenn solcher nachgelebt wird, alle diejenigen, so sich in diesem Hause befinden, auf das menschlichste behandelt werden. Zu diesem Ende ist auch noch eine besondere Deputation von Löb. Amt ernannt, die zu unbestimmten Zeiten ihre Session in dem Kastenhospital hält, bey welcher ein jeder seine Klage vorbringen darf. Einem jeden steht es frey, sich insgeheim an einen der Herren Deputirten oder Pfleger zu wenden, wenn er wüßte, daß die Officianten ihre Schuldigkeit nicht täten; sollte sich wider alles Vermuthen eine Klage gegründet finden, so soll sogleich Rath geschafft werden, ohne den Namen der Person bekannt zu machen. Dem Herrn Medico, Geistlichen und Candidaten ist es besonders aufgetragen, alle Unordnung sogleich anzuzeigen.

Noch muß bemerkt werden, daß dieses Haus nunmehr so eingerichtet worden ist, daß man auch Personen gegen ein gewisses Geld annehmen und verpflegen kann. Sollten mehrere Zimmer zusammen oder bessere, als die gewöhnliche Kost verlangt werden, so kann man auch damit dienen, und man wird sich billig finden lassen. Alle Zimmer sind auf die gesundeste Art eingerichtet, haben eine schöne Aussicht, welche zu Aufmunterung an Gemüth kranker Personen vieles beyträgt. Das Gebäude liegt übrigens an einem stillen und von allem Geräusche entfernten Orte.«

Nach dieser Schilderung wird zu Goethes Jugendzeit der Zustand des Frankfurter Tollhauses betrüblich genug gewesen sein, da nach Faber bis zum Jahre 1775 das Elend immer stieg und erst dann die Reform eintrat. Goethe wird wohl von alledem nichts gewußt haben.

Schwieriger war es, über die Irren-Verhältnisse im Herzogtum Weimar zu Goethes Zeit etwas zu erfahren. Im 17. Jahrhundert sind, wie Burkhardt erwähnt, Irre auf dem Lande in Schweineställen an Ketten gelegt worden. Besser mag es am Ende des 18. Jahrhunderts gewesen sein. In Weimar war das Tollhaus mit dem Zuchthause verbunden, ebenso war es in Eisenach. Im Jahre 1801 begannen die Verhandlungen, die die Errichtung einer Irrenanstalt in Jena und die Überführung der in Weimar und Eisenach verpflegten Kranken nach Jena bezweckten. Es wird sich vor 1804 hier wie überall eigentlich nur um die Festhaltung und Bewachung der unruhigen, bezüglich gefährlichen Irren gehandelt haben, die übrigen werden in Privatpflege geblieben sein, es mögen Ärzte, Geistliche und ähnliche Personen sich mit der Behandlung der ruhigen Kranken befaßt haben. Im Jahre 1804 wurde die Jenaische Irrenanstalt als ein Teil der dort befindlichen Landesheilanstalten eingerichtet und damit beginnt die eigentliche Weimarische Irrenpflege. Das klinische Institut (die ambulatorische Klinik) zu Jena war im Jahre 1781 durch den Geh. Hofrat und Professor der Medizin Dr. Joh. Chr. Stark gestiftet worden, im Jahre 1788 war es zu einem öffentlichen Institut erhoben worden und im Jahre 1806 ist es mit dem Loder-Hufelandischen Klinikum vereinigt worden. Andererseits war das städtische Waisenhaus zu Jena am Ende des 18. Jahrhunderts von dem Bürgermeister, Kammerrat Vogel angekauft worden zur Einrichtung eines Arbeits- und Krankenhauses, in das auch Geisteskranke kommen sollten. Es sollte ausgebaut und vergrößert werden, namentlich um den studierenden Medizinern Gelegenheit zu klinischen Übungen zu geben. Im Jahre 1804 wurde, wie gesagt, die Landesirrenheilanstalt zu Jena als ein Teil der medizinischen Landesanstalten gegründet. Der Bau des Landeskrankenhauses in der Bachgasse erfolgte im Jahre 1822. Die jenaische Landesheilanstalt als Irren- und Krankenhaus stand unter zwei medizinischen Direktoren. Der erste war der schon erwähnte Stark, der auch Leibarzt der Herzogin-Mutter und Karl Augusts war. Er war 1753 geboren, starb 1811. Ihm folgte sein gleichnamiger Neffe, der als Chirurg ausgezeichnete sogenannte dicke Stark, der gleichfalls Leibarzt und seit 1812 Direktor sämtlicher Krankenanstalten war. Ein dritter Stark, Karl Wilhelm, war Sohn des ersten Stark und war ebenfalls Leibarzt in Weimar und Direktor zu Jena.

Im Jahre 1818 verlangte die Regierung für das Irrenhaus neben den medizinischen Direktoren auch einen »philosophischen Arzt« zur psychologischen Erkenntnis, der Landtag aber bewilligte die geforderten 200 Taler nicht. Im Jahre 1824 wurden auf Betreiben der Regierung 4 jenaische Bürger als mit aufsehende Gehilfen, bezüglich außerordentliche Mitglieder der die Aufsicht über das Kranken- und Irrenhaus führenden Polizeikommission beigeordnet. Außerhalb Jenas bestanden keine Irrenanstalten. Im Jahre 1788 gab Karl August durch Schenkung eines Gartens nebst Haus Anregung zur Errichtung eines Krankenhauses für die Stadt Eisenach. Die Irren aber wurden nach Gründung der Jenaischen Anstalt in diese abgegeben. Die zweite Landesirrenanstalt zu Blankenhain entwickelte sich erst viel später aus dem im Jahre 1840 gegründeten Karl-Friedrich-Hospital.[1]

Ob Goethe irgendwie mit dem Weimarischen Irrenwe-

1 Für gütige Belehrung bin ich den Herren Landgerichtsrat a. D. Dr. Ortloff und Archivdirektor Dr. Burkhardt in Weimar zu Dank verpflichtet.

sen in Berührung gekommen sei, das läßt sich jetzt nicht mehr feststellen. Wahrscheinlich ist es nicht. Der Kammerrat Vogel berichtete im Oktober des Jahres 1801, Goethe habe die jenaische Anstalt angesehen und die ganze Einrichtung habe ihm nicht mißfallen. Damals bestand zwar die Irrenanstalt noch nicht, aber ein Bauriß und Einrichtungsplan war eingereicht und von der Regierung genehmigt worden. Es wäre also möglich, daß Goethe an den Vorarbeiten zur Irrenanstalt teilgenommen hätte. Später deutet, wie es scheint, nichts auf seine Teilnahme.[2] Im Goethe- und Schiller-Archiv befindet sich, wie Herr Geh. Hofrat Suphan mir mitteilte, kein Blatt, das auf Beziehungen Goethes zur Irrenpflege deutete. Ebenso geht aus einer Mitteilung des Großh. Staatsministerium hervor, daß in dessen Archiven »keine Acten aufzufinden sind, aus denen sich ergäbe, daß Goethe mit den Fragen über die Einrichtung der Irrenpflege im damaligen Herzogthum Sachsen-Weimar in Berührung gekommen wäre«.

Es ist bekannt, daß Goethe sich viel mit medizinischen Angelegenheiten befaßt hat. In Leipzig speiste er bei dem Hofrat Ludwig, der Medikus und Botaniker war; bei Tische wurden nur Gespräche über Medizin und Naturhistorie geführt. In Straßburg hörte Goethe Chemie bei Spielmann, Anatomie bei Lobstein, Vorlesungen über Geburtshilfe bei dem jüngeren Ehrmann und er besuchte auch das Klinikum Ehrmanns. In Jena wandte er sich wieder der Anatomie zu. Bei alledem ist jedoch nicht anzunehmen, daß Goethe auf diesem Wege etwas über Psychiatrie erfahren habe. Damals war noch mehr als jetzt eigentlich nur der leibliche Mensch Gegenstand der Medizin, mit dem seelischen mochten sich Philosophen

2 In dem Buche Vogels: Goethe in amtlichen Verhältnissen (Jena 1839), sind außer der Anatomie die medizinischen Anstalten gar nicht erwähnt.

und Geistliche beschäftigen. An den Universitäten wurde Psychiatrie überhaupt nicht gelehrt. Bekanntlich hat erst die allerneueste Zeit den Universitäten psychiatrische Kliniken gebracht. Der erste klinische Lehrer der Psychiatrie war für Deutschland Heinroth in Leipzig. Er war 1773 geboren, wurde 1811 außerordentlicher, 1827 ordentlicher Professor. Der alte Goethe hat ihn gekannt, hat auch, wie aus seinem Aufsatz über die »bedeutende Fördernis durch ein einziges geistreiches Wort« hervorgeht, seine Anthropologie gelesen.[3] Aber abgesehen davon, daß Goethes Werke in der Hauptsache vor dieser Bekanntschaft erschienen sind, so ist es doch recht zweifelhaft, ob Goethe sich mit den psychiatrischen Lehren Heinroths näher bekannt gemacht hat. Der Widerwille gegen die Tollhäuser läßt nicht vermuten, daß Goethe aus Liebhaberei Bücher über Geisteskrankheiten gelesen habe.

Wir müssen also das, was Goethe über krankhafte Geisteszustände vorbringt, aus der Beobachtung der Wirklichkeit und aus gelegentlichen Gesprächen, gelegentlicher Lektüre ableiten.

Auch dann, wenn wir den Begriff des krankhaften Geisteszustandes nicht im weiten Sinne fassen (wobei denn ein großer Teil der Bekannten Goethes mitgefaßt würde[4]), sondern in üblicher Weise nur an gröbere Störungen denken, hat das Leben Goethe oft mit Geisteskranken in Berührung gebracht. Zuerst im väterlichen Hause. »Ein junger Mann von vielen Fähigkeiten, der aber durch Anstrengung und Dünkel blödsinnig gewor-

3 Im Frühjahr 1822. Goethe tadelte H. wegen seiner theologischen Färbung, lobte aber die vielen Vorzüge des Werkes.

4 Erinnert sei an Behrisch, an die Schwester Cornelie, an die Pietisten in Frankfurt, an Jung, an Herder, an den Ludwigsritter in Straßburg, an Lavater und Basedow, an die Stolberge, an Kauffmann, an die überspannten Frauenzimmer in Darmstadt, bes. Frl. von Ziegler, an Leuchsenring, an die Familie Brentano, um nur einige Gestalten mit pathologischen Zügen aus der Jugendzeit zu nennen.

den war, wohnte als Mündel in meines Vaters Hause.« Nach Düntzer war es der Rechtskandidat Clauer. Er war sehr ruhig, schrieb am liebsten, kopierend oder auf Diktat. Er scheint das Vorbild des jungen Wahnsinnigen in Werthers Leiden zu sein. Lenz war zwar, solange er mit Goethe verkehrte, noch nicht ausgesprochen geisteskrank, jedoch konnte Goethe aus der späteren Krankheit auf die krankhafte Art der von ihm beobachteten Wunderlichkeiten des Lenz schließen. Bedeutungsvoll scheint mir der Arzt Zimmermann zu sein. Er wohnte bekanntlich mit seiner Tochter eine Zeitlang bei Goethes Eltern, dieser interessierte sich sehr für ihn und hat wohl sicher seine Schriften gelesen. Zimmermann war eine krankhafte Natur und wurde später ausgesprochen gemütskrank.[5] Besonders sein Buch über die Einsamkeit ist reich an Bemerkungen über geistige Störungen und an Beispielen. Durch Zimmermann, der viel von Haller handelt, wird Goethe auch Näheres über die Geisteskrankheit des von ihm verehrten Haller erfahren haben. Weiter richtete Jerusalems Selbstmord Goethes Gedanken auf das Pathologische. Auch später trat ihm der Selbstmord wiederholt entgegen, teils bei jugendlichen Personen, den Fräulein von Laßberg, von Günderode, bei Knebels Bruder, Zelters Sohne, teils bei älteren Personen, so bei dem Dichter von Kleist, bei Goethes Jugendfreund Merck. Eine durchaus krankhafte Natur war der Kandidat Plessing, den Goethe in Wernigerode besuchte.[6] Als einen Narren, der nur noch nicht toll gewesen, bezeichnet er selbst den Grafen Werthern. Der Schützling Goethes, der unter dem Namen Kraft in Ilmenau wohnte und offenbar seinen Namen von der Kraftlosigkeit ableitete, wird als »gemüthlich zerrüttet« bezeichnet. Am eigenen Vater lernte Goethe den Alters-Schwachsinn

5 Wegen Lenzens und Zimmermanns vgl. S. 161 ff.
6 Vgl. S. 125.

kennen. Auf der ersten Schweizerreise sah er »staunende Wahnsinnige«, d.h. Kretins. Bei der Belagerung von Mainz kam er in Berührung mit einem Geistlichen, der »toll« war oder toll zu sein vorgab.

Die Lektüre führte Goethe natürlich auch hie und da auf das Pathologische. Abgesehen von Zimmermanns Schriften ist da besonders an die Geschichte Rousseaus, Tassos, Benvenuto Cellinis, an Shakespeare, an Historisches, an die Berichte über die Heiligen (F. Neri), an die Bibel zu denken.

Gewiß ist auch in den Gesprächen die Geistesstörung zuweilen der Gegenstand gewesen. Doch scheint darüber nicht viel bekannt zu sein. Eckermann erwähnt, einmal sei zur Sprache gekommen, daß man anfange, bei Beurteilung der Verbrecher weich und schlaff zu werden, durch ärztliche Gutachten dem Verbrecher an der Strafe vorbeizuhelfen; bei dieser Gelegenheit habe Hofrat Vogel, der Goethes letzter Arzt war, einen jungen Physikus gelobt, der trotz der Zweifel des Gerichts eine Kindesmörderin für zurechnungsfähig erklärt habe. Wie Goethe sich solchen mehr oder weniger törichten Reden gegenüber verhalten habe, sagt Eckermann nicht. Goethe hielt viel auf ärztliche Behandlung und suchte dem Arzte auch menschlich näherzutreten. So verkehrte er viel mit Hufeland, Rehbein, Vogel. Außer mit den eigenen Ärzten (in Frankfurt, in Weimar, in Karlsbad, in Teplitz und Marienbad) verkehrte Goethe auch mit der ärztlichen Dynastie Stark in Jena, deren Glieder nacheinander die Direktion über die Jenaischen Heilanstalten führten, und anderen jenaischen Ärzten.

Ehe ich auf Goethes Werke eingehe, möchte ich noch einige Bemerkungen über die Bedeutung der Namen bei Goethe machen.

Ungemein oft gebraucht Goethe das Wort »Hypochonder«. Jetzt verstehen wir unter einem Hypochonder gewöhnlich einen nervösen Menschen, der sich irrtümlicherweise für schwer krank hält, einen Schlagfluß, eine Lungen-, Herz-Krankheit oder dgl. unbegründeterweise fürchtet. Der einfachen Hypochondrie steht die hypochondrische Verrücktheit gegenüber, bei der jene Befürchtungen zu inkorrigiblen Wahnvorstellungen geworden sind, die Behauptungen oft dem Augenscheine widersprechen, da die Kranken meinen, ihr Darmrohr sei verschlossen, ihr Gehirn vertrocknet, da sie nicht vorhandene Geschwülste zu fühlen glauben und so fort. Immer ist das Wesentliche der irrige Glaube, an dieser oder jener Krankheit zu leiden. Zu Goethes Zeit hatte der Begriff der Hypochondrie einen viel weiteren Umfang. Man dachte dabei nicht nur an die eigentlichen Hypochonder, sondern auch an krankhafte Verstimmungen verschiedener Art. Reizbare finstere Leute, Nervenschwache, Melancholische, an Verfolgungswahn Leidende wurden kurzweg Hypochonder genannt, etwa in der Art, wie man jetzt alles mögliche, oft im euphemistischen Sinne, »nervenkrank« nennt. Man sah in der Hypochondrie eine Krankheit vorwiegend, doch nicht ausschließlich des männlichen Geschlechts.[7] Einige Belegstellen mögen folgen.

7 Merkwürdigerweise faßt Kant (Anthropologie, erste Aufl. 1789) die Hypochondrie viel moderner: »Der Hypochondrist ist ein Grillenfänger (Phantast) von der kümmerlichsten Art: eigensinnig, sich seine Einbildungen nicht ausreden zu lassen, und dem Arzt immer zu Halse gehend, der mit ihm seine liebe Not hat, ihn auch nicht anders als ein Kind (mit Pillen aus Brotkrumen statt Arzneimitteln) beruhigen kann; und wenn dieser Patient, der vor immerwährendem Kränkeln nie krank werden kann, medizinische Bücher zu Rate zieht, so wird er vollends unerträglich; weil er alle die Übel in seinem Körper zu fühlen glaubt, die er im Buche liest.« Dabei seien die Kranken zeitweise heiter und lebhaft, haben aber kindische Angst vor dem Tode.

Die Hauptursache der Hypochondrie oder Grillenkrankheit, die dem gestörten Gemüt (der Manie) entgegengesetzt wird, sei die Steigerung gewisser körperlicher Empfindungen durch Aufmerksamkeit.

In dem Gedichte »Hypochonder« heißt Hypochonder etwa soviel wie Misanthrop. A.a.O. heißt es:

»Sag mir was ein Hypochondrist
Für ein wunderlicher Kunstfreund ist.
In Bildergalerien geht er spazieren
Vor lauter Gemälden die ihn vexiren.«

»Der Hypochonder ist bald curirt,
Wenn euch das Leben recht cujonirt.«

In dem Gedicht an Mademoiselle Oeser von 1768 sagt Goethe von sich, er lebe »bald still wie ein Hypochondrist«:

»Da sucht man nun mit Macht mir neues Leben
Und neuen Muth und neue Kraft zu geben;
Drum reichet mir mein Doctor Medicinä
Extracte aus der Cortex Chinae,
Die junger Herrn erschlaffte Nerven
An Augen, Fuß und Hand
Auf's Neue stärken, den Verstand
Und das Gedächtniß schärfen.«

In Wahrheit und Dichtung sagt Goethe von sich: »Schon von Hause hatte ich einen gewissen hypochondrischen Zug mitgebracht« [nach Leipzig].

Nach Kestner hat Jerusalem am Abend vor seinem Tode den italienischen Lehrer fortgeschickt, »weil er wieder seine Hypochondrie habe«.

Auch Werther wird als Hypochonder bezeichnet. Daß man die Hypochondrie gern mit den Zuständen des Darms in Zusammenhang brachte, zeigt ein ungewöhnlich derbes Gedicht des jungen Goethe, das Bernays mitteilt: »Als Nicolai die Freuden des jungen Werthers geschrieben hatte.«

In der italienischen Reise spricht Goethe von »Rousseaus hypochondrischem Jammer«. Nach Joh. Falk hat er über H. v. Kleist gesagt: »Sein Hypochonder [sic] ist gar zu arg; er richtet ihn als Menschen und Dichter zu Grunde.« Bei Riemer sagt Goethe wunderlich genug: »hypochondrisch seyn heißt nichts anderes als in's Subject versinken. Wenn ich die Objecte aufgebe, kann ich nicht glauben, daß *sie* mich für ein Object gelten lassen; und ich hebe sie auf, weil ich glaube, sie hielten mich für kein Object«. Bei Eckermann sagt Goethe: »Der dritte Theil der an den Schreibtisch gefesselten Gelehrten und Staatsdiener ist körperlich anbrüchig und dem Dämon der Hypochondrie verfallen.«

In dem Entwurfe einer Farbenlehre heißt es: »Hypochondristen sehen häufig schwarze Figuren, als Fäden, Haare, Spinnen, Fliegen, Wespen.« Hier findet man auch folgende unverständliche Stelle: »Denn Hypochondristen sehen auch häufig gelbrothe schmale Bänder im Auge, oft heftiger und häufiger am Morgen oder bei leerem Magen.«

Der Frau Rath war die Hypochondrie so verhaßt, »daß sie das Wort nicht einmal schreiben konnte«. An Zimmermann schreibt sie am 16. Februar 1776: »Gott im Himmel! Wie kommt ein so vortrefflicher, geschickter, freundlicher, herrlicher, lieber Mann zu der verdammten Krankheit?«

Weiter braucht Goethe das Wort Melancholie, ebenso wie wir es tun, bald zur Bezeichnung trüber Stimmungen bei annähernd Gesunden, bald zur Bezeichnung der krankhaften traurigen Verstimmung, der krankhaften Schwermut.

»Zart Gedicht, wie Regenbogen,
Wird nur auf dunklen Grund gezogen;
Darum behagt dem Dichtergenie
Das Element der Melancholie.«

Werther sagt von sich, daß er oft, »von süßer Melancholie zu verderblicher Leidenschaft« übergehe. Bei Lila folgt der Wahnsinn auf eine »tiefe Melancholie«.

Das Wort Wahnsinn ist von den Irrenärzten in sehr verschiedenem Sinne gebraucht worden; Goethe benutzt es wie die Laien meistens[8], als gleichbedeutend mit Geisteskrankheit überhaupt, was schon daraus hervorgeht, daß er bei Lila eben sowohl als bei den Kretins von Wahnsinn spricht. Wie auch heute die Leute der Gemütskrankheit die Geisteskrankheit gegenüberstellen, bei jener nur an krankhafte Verstimmung denken, im Begriffe dieser aber das »Irresein« ausdrücken, so scheint auch Goethe als wesentliches Merkmal des Wahnsinnes Wahnvorstellungen (Grillen) zu betrachten. Wahnwitz scheint bei Goethe dasselbe zu bedeuten.

Narrheit ist teils Albernheit schlechtweg, teils, im prägnanten Sinne, Wahnsinn mit Albernheit oder Schwachsinn mit Wahnvorstellungen. Gelegentlich wird mit Narrheit die Geisteskrankheit überhaupt bezeichnet, wie man auch Narrenhaus oder Tollhaus sagte, meist aber ist im Begriffe des Narren das schwachsinnig-läppische Wesen ausgedrückt, weshalb das Wort auch etwas Verächtliches hat.

»Mit Narren leben wird dir gar nicht schwer,
Versammle nur ein Tollhaus um dich her;
Bedenke dann – das macht dich gleich gelind –
Daß Narrenwärter selbst auch Narren sind.«

Ist der Wahnsinnige stark erregt, besonders zornig erregt, so wird von Tollheit oder Raserei gesprochen. So erscheint wohl die Raserei als der höhere Grad der Krankheit. In Lila wird befürchtet, man möchte durch gewisse Einwirkungen die Kranke »aus Wahnsinn in

8 So auch Schopenhauer.

Raserei werfen«. Der Geisteskranke im Werther wird erst tiefsinnig, fällt dann in ein hitziges Fieber, daraus in Raserei. Diese dauert ein Jahr, dann bleibt Schwachsinn mit Größenvorstellungen bestehen. Das Wort Verrücktheit wird sehr selten gebraucht. Die Geschichte von der »pilgernden Törin« (la folle en pélérinage) wird auch Geschichte von einem »verrückten Mädchen« genannt. Vielleicht soll das Wort hier nur folie übersetzen, es paßt auf jeden Fall nicht, da das Benehmen der Pilgerin zwar wunderlich und unerklärlich ist, von Verrücktheit aber bei ihr nichts zu finden ist.

Als allgemeine Bezeichnung endlich gebraucht Goethe die Ausdrücke »Seelenleiden«, »psychische Krankheiten«. In den Annalen wird ein Schema der Erzählung vom heiligen Born zu Pyrmont gegeben. Da heißt es: »Von den endlosen Krankheiten werden die widerwärtigen mit wenig Worten abgelehnt; die psychischen aber als reinlich und wundervoll ausführlich behandelt, sowie die Persönlichkeit der damit behafteten Personen hervorgehoben.«

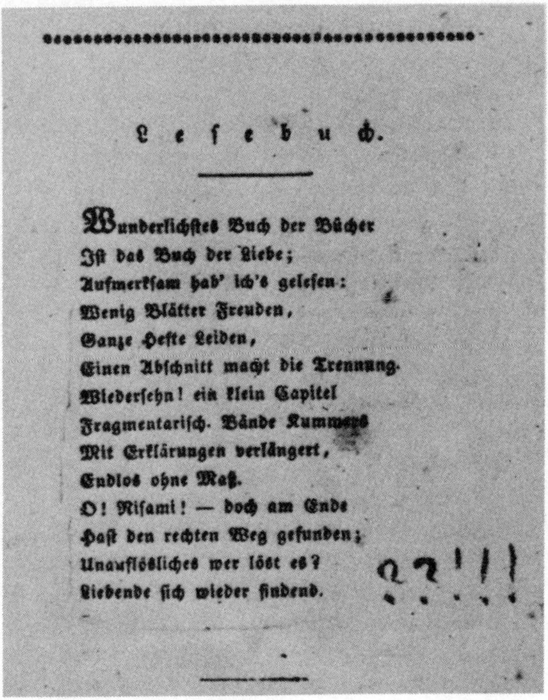

Lesebuch.

Wunderlichstes Buch der Bücher
Ist das Buch der Liebe;
Aufmerksam hab' ich's gelesen:
Wenig Blätter Freuden,
Ganze Hefte Leiden,
Einen Abschnitt macht die Trennung.
Wiedersehn! ein klein Capitel
Fragmentarisch. Bände Kummers
Mit Erklärungen verlängert,
Endlos ohne Maß.
O! Nisami! — doch am Ende
Hast den rechten Weg gefunden;
Unauflösliches wer löst es?
Liebende sich wieder findend.

??!!!

Seite aus Beethovens Handexemplar von Goethes West-östlichem Divan mit eigenhändigen Anstreichungen

I. Werthers Leiden

In den Leiden des jungen Werthers hat Goethe bekanntlich Selbsterlebtes, Berichtetes und Freierfundenes vermengt. Seine eigene Liebe zu einem verlobten Mädchen endete damit, daß er sich zurückzog und anderweit verliebte. Der Selbstmord des jungen Jerusalem brachte ihn auf die Idee, die Darstellung des von ihm Erfahrenen zum Ungünstigen umzubiegen und den Helden durch Selbstmord endigen zu lassen.

Werther wird von vornherein als ein überaus empfindsamer und leidenschaftlicher Jüngling geschildert. Er schwärmt für Natur und Poesie, hat Abneigung gegen Berufsarbeit. Im wesentlichen ist der Werther des ersten Teils Goethe selbst, doch hat Goethe offenbar dem Bilde im Hinblick auf den zweiten Teil einige Lichter aufgesetzt. Am Ende des ersten Teils flieht Werther ebenso, wie Goethe geflohen war. Er versucht sich dann in der diplomatischen Laufbahn, hat Ärger mit einem engherzigen Vorgesetzten, wird durch die adelstolze Gesellschaft beleidigt, wirft sein Amt weg, kehrt zu der inzwischen verheirateten Geliebten zurück, verzehrt sich in hoffnungsloser Liebe und erschießt sich schließlich.

Goethe war sich ganz klar darüber, daß Werther eine pathologische Figur sei. Er schrieb schon seiner eigenen Leidenschaftlichkeit wiederholt einen pathologischen Charakter zu und wußte, daß eben die Tatsache der Umkehr ihn sozusagen rehabilitiert hatte, gezeigt hatte, daß die Gesundheit in ihm das Übermächtige war. Indem er Werther unterliegen ließ, ließ er das Pathologische siegen. Werther schildert sich selbst: »Wie oft lull ich mein empörtes Blut zur Ruhe; denn so ungleich, so unstet hast Du nichts gesehen als dieses Herz. Lieber! Brauch ich Dir das zu sagen, der Du so oft die Last getragen hast, mich vom Kummer zur Ausschweifung und von süßer Melancholie zur verderblichen Leidenschaft übergehen zu sehen. Auch halte ich mein Herzchen wie ein krankes Kind; jeder Wille wird ihm gestattet.« »Meine Leidenschaften waren nie weit vom Wahnsinn.« Lotte warnt Werther, er werde an dem zu warmen Anteil, den er an allem nehme, zugrunde gehen. Gegen das Ende hin heißt es: »Lieber Wilhelm ich bin in einem Zustande, in dem jene Unglücklichen gewesen sein müssen, von denen man glaubte, sie würden von einem bösen Geiste umhergetrieben. Manchmal ergreift mich's; es ist nicht Angst, nicht Begier – es ist ein inneres unbekanntes Toben, das meine Brust zu zerreißen droht, das mir die Gurgel zupreßt! Wehe! Wehe! Und dann schweife ich umher in den furchtbaren nächtlichen Scenen dieser menschenfeindlichen Jahreszeit.« Besonders mit dem »unbekannten Toben« hat Goethe offenbar die Krankhaftigkeit des Zustandes zeichnen wollen. Der Gedanke an Orest taucht auf. Die Hauptsache aber ist der Selbstmord. Die Selbstmordfrage ist der Mittelpunkt des ganzen Buches. Sehr richtig setzt Werther auseinander, daß ein je nach der Natur des Menschen verschiedenes Maß von Leiden ihn zum Selbstmord treibt. »Hier ist also nicht die Frage, ob einer schwach oder stark ist? sondern ob er das Maß seines Leidens ausdauern kann?« Das Maß ist proportional der Gesundheit; eben daß ein junger Mann wegen getäuschter Liebeshoffnung sich tötet, tut dar, daß er abnorm wenig leidensfähig ist, daß er krankhaft ist. Napoleon hat bekanntlich getadelt, daß bei Werther außer der Liebe der getäuschte Ehrgeiz eine Rolle spiele. Es kommt aber außerdem eine pessimistische Verzweiflung dazu, die auch ohne Liebe und Ehrgeiz bei jungen Leuten auftreten kann. Goethe schildert sehr schön, wie das Glück im Mitgefühl alles Lebens in Pessimismus umschlägt. »Es hat sich vor meiner Seele wie ein Vorhang weggezogen und der Schauplatz des unendlichen Lebens verwandelt sich vor mir in den Abgrund des ewig offenen Grabes. Kannst du sagen: *das ist!* da alles vorübergeht?« Diese Worte sind vollkommen im Sinne Buddhas. Das Taedium vitae ist die Unterlage, der Liebeskummer führt zur Tat. Man hat kaum das Recht, zu sagen, Goethes Werther sei überhaupt nicht lebensfähig, sein Tod sei notwendig. Wäre Werther durch irgendein günstiges Eingreifen über die Zeit der Gefahr weggehoben worden, so hätte er ruhig weitergelebt, wäre freilich immer pathologisch geblieben. Unzählige junge Leute gleichen Werther in der Hauptsache, kommen aber nicht zum Selbstmord, weil im geeigneten Moment ein genügend kräftiger Anstoß fehlt.

Werther ist ein dégénéré supérieur, eine weitere Diagnose ist nicht zulässig. Insbesondere wäre es verfehlt, seinen Zustand als Melancholie zu bezeichnen.

Als Kontrastfigur erscheint im Werther der junge Wahnwitzige, dessen Schilderung deshalb merkwürdig ist, weil eigentlich hier allein Goethe eine Geisteskrankheit nach der Natur beschreibt. Das Vorbild war der junge Rechtskandidat, der in Goethes Vaterhause lebte und dessen Geschichte Goethe natürlich bekannt war. Der Rat Goethe benutzte sein verblödetes Mündel als Sekretär, im Roman ist der Geisteskranke Sekretär bei Lottens Vater gewesen. Die romanhafte Zutat ist die Angabe, daß der junge Mann eine Leidenschaft zu Lotte gefaßt habe, die ihn rasend gemacht hatte und deretwegen er aus dem Dienst geschickt worden war. Der Dichter macht sozusagen den Hebephrenischen für seine Zwecke dadurch brauchbar, daß er ihn aus unglücklicher Liebe und gekränktem Ehrgeiz krank sein und somit Werthers Spiegelbild bilden läßt.

Werther trifft den Kranken auf einem Spaziergang am 30. November. Dieser sucht Blumen. »Was will er denn mit den Blumen? Ein wunderbar zuckendes Lächeln verzog sein Gesicht. Wenn er mich nicht verrathen will, sagte er, indem er den Finger auf den Mund drückte, ich habe meinem Schatz einen Strauß versprochen. Das ist brav, sagte ich. O! sagte er, sie hat viel andere Sachen, sie ist reich. Und doch hat sie seinen Strauß lieb, versetzte ich. O! fuhr er fort, sie hat Juwelen und eine Krone. Wie heißt sie denn? Wenn mich die Generalstaaten bezahlen wollten, versetzte er, ich wär' ein anderer Mensch! Ja es war einmal eine Zeit, da es mir so wohl war! Jetzt ist es aus mit mir. Ich bin nun – ein nasser Blick zum Himmel drückte alles aus. Er war also glücklich? fragte ich. Ach! ich wollte ich wäre wieder so! sagte er. Da war es mir so wohl, so lustig, so leicht, wie ein Fisch im Wasser!« Nun kommt die Mutter dazu, die ihren kranken Sohn sucht. »So stille, sagte sie, ist er nun ein halbes Jahr. Gott sei Dank, daß er nur so weit ist; vorher war er ein ganzes Jahr rasend, da hat er an Ketten im Tollhause gelegen. Jetzt thut er niemand nichts; nur hat er immer mit Königen und Kaisern zu schaffen. Er war ein so guter stiller Mensch, der mich ernähren half, seine schöne Hand schrieb, und auf einmal wird er tiefsinnig, fällt in ein hitziges Fieber, daraus in Raserei, und nun ist er, wie Sie ihn sehen.« Was das für eine glückliche Zeit gewesen sei. »Der thörichte Mensch, rief sie mit mitleidigem Lächeln; da meint er die Zeit, da er von sich war, das rühmt er immer; das ist die Zeit, da er im Tollhause war, wo er nichts von sich wußte.« Der Kranke ist ein Mensch in einem grünen schlechten Rocke, mit einer »interessanten Physiognomie, darin eine stille Trauer den Hauptzug machte, die aber sonst nichts, als einen geraden guten Sinn ausdrückte«.

Inwieweit die einzelnen Züge der Schilderung Goethes der Natur entnommen sind, das läßt sich nicht feststellen. Die Geistesstörungen des jugendlichen Alters, die zur Verblödung führen, beginnen nicht selten mit lebhafter Erregung, es kann sehr wohl auf eine Periode des

»Tiefsinns« eine Zeit lebhafter Erregung folgen, die sich als halluzinatorische Verwirrtheit darstellt. Klingt die Erregung ab, so ist der Mensch eine Ruine geworden, er ist dauernd schwachsinnig, es können aber die in der Verwirrtheit entstandenen Wahnvorstellungen festgehalten werden und der Kranke faselt dann von Schätzen und Fürstentümern, ohne seine Ruhe zu verlieren. Der Ausdruck »hitziges Fieber« ist nicht zutreffend, man bezeichnete aber früher lebhafte nervöse Erregungen sehr oft so. Alles in allem ist Goethes Bild vortrefflich getroffen und auch dann, wenn man von dem Rechtskandidaten Clauer nichts wüßte, würde man die Zeichnung nach der Natur erkennen. Nur ist wie schon bemerkt, die Ätiologie verfehlt. Solche Zustände entstehen nicht aus unglücklicher Liebe, sondern sind in der Regel der Ausdruck einer von vornherein mangelhaften Gehirn-Organisation.

II. Lila

Sozusagen ausschließlich der Psychiatrie gewidmet ist das Sing- oder Schauspiel »Lila«. Es wurde 1777 zuerst aufgeführt, in Rom umgearbeitet. Ob das Stück, wie manche meinen, ursprünglich auf die Personen des Weimarischen Hofes gerichtet war, kann hier dahingestellt bleiben. Nach Schröer hat Goethe die Fabel von Frau von Stein erhalten. Sie stammen aus einem älteren französischen Stück »L'hipocondriaque«. Hier wird, wie in der ersten Fassung des Goetheschen Stücks ein Liebender durch die falsche Nachricht von dem Tode der Geliebten wahnsinnig. Sie eilt zu dem Unglücklichen und alle vereinigen sich, um ihn von seinem Wahne zu heilen, indem sie auf diesen eingehen. Man zeigt ihm mehrere Personen, die für tot gelten und die durch Musik ins Leben gerufen werden. Endlich glaubt der Kranke, er sei selbst vom Tode erweckt worden, und eilt die Geliebte zu umarmen. Schon aus diesem Ursprung des Stücks ergibt es sich, daß wir in ihm weder Goethes eigene Anschauungen über Geisteskrankheiten und ihre Heilung zu erwarten haben, noch Auffassungen, die der Zeit vorauseilen. Vielmehr versetzt uns das Stück, dessen Vorbild vor 1650 entstanden ist, in eine schon zu Goethes Zeit mehr oder weniger veraltete Denkart. Die Vorstellung, daß man Geisteskranke durch Eingehen in ihre Wahnvorstellungen heilen könne, fand zwar auch noch zu Goethes Zeit einzelne ärztliche Vertreter, indessen waren doch die wissenschaftlichen Irrenärzte von der Erfolglosigkeit solcher Versuche überzeugt. Immerhin hat diese Vorstellung für das Publikum große natürliche Anziehungskraft. Die meisten Gebildeten mögen zu Goethes Zeit von der Möglichkeit der Vorgänge in »Lila« überzeugt gewesen sein und auch heute noch werden manche so denken. Ich erinnere mich, daß mir in meiner Jugend ein gebildeter und gelehrter Mann erzählte, man habe einen Geisteskranken von dem Wahn, eine Schlange in sich zu tragen, dadurch befreit, daß man eine Blindschleiche in das durch ein Brechmittel Entleerte praktizierte. Sicherlich ist der Glaube an diese Art von Heilwirkungen nicht ohne Grund gewesen. Man wird auf diese Manier einzelne Kranke von krankhaften Vorstellungen befreit haben, nur daß diese Kranken keine eigentlichen Geisteskranken waren, sondern Hysterische. Wollte man die Heilung Lilas retten, so müßte man aus Lila eine Hysterische machen. Zur Not vertrüge sich diese Auffassung sogar mit Goethes Darstellung. Begreiflicherweise aber sind solche Erwägungen müßig, da es Goethe nicht um die Darstellung naturgetreuer Krankheitsbilder zu tun war, er den Wahnsinn, über den er dachte und schrieb, wie es damals unter Gebildeten üblich war, nur als Bild und Gleichnis verwandte. Was er eigentlich sagen wollte, das ist wohl in den schönen Versen des magischen Arztes (s. unten) ausgedrückt.

Daß Goethe für seine Geisteskranke den Namen Lila wählte, das hängt wohl damit zusammen, daß das überspannte Fräulein von Ziegler in Darmstadt Lila genannt wurde. »Die Empfindsamste der Empfindsamen war Lila. Sie hatte ihr Grab und einen Thron in ihrem Garten, ihre Lauben und Rosen und ein Schäfchen, das mit ihr aß und trank. Sie verehrte knieend ihre Freunde und den Mond und feierte Fest- und Fast-Tage bei der Ankunft und dem Abschied ihrer Freunde.« Der Inhalt des Stückes ist folgender.

Der Baron Sternthal ist seit Monaten von Hause abwesend. Seine Frau Lila, die »immer mit ihren Gedanken zu wenig an der Erde war«, »bei Abwesenheit ihres Mannes immer in Sorgen war«,[9] erhält einen Brief, der ihr

9 Sie scheint eine Ausnahme in der Familie zu sein, denn diese »schwebte in einem ewig freudigen Leben von Tanz, Gesang, Festen und Ergötzungen«.

meldet, der Baron sei blessiert: »Da war nun gar kein Auskommen mehr mit ihr.« Sie wollte bald reisen, bald nicht, schrieb fortwährend Briefe, erwartete mit jeder Post neue Briefe, glaubte, diese würden von den Angehörigen unterschlagen. »Wenn ich sagen soll, so glaube ich, daß ihr Wahnsinn schon damals ihren Anfang genommen hat; aber wer unterscheidet ihn von der tiefen Melancholie, in der sie begraben war?« Endlich kommt ein Brief, der Baron sei tot. Lila verfällt in »ein hitziges Fieber«, das einige Tage dauert. Danach ist sie scheu, unsicher, verschlossen, verlangt Trauerkleider, behängt sich mit allen schwarzen Stoffen, die sie erlangen kann. Die Umgebung suchte zu trösten, die Nachricht sei ungewiß; das machte aber gar keinen Eindruck auf die Kranke, die jedermann zu fürchten oder gar nicht zu bemerken schien. »Seitdem ihr die Phantasien den Kopf verrückt haben, traut sie niemand, hält ihre Freunde und Liebsten, sogar ihren Mann, für Schattenbilder und von den Geistern untergeschobene Gestalten.« Ihre Schwester blickt sie lange an, bald ernsthaft, bald wieder freundlich, und verläßt sie schließlich mit einer Art von Widerwillen. Als der Baron genesen zurückkehrt, flieht sie ihn wie ein Gespenst. Man überläßt sie »der unmenschlichen Behandlung eines Marktschreiers«.[10] Nach kurzer Zeit gerät sie in Wut und versteckt sich im Walde. Als die Versuche sie herauszubringen vergeblich sind, läßt der Baron ihr heimlich eine Hütte zurechtmachen, in der sie sich bei Tage verbirgt und wohin ihr ein Kammermädchen Speise bringt. Nachts wandelt sie in ihren Phantasien umher; sie zieht herum mit losem Haar, geht Kreise im Mondenschein ab, schleicht mit halb unsicherm Tritt auf und ab, neigt sich bald vor den Sternen, kniet bald auf dem Rasen, umfaßt einen Baum,

10 Mir schaudert's, sagt a. a. St. der Baron, wenn ich an die Kuren denke, die man mit ihr gebraucht hat, und ich zittre zu was für weitern Grausamkeiten gegen sie man mich verleiten wollte, und fast verleitet hätte.

verliert sich in den Sträuchern wie ein Geist. Eines Tages wird gemeldet: »Lila hat ihrem Kammermädchen, der einzigen zu der ihr Vertrauen auch bei ihrem Wahnsinn geblieben ist, unter dem Siegel der größten Verschwiegenheit versichert, daß sie wohl wisse, woran sie sey: es sey ihr offenbart worden, ihr Sternthal sey nicht todt, sondern werde nur von feindseligen Geistern gefangen gehalten, die auch ihr nach der Freiheit strebten; deßwegen sie unerkannt und heimlich herumwandern müsse, bis sie Gelegenheit und Mittel fände, ihn zu befreien.« Auf diese Äußerungen gründet ein Arzt, der dazu kommt, den Plan der Heilung. Er rät, »der gnädigen Frau die Geschichten ihrer Phantasien zu spielen«. »Wenn wir Phantasie durch Phantasie curiren könnten, so hätten wir ein Meisterstück gemacht.« (»Wodurch wir sie aus dem Wahnsinn in Raserei werfen könnten«, wirft bemerkenswerterweise der Baron ein.) Musik, Tanz und Vergnügen seien das Element der Familie, fährt der Arzt fort, jetzt aber herrsche tote Stille, das bringe der Kranken keinen Vorteil. Die Angehörigen sollen die Zauberer, Feen, Oger und Dämonen, von denen die Kranke spricht, ihr vorstellen, sollen sie durch Musik und Tanz der dunkeln Traurigkeit entreißen und vorläufig in ihren abenteuerlichen Hoffnungen bestärken. Der Arzt selbst will sich der Kranken als weiser Mann, als Magus nähern und sie ausforschen. Die Familie findet schließlich den Plan des Arztes vortrefflich und die Sache wird ins Werk gesetzt.

Im zweiten Aufzuge tritt die kranke Lila selbst auf. »Süßer Tod! süßer Tod! komm und leg mich ins kühle Grab! – Sie verläßt mich nicht die Melodie des Todes, auch in den Augenblicken, da ich hoffnungsvoll und ruhig bin. Was ist das, das mir so oft in der Seele dämmert, als wenn ich nicht mehr wäre? Ich schwanke im Schatten, habe keinen Theil mehr an der Welt. (Auf Kopf und Herz deutend.) Es ist hier so! und hier! Daß ich nicht kann, wie ich will und mag. – Sagt dir denn nicht eine Stimme in deinem Herzen: ›Er ist nicht auf ewig Dir entrissen, daure nur aus! Er soll wieder Dein sein!‹ Dann kommt wieder ein Schlaf über mich, eine Ohnmacht –« ... (folgen Verse). Hier wie anderwärts zeigt Lila durchaus keine Verwirrung, sie handelt geordnet, ist traurig, aber ruhig, und beurteilt ihre Umgebung richtig, soweit nicht ihre Wahn-Gedanken sie zu falscher Deutung verleiten. Der Arzt tritt ihr als Magus gegenüber. Sie fragt sich, was das für ein Alter sein möge, ein harmloser Mensch oder ein Kundschafter. Es gelingt ihm, ihr Vertrauen zu erwerben, er belehrt sie, daß gütige Geister sie umschweben, daß bekannte Gestalten ihr entgegentreten werden, und schließlich gibt er ihr ein Fläschchen mit balsamischen Tropfen, damit sie bei Erschöpfung ihre Schläfe damit salben könne. Seine Abschiedsworte lauten:

»Feiger Gedanken
Bängliches Schwanken.
Weibisches Zagen
Ängstliches Klagen
Wendet kein Elend,
Macht Dich nicht frei.

Allen Gewalten
Zum Trutz sich erhalten,
Nimmer sich beugen,
Kräftig sich zeigen,
Rufet die Arme
Der Götter herbei.«

Durch die Worte des Magus ist Lila so stark beeinflußt worden, daß sie erklärt: »Nein, ich will mich einsam nicht mehr abhärmen, ich will mich der Gesellschaft erfreuen, die mich umgiebt. Zaudert nicht länger, liebliche Geister!« Sofort erscheinen tanzende und singende

Feen, die tröstlich zureden und Lila an einen gedeckten Tisch führen, wo sie mit der Feen-Oberin speist. Diese erklärt, der Baron sei nicht tot, aber in der Gewalt eines neidischen Dämons, der ihn mit süßen Träumen bändigt und gefangenhält. Lila könne ihn erwecken und befreien, sie könne aber nicht gleich an die Stätte kommen, weil noch manche Gefahr dazwischen liege. Durch Lilas Zaudern sei es dem Dämon geglückt, alle Verwandten und Freunde in seine Gewalt zu locken, er hoffe auch Lila zu überlisten. Sie müsse mutig und vorsichtig allein ihren Weg gehen. Bis morgen aber solle sie schlafen. Diese Art von Trost der Fee ist der Lila offenbar etwas zu stark, sie wird erregt und erklärt, sofort gehen zu wollen und den Pfad des Todes beschreiten zu wollen. »Vom Grabe her säuselt die Stimme des Windes lieblicher, als deine süße Lippe mich locken kann.« Die Fee ist betrübt über den »Rückfall«, aber der Magus tröstet sie. »Jede Natur die sich aus einem gesunkenen Zustande erheben will, muß oft wieder nachlassen, um sich von der neuen ungewohnten Anstrengung zu erholen.« »Genug daß sie einige Speise zu sich genommen, daß sie den Gedanken gefaßt hat, an ihr liege es die Ihrigen zu retten. Wir haben uns nur zu hüten, daß wir sie nicht zu geschwinde geheilt glauben, daß wir den Gemahl ihr nicht eher zeigen, bis sie fähig ist seine Gegenwart zu ertragen.«

Im dritten Aufzuge kommt Lila wieder mit dem Fläschchen des Arzt-Magus in der Hand und trifft auf einen Zug von Gefangenen. Sie geht ihnen mutig entgegen, um sie zu trösten und zu erretten. Zuerst tritt ihr ihr Verwandter Friedrich entgegen und sie erkennt ihn. Früher hatte sie ihn an der gleichen Stelle getroffen, aber für einen Schatten gehalten. Friedrich erklärt ihr nun, eben dadurch, daß sie sich von ihm abwandte, habe der Dämon Macht über ihn erhalten. Er führt ihr in den Gefangenen ihre Nachbarn vor und sie erkennt auch diese. Plötzlich aber wird sie ängstlich und wendet sich ab. Es sei nicht die Furcht vor dem Ungeheuer, sondern die Liebe der Menschen, die sie sich nicht aneignen könne, treibe sie hinweg. Alle stehen verlegen, aber wieder kommt der Magus und verweist auf einen glücklichen Ausgang. Da sie der Liebe wenig Gehör gebe, sollen Gewalt und Unrecht sie aus dem Traume wecken. Er läßt den »Oger« kommen, den die Gefangenen bedienen müssen. Lila kehrt zurück, sieht dem Schauspiele zu und erklärt mutig, sie wolle den Oger überwinden. Es sei ihr offenbart, daß sie dem Oger trotzen müsse und deshalb zunächst das Unglück der Gefangenen teilen müsse, sie sei der Eimer, den das Schicksal in den Brunnen werfe, um die Freunde herauszuziehen. Sie tritt in der Tat dem Oger trotzig entgegen und bedroht ihn mit der Rache der Götter, als er auch ihr Ketten anlegen läßt. Nun erklärt Friedrich, diese heldenmütige Tat werde das Reich des Feindes zerstören. Lila verlangt nach ihren Schwestern, Nichten, Freundinnen, sie brennt jetzt vor Begierde, sie zu sehen. Die Feen kommen, trösten und raten, Lila solle vorwärts gehen, im Garten am Brunnen Gesicht und Hände waschen, in der Rosenlaube die Trauer ab- und ein neues festliches Gewand mit gesticktem Schleier anlegen. Dann werden die Ketten abfallen, der Schleier werde sie vor dem Dämon schützen und bald werde sie den Gemahl finden. Lila ist voll Zuversicht: »Gebt mir den Geliebten frei! Ja ich fühl' beglückte Triebe! Liebe löst die Zauberei.«

Im 4. Aufzuge erreicht die heilende Schauspielerei ihren Gipfel. Vor einem Gebäude im Garten, in dem die weiblichen Gefangenen spinnen, arbeiten die männlichen Gefangenen, tanzende Chöre kommen hinzu, auch der Dämon tanzt mit den ersten Tänzerinnen etwas vor, Wechselgesänge ertönen. Das alles sieht Lila mit an, endlich tritt sie, die nun mit einem weißen Kleide angetan und mit Blumen geschmückt ist, hervor und wird von ihren Schwestern usw. umringt. Sie erkennt diese trotz der Vermummung, läßt sich küssen und umarmen. Der Magus erklärt ihr: »du bist am Ziele« und führt ihr den Baron »in Hauskleidern« entgegen. Die Genesene erklärt: »Ich habe dich, Geliebter, wieder, umarme dich, o bester Mann! Es beben alle mir die Glieder vom Glück, das ich nicht fassen kann.« Mit freudigen Gesängen schließt das Stück.

Wenn auch die Fabel der Lila Goethen gegeben wurde, so steckte doch in ihr eine Idee, in der er sein Eigentum wiederfand und die ihm die Bearbeitung sympathisch machte. Ich meine den Gedanken, daß man sich aus krankhaften Verstimmungen befreien könne durch entschiedene Hinwendung zum Wirklichen. Der Beweis dafür, daß Goethe Heilungen krankhafter Seelenzustände durch Belehrung, durch den Hinweis auf tätige Naturbetrachtung für möglich hielt, wird dadurch gegeben, daß er selbst, freilich ganz erfolglos, eine solche Kur versucht hat. In demselben Jahre, in dem Lila erschien, hatte er von einem Kandidaten Plessing Briefe bekommen, in denen dieser seine hypochondrisch-melancholische Verstimmung schilderte und um Hilfe bat. Im Dezember unternahm Goethe seine Harzreise und besuchte Plessing, der in Wernigerode bei seinem Vater wohnte. Goethe führte sich als Landschaftsmaler aus Gotha ein, erzählte von Weimar, schilderte die dortigen Zustände und entschuldigte Goethes bisheriges Schweigen durch dessen Überlastung. Schließlich ließ er sich Plessings Schreiben an Goethe vorlesen und erkannte, während er dabei Plessing physiognomisch beobachtete, als Grundzug »beschränkte Selbstigkeit«. Der Landschaftsmaler setzte nun auseinander, in Goethes Kreisen gelte es als ausgemacht, daß man sich aus einem schmerzlichen, selbstquälerischen, düsteren Zustande nur durch Naturbeschauung und herzliche Teilnahme an der äußeren Welt retten könne. Man sei überzeugt, daß die Richtung geistiger Kräfte auf wirkliche und wahrhafte Erscheinungen allmählich Behagen, Klarheit und Belehrung gewähre. Dann schilderte Goethe seine Beobachtungen der Natur auf der Reise durch das Gebirge mit glühenden Farben. Nachdem er sich auf diese Weise angestrengt hatte und seine dichterische Kraft verschwendet hatte, erklärte Plessing mit aller Bestimmtheit, es könne und solle ihm nichts in der Welt genügen. Da fühlte Goethe sein Inneres sich zuschließen, er schied unerkannt und überließ den Unglücklichen seinem Schicksal.

Wir sehen also Goethe hier als Seelenarzt auftreten. Weil seine eigene starke Natur sich an der Wirklichkeit aufgerichtet hatte, glaubte er, man brauche dem Kraftlosen nur den Weg zu zeigen, vergaß, daß dem Gelähmten gute Wege nichts helfen. In ähnlicher Weise mag Goethe manchmal den »Seelenleiden« entgegengetreten sein (z. B. bei Lenz) und mag wiederholt psychiatrische Mißerfolge erzielt haben. Bei Lila und bei Plessing fallen einem Schillers Worte ein: »Leicht bei einander wohnen die Gedanken, doch hart im Raume stoßen sich die Sachen.«

III. Faust

Im Faust hat uns nur die Verwirrtheit Gretchens zu beschäftigen. Ihr Vorbild ist bekanntlich die Geisteskrankheit der Ophelia. Die Erkrankung ist bei Gretchen besser motiviert als bei Ophelia, da bei jener nicht nur Erschütterungen des Gemütes vorausgegangen sind, sondern auch Schwangerschaft und Wochenbett. Doch darf man wohl kaum annehmen, daß Goethe an einen solchen Zusammenhang gedacht habe, wenn man auch den Geisteszustand der Kindesmörderinnen, beziehungsweise die Zustände von Verwirrtheit bei diesen zu Goethes Zeit wiederholt besprochen hat. Goethe häuft auf Gretchen soviel Kummer, daß nach allgemeiner Auffassung ihre Geistesverwirrung überreichlich motiviert ist: Angst und Gewissensbisse wegen außerehelicher Schwangerschaft, Mißachtung der Umgebung, besonders die Schmähungen des Bruders, Tod der Mutter durch eigene Schuld, Tod des Bruders durch den Geliebten und somit indirekt durch eigene Schuld, Flucht des Geliebten, Mord des eigenen Kindes. Hans Lähr hat die Umstände, die Goethe von Shakespeare entlehnte, und das, was er selbst hinzutat, sehr gut erörtert. Er sagt: »Goethe hat eben das Bild der Verwirrtheit, das er von seinem großen Vorgänger übernahm, nicht in seinen zufälligen Einzelheiten nachgeahmt, sondern die Grundzüge übernommen und mit eigenem ausgefüllt. Er hat sich in das Wesen der Krankheit, wie es sich ihm in Ophelien darbot, hineingefunden und hineingedacht und konnte deshalb der Form, die er sich zu eigen gemacht, ohne ängstliche Anlehnung einen neuen Inhalt geben.«

Ich möchte nur noch auf die folgenden Verse besonders aufmerksam machen.

»Sag niemand daß du schon bei Gretchen warst,
Weh meinem Kranze!
Es ist eben geschehn!
Wir werden uns wiedersehn!
Aber nicht beim Tanze.«

Diese Verse könnten sehr wohl aus einem Irrenhause stammen. Die an akuter Verwirrtheit Leidenden haben oft die Neigung, in Reimen zu sprechen, und zwar ruft bei ihrem traumhaften Zustande ein Schlußwort zunächst ein Reimwort hervor und je nach der Art des ihnen einfallenden Reimwortes formen sie die zweite Zeile. »Weh meinem Kranze« ist durch sachliche Assoziation gegeben, dagegen das »aber nicht beim Tanze« ist ersichtlich nur wegen des Reimes, durch äußere Assoziation hinzugefügt. Auch hier hat Goethe sicher nicht die Absicht gehabt, bestimmte Irre nachzuahmen, sondern man könnte zunächst sagen, die Verse haben sich ihm gebildet, weil er sich in den Zustand traumhafter Verwirrtheit hineindachte.

Im ursprünglichen Faust lautet die entsprechende Stelle:

»Sags niemand daß du die Nacht vorher, bey Gretchen warst. – Mein Kränzgen! – Wir sehen uns wieder! – Hörst du die Bürger schlürpfen nur über die Gassen!« Usw.

Die Versbildung stammt wohl aus dem Jahre 1798. Wunderlicherweise geben gerade die eigentlich nicht glücklichen Flickverse »es ist eben geschehn« und »aber nicht beim Tanze« der Stelle ihr sozusagen naturwahres Aussehen, d.h. machen sie den gereimten Aussagen mancher Irren ähnlich, eine glückliche Wirkung, die kaum überlegt ist.

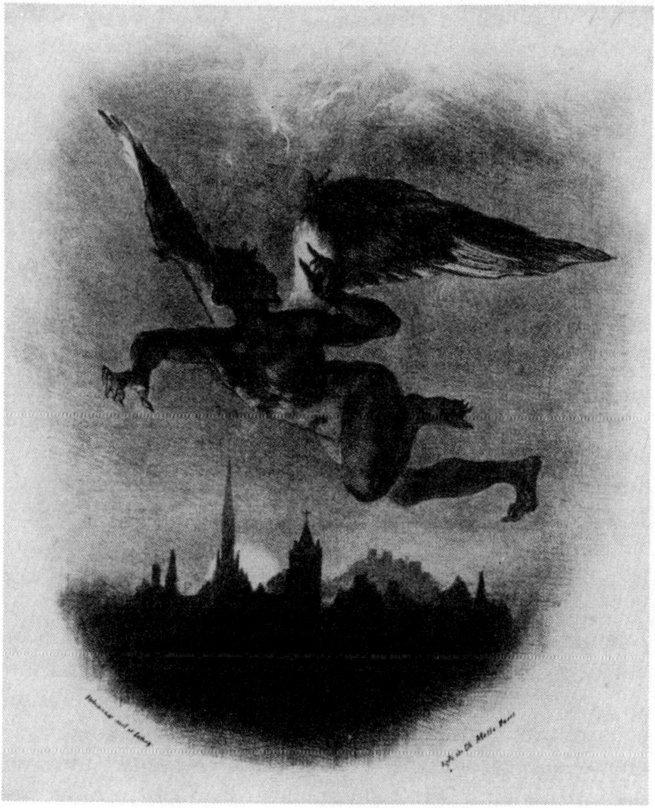

Der Teufel als Luftgeist und widergöttlicher Intellekt. Aus den Illustrationen zu »Faust«, 1. Teil, von Eugène Delacroix

IV. Iphigenie

Die Ausleger heben hervor, daß beim Entwurf der Iphigenie Goethe sich selbst im Orest erblickt habe. Nun ist es gewiß richtig, daß sich Goethe, wie einzelne Äußerungen von ihm dartun, gelegentlich als Opfer der Eumeniden fühlte, aber dabei handelte es sich doch nur um vorübergehende Stimmungen, um leidenschaftliche Ausbrüche, die keine Dauer hatten. Bei der Schilderung des Orest hat Goethe schwerlich an sich selbst gedacht, vielmehr nahm er einfach den Orest des Euripides zum Vorbilde und vergeistigte sein Vorbild, so daß die Strafe der Götter mehr als natürliche Wirkung der Gewissensqual erscheint. Wir dürfen demnach in dem wahnsinnigen Orest nicht das Bild eines wirklichen Geisteskranken suchen. Gewiß lag dem jungen Goethe nichts ferner, als sich zu fragen, ob die Symptome und der Verlauf bei seinem Orest der Wirklichkeit entsprechen möchten.

Goethe schildert den Orest als dauernd krankhaft verstimmt mit anfallsartigen Steigerungen des Übels. In seinem gewöhnlichen Zustand ist er von seinen Schmerzen niedergedrückt, aber vollkommen besonnen und von ruhiger Haltung. Er sagt von sich, daß ihm eine Götterhand das Herz zusammendrücke, den Sinn betäube, daß er geheimen Schmerz und Tod im Busen trage, er wünscht, daß ein Gott von seiner schweren Stirn den Schwindel nehme. Er ist ruhelos: um der Blutschuld willen treibt die Furie gewaltig ihn umher. Die Eumeniden sind die Immerwachen, d. h. sie lassen ihm Tag und Nacht keine Ruhe. Über die Entstehung des Übels erfahren wir von Orest selbst folgendes:

»Wie gährend stieg aus der Erschlagenen Blut
Der Mutter Geist
Und ruft der Nacht uralten Töchtern zu:
›Laßt nicht den Muttermörder entfliehn!
Verfolgt den Verbrecher! Euch ist er geweiht!‹
Sie horchen auf, es schaut ihr hohler Blick
Mit der Begier des Adlers um sich her.
Sie rühren sich in ihren schwarzen Höhlen,
Und aus den Winkeln schleichen ihre Gefährten,
Der Zweifel und die Reue leis' herbei
Vor ihnen steigt ein Dampf vom Acheron;
In seinen Wolkenkreisen wälzet sich
Die ewige Betrachtung des Gescheh'nen
Verwirrend um des Schuld'gen Haupt umher.
...

Den Flüchtigen verfolgt ihr schneller Fuß;
Sie geben nur, um neu zu schrecken, Rast.«

Im heiligen Haine, wo die Schwester weilt, fühlt sich Orest erleichtert, er meint, die Furien dürften mit den »ehr'nen frechen Füßen« des heil'gen Waldes Boden nicht betreten, er glaubt ihr gräßliches Gelächter nur aus der Ferne zu hören. Als er jedoch erfährt, daß die Priesterin, die ihn opfern soll, seine Schwester Iphigenie ist, glaubt er den Hohn der Götter zu erkennen, gerät in die heftigste Aufregung, ruft den Geist der Mutter und die Furien an und »sinkt in Ermattung«. Als er aus seiner Betäubung erwacht und sich aufrichtet, deliriert er, wie etwa ein Hysterischer im Anschluß an einen Krampfanfall es tun möchte. Er glaubt in der Unterwelt zu sein, seine grimmigen Vorfahren vereint und in friedlichem Verkehr zu erblicken, er bittet in ihren Kreis aufgenommen zu werden. Als Pylades und Iphigenie dazu kommen, redet er sie zunächst im Sinne seines Deliriums an, orientiert sich aber rasch, er »rast nicht mehr in der

Finsterniß des Wahnsinns«, wie sich Iphigenie ausdrückt, fühlt vielmehr sein Herz frei und froh, erkennt, daß er geheilt ist.

»Es löset sich der Fluch, mir sagt's das Herz.
Die Eumeniden ziehn, ich höre sie,
Zum Tartarus und schlagen hinter sich
Die ehr'nen Thore fernabdonnernd zu.
Die Erde dampft erquickenden Geruch
Und ladet mich auf ihren Flächen ein
Nach Lebensfreud' und großer That zu jagen.«

Goethe will in dem von ihm geschilderten Anfall die eigentliche Krankheit Orests darstellen, denn dieser sagt nachher selbst, in Iphigeniens Armen habe das Übel mit allen seinen Klauen ihn zum letztenmal erfaßt und habe ihm das Mark entsetzlich zusammengeschüttelt. Dann sei es entflohen »wie eine Schlange zu der Höhle«. Indem Iphigeniens Berührung den heftigen Anfall auslöste, heilte sie den Kranken: »von dir berührt war ich geheilt.« Pylades meldet: »der Bruder ist geheilt«, er habe sich ungefährdet außerhalb des heiligen Haines bewegt, sei heiter und hoffnungsvoll geblieben.

Wenn auch Pylades den Orest als einen »Mann, der von dem Wahnsinn schwer belastet ist«, bezeichnet, so erscheint uns doch Orest bei Goethe nicht sowohl als ein Wahnsinniger, denn als ein Mann, den die Gewissensqual umhertreibt und zur Verzweiflung bringt. Goethe benutzt die Vorstellung von den Eumeniden und hat offenbar seine Freude an den Gestalten der antiken Phantasie, aber im Grunde sind sie ihm doch Symbole und es wäre ihm nicht möglich, sie auf die Bühne zu bringen, wie es Äschylos getan hat.[11] Auch der Anfall,

11 Schiller schreibt am 22. 1. 1802 an Goethe: »Orest selbst ist das Bedenklichste im Ganzen; ohne Furien ist kein Orest, und jetzt da die Ursache seines Zustandes nicht in die Sinne fällt, da sie bloß im Gemüth ist, so ist sein Zustand eine zu lange und zu einförmige Qual, ohne Gegenstand. Hier ist eine von den Grenzen des alten und neuen Trauerspiels.«

den Orest erleidet, hat bei Goethe nicht den Charakter eines epileptischen Zufalls, sondern es handelt sich eigentlich nur darum, daß ein Mensch in übergroßem Seelenschmerz die Besinnung verliert, ein Ereignis, das den Dichtern leicht zur Hand ist.

Bei der Vergeistigung, die die Fabel durch Goethe erfahren hat, muß die Art, wie Orest in Goethes Iphigenie geheilt wird, einiges Bedenken erregen. Man versteht nicht recht, wie die Heilung zustande kommt. Daß die Berührung Iphigeniens durch einen einfachen Zauber heilt, wie früher die französischen Könige Kranke durch einfache Berührung heilten, das kann man nicht annehmen. Goethe sagt zwar: »alle menschlichen Gebrechen sühnet reine Menschlichkeit«. Das mag sein und gewiß ist Iphigenie eine Vertreterin reiner Menschlichkeit, aber magisch kann diese auch nicht heilen. Die Einwirkung muß doch motiviert sein. Die Freude über die wiedergefundene Schwester kann das Motiv nicht sein, denn Orest freut sich gar nicht. Erst hält er Iphigenien für eine Betrügerin, dann faßt ihn das Entsetzen über den Gedanken, daß die Schwester als Priesterin den Bruder töten werde. Aus dem Entsetzen gerät er in die Bewußtlosigkeit, aus dieser erwacht er geheilt. Wenigstens drücken die ersten Worte schon, die er mit freiem Bewußtsein spricht, das Wissen der Heilung aus. Man müßte also annehmen, daß ihn während der Worte des Pylades, Schwester und Freund seien leibhaftig da, die Freude ergreife und heile. Aber diese Auffassung läßt sich mit dem Wort, die Berührung Iphigeniens habe Orest geheilt, nicht vereinigen. Eigentlich sollte man meinen, erst dann, wenn Orest den ganzen Zusammenhang durchschaut, wenn er einsieht, daß doch gütige Götter ihn leiten und einen glücklichen Abschluß vorbereiten, erst dann sollte die Erkenntnis der göttlichen Gnade ihn von der Angst befreien. –

Einige Worte verdienen noch die Stellen, in denen vom

erblichen Fluche der Tantaliden gesprochen wird. Im antiken Sinne, sowohl bei den Griechen als bei den Hebräern, hat der göttliche Fluch mit Vererbung in unserem Sinne gar nichts zu tun. Der Gott verflucht einen Menschen und sein Geschlecht. Der Sohn des Verfluchten erbt seinen Fluch, wie er sein Geld erbt; es ist reines Rechtsverhältnis, ein Akt despotischer Justiz. Bei dieser Auffassung ist es durchaus zulässig, daß bei diesem oder jenem Nachkommen oder an einer bestimmten Stelle der Geschlechterfolge der Fluch aufgehoben wird. Die göttliche Willkür hat den Fluch auf das Geschlecht gelegt, paßt es ihr, so läßt sie Gnade walten und zieht den Fluch zurück. Ein Reiner inmitten einer verworfenen Familie hat also für die antike Auffassung nichts Auffälliges.

Goethe übernimmt die alte Fabel, modernisiert sie aber, indem er sie im Sinne der biologischen Vererbung auslegt. Es heißt:

»Denn es erzeugt nicht gleich
Ein Haus den Halbgott, noch das Ungeheuer;
Erst eine Reihe Böser oder Guter
Bringt endlich das Entsetzen, bringt die Freude
Der Welt hervor.«

Das ist ganz im Sinne moderner Naturforscher gesprochen: Die vorteilhaften wie die nachteiligen Eigenschaften werden durch Vererbung gesteigert. Auf der ungünstigen Seite lehrt Goethe wie Morel la dégénérescence progressive. Vom Geschlecht des Tantalus wird gesagt:

»Zwar die gewalt'ge Brust und der Titanen
Kraftvolles Mark war seiner Söhn' und Enkel
Gewisses Erbtheil; doch es schmiedete
Der Gott um ihre Stirn ein ehern Band.
Rath, Mäßigung und Weisheit und Geduld

Verbarg er ihrem scheuen düstern Blick;
Zur Wuth ward ihnen jegliche Begier,
Und grenzenlos drang ihre Wuth umher.«

Es handelt sich also um eine Verbrecher-Familie. Der gewalttätige Charakter, der Mangel an Gerechtigkeit und Liebe vererbt sich von Geschlecht zu Geschlecht. Zu der modernen Auffassung passen aber die alten Tatsachen nicht. Im antiken Sinne wird Klytämnestra, sobald sie in die Familie eintritt, Miterbin des Fluches, es ist daher begreiflich, daß sie wie ihre Verwandten Ehebruch und Mord auf sich lädt. Im modernen Sinne aber ist dies nicht begreiflich. Noch weniger wird die Erscheinung der Iphigenie verständlich. Goethe fühlt dies, denn er läßt den Thoas sagen: »Sage nun durch welch ein Wunder von diesem wilden Stamme du entsprangst.« Die sittliche Hoheit Iphigeniens widerspricht ja gerade der Lehre, daß eine Reihe Böser das Entsetzen der Welt hervorbringe, sie wächst, um mich grob auszudrücken, wie die Blume aus Moder. Goethe gibt gar keine Erklärung für das »Wunder«; er wandte sich wohl ab, weil er nicht gern denken mochte, daß Antikes und Modernes nicht zusammenpassen.

V. Tasso

In »Tasso« ist der Held geisteskrank. Ein Schauspiel mit einem irren Helden ist eigentlich eine ästhetische Unmöglichkeit, denn ein Unzurechnungsfähiger kann nicht nur nicht bestraft werden, sondern auch nicht tragisch wirken, da ihm die erste Voraussetzung, die normale Motivation fehlt. Wie war es möglich, daß Goethe sich einem solchen Vorwurf aussetzte? Wie besonders Kuno Fischer auseinandergesetzt hat, kannte Goethe, als er den Plan des Schauspiels entwarf, Koppens Übersetzung des befreiten Jerusalem, beziehungsweise dessen Vorrede und Mansos Vita di Torquato Tasso. Das 1785 erschienene Werk des Abate Serassi lernte er erst auf der italienischen Reise kennen, er studierte es in Rom. Bekanntlich arbeitete Goethe das schon vor der Reise Niedergeschriebene ganz um und erst 1790 erschien Tasso in seiner jetzigen Form. Goethes Tasso ist nun insofern eine wunderliche Gestalt, als er tatsächlich die Symptome der Paranoia zeigt, aber doch nicht als Geisteskranker gilt. Mir scheint, daß man die Sache folgendermaßen auffassen muß. Als Goethe den Tasso entwarf, dachte er sich seinen Helden als einen höchst leidenschaftlichen, reizbaren, phantastischen, seinen Stimmungen unterworfenen Menschen. Goethe sagt zu Eckermann: »Ich hatte das Leben Tassos, ich hatte mein eigenes Leben und indem ich zwei so wunderliche Figuren mit ihren Eigenheiten zusammenwarf, entstand mir das Bild des Tasso.« Nach der italienischen Reise bestimmten die historischen Forschungen seinen »Wirklichkeitssinn«, im Bilde Tassos auch die ausgesprochen krankhaften Symptome des historischen Tasso zu zeichnen. Aus Serassi habe er, sagt Schröer, Einzelheiten entnommen, in denen Tassos hypochondrische Grillen in der Dichtung gezeichnet sind. Das ist aber viel zu mild ausgedrückt. Es handelt sich eben nicht um hypochondrische Grillen, sondern um ausgebildeten Verfolgungswahn und es ist unverkennbar, daß das Ästhetische durch das Historische geschädigt worden ist, wenn es auch nicht jeder bemerken mag.

Der historische Tasso scheint von seiner Mutter die Anlage zur Geisteskrankheit geerbt zu haben. Er war 1544 geboren und hatte von Jugend an ein unruhiges und bedrängtes Leben, da sein Vater wegen der Inquisition fliehen mußte und ihn mit sich führte. Seine Geisteskrankheit scheint um das 30. Lebensjahr begonnen zu haben. Er hatte ohne jeden Grund Furcht vor der Inquisition, war immer in Angst und ohne Ruhe. Dann traten Sinnestäuschungen auf, Tasso hörte Geräusche, als ob in seinem Ohre ein Uhrwerk wäre, dann Stimmen verschiedener Art, er glaubte in seinem Zimmer Katzen und Gespenster, Dämonen und Heilige zu finden. Auch zeigte sich bei ihm die bemerkenswerte Erscheinung der einander widersprechenden Halluzinationen; bald glaubte er sich von einem Teufelskobold geplagt, der ihm auflauerte und ihm die Sachen aus den Händen nahm, bald erschien ein guter Geist in leuchtender Jünglings-Gestalt, der tiefsinnige Gespräche führte. In Antonio Montecatino sah Tasso seinen Feind und Verderber, das Haupt seiner Verfolger. In einer Denkschrift an den Herzog von Urbino hat er 1578 seine Verfolgungen geschildert, diese Schilderung wollte er abschriftlich verbreiten lassen. Tasso war entschieden gemeingefährlich. Im Jahre 1577 glaubte er in einem Diener einen Spion der Inquisition zu erblicken und fiel ihn mit einem Dolche an. Damals bestrafte ihn der Herzog von Ferrara nur mit einigen Wochen Stubenarrest. Im Jahre 1579 aber sah sich der Herzog veranlaßt, Tasso in das Annenhospital bringen und dort sieben Jahre lang festhalten zu lassen. Nach seiner Entlassung zog Tasso ruhelos in

Italien umher, hielt sich meist in Klöstern auf, erduldete Not und Armut, starb 1595 zu Rom.

Goethes Schilderung nun ist so geraten, daß man sagen könnte, hier wird mit großer Feinheit und mit Sachkenntnis ein Kranker, der an beginnender Paranoia leidet, beschrieben. Ein von vornherein wunderlicher Mensch zeigt sich mehr und mehr mit der Welt zerfallen; zwar weiß er sich noch für gewöhnlich zu beherrschen, in Zuständen der Erregung aber wirft er den Schleier ab und entblößt sozusagen den im geheimen herangewachsenen Verfolgungswahn. Tasso wird von Goethe geschildert als ein Mann, der ganz in seinen Phantasien lebe, die Einsamkeit liebe. Er meide die Menschen und es sei zu fürchten, »daß sein Argwohn sich nicht zuletzt in Furcht und Haß verwandle«. »Begegnet ja, daß sich ein Brief verirrt, daß ein Bedienter aus seinem Dienst in einen andern geht, daß ein Papier aus seinen Händen kommt, gleich sieht er Absicht, sieht Verrätherei und Tücke, die sein Schicksal untergräbt.« Er sei auch gegen den Fürsten mißtrauisch, obwohl ihn dieser mit großer Nachsicht und Geduld behandle, z. B. eine Untersuchung angeordnet habe, als Tasso glaubte, man habe sein Zimmer erbrochen. Sei er in Leidenschaft, so schmähe er auf alle, auch den Fürsten und die Prinzessin. Weiter sei er in mancher Hinsicht wunderlich. Er putze sich gerne, trage feine Stoffe, Stickereien, könne aber nicht für sich sorgen, verliere, was er habe; komme er von einer Reise zurück, so fehle ihm ein Dritteil der Sachen. Antonio sagt:

»Und läßt er nicht vielmehr sich wie ein Kind
Von allem reizen, was den Gaumen schmeichelt?
Wann mischt er Wasser unter seinen Wein?
Gewürze, süße Sachen, stark Getränke,
Eins um das andre schlingt er hastig ein,
Und dann beklagt er seinen trüben Sinn,

Sein feurig Blut, sein allzuheftig Wesen,
Und schilt auf die Natur und das Geschick.
Wie bitter und wie thöricht hab ich ihn
Nicht oft mit seinem Arzte rechten sehn.
›Ich fühle dieses Übel‹ sagt er bänglich,
Und voll Verdruß. ›Was rühmt ihr eure Kunst?
Schafft mir Genesung!‹ Gut, versetzt der Arzt,
So meidet dies und das. – ›Das kann ich nicht.‹
So nehmet diesen Trank. – ›O nein, der schmeckt
Abscheulich, er empört mir die Natur. –‹
So trinkt denn Wasser. – ›Wasser? Nimmermehr!
Ich bin so wasserscheu als ein Gebissener. –‹
So ist euch nicht zu helfen. – ›Und warum?‹
Das Übel wird sich stets mit Übeln häufen,
Und wenn es euch nicht töten kann, nur mehr
Und mehr mit jedem Tag euch quälen. – ›Schön!
Wofür seyd ihr ein Arzt? Ihr kennt mein Übel;
Ihr solltet auch die Mittel kennen, sie
Auch schmackhaft machen, daß ich nicht noch erst,
Der Leiden los zu seyn, recht leiden müsse.‹«

»Wohin er tritt, glaubt er von Feinden sich
Umgeben. Sein Talent kann niemand sehn,
Der ihn nicht neidet, niemand ihn beneiden,
Der ihn nicht haßt und bitter ihn verfolgt.
So hat er oft mit Klagen dich belästigt:
Erbroch'ne Schlösser, aufgefang'ne Briefe,
Und Gift und Dolch! Was vor ihm alles schwebt!«

Tasso selbst trägt in den ersten Aufzügen keine eigentlich krankhaften Züge. Im Streite mit Antonio zeigt er sich heftig, aber sein Zorn ist durchaus berechtigt. Erst als er sich vom Fürsten ungerecht behandelt glaubt, trägt seine Verzweiflung eine pathologische Färbung. Weil er im Palaste den Degen gezogen, bekommt er

Zimmerarrest. Nun nennt er seine Stube einen Kerker und sagt:

»Das häßliche zweideutige Geflügel,
Das leidige Gefolg' der alten Nacht,
Es schwärmt hervor und schwirrt mir um das Haupt.
Wohin, wohin beweg' ich meinen Schritt,
Dem Ekel zu entfliehn, der mich umsaust,
Dem Abgrund zu entgehen, der vor mir liegt?«

Das Geflügel sind offenbar die Wahnvorstellungen.

»Ich soll erkennen, daß mich niemand haßt,
Daß niemand mich verfolgt, daß alle List
Und alles feindliche Gewebe sich
Allein in meinem Kopfe spinnt und webt.«

Er beschließt »sich zu verstellen«, d. h. er dissimuliert, wie es tatsächlich die Paranoia-Kranken tun.

Als dann der Prinzessin gegenüber seine Stimmung umgeschlagen hat, er die Fürstin im Überschwang geküßt hat, dann zurückgewiesen und gewissermaßen verbannt wird, da bricht er von neuem aus und enthüllt nun ganz sein pathologisches Wesen. Der Fürst ist ein Tyrann, Antonio sein Marterknecht, jenes Güte war Verstellung und alles ist böse Absicht.

»So hat man mich bekränzt, um mich geschmückt
Als Opferthier vor den Altar zu führen!
So lockte man mir noch am letzten Tage
Mein einzig Eigenthum, mir mein Gedicht
Mit glatten Worten ab, und hielt es fest!
Mein einzig Gut ist nun in euren Händen,
Das mich an jedem Ort empfohlen hätte;
Das mir noch blieb, vom Hunger mich zu retten!
Jetzt seh ich wohl, warum ich feiern soll.

Es ist Verschwörung, und du bist das Haupt. [Antonio]
Damit mein Lied nur nicht vollkommen werde,
Daß nur mein Name sich nicht mehr verbreite,
Daß meine Neider tausend Schwächen finden,
Daß man am Ende meiner ganz vergesse,
Drum soll ich mich zum Müßiggang gewöhnen,
Drum soll ich mich und meine Sinne schonen;
O werthe Freundschaft, theure Sorglichkeit!
Abscheulich dacht ich die Verschwörung mir,
Die unsichtbar und rastlos mich umspann;
Allein abscheulicher ist es geworden. –
Und du Sirene [die Prinzessin]! die du mich so zart,
So himmlisch angelockt, ich sehe dich auf einmal ...
Wie lang verdeckte mir dein heilig Bild
Die Buhlerin [die Gräfin], die kleine Künste treibt ...
Euch alle kenn ich! Sey mir das genug!«

Trotz dieses Ausbruches beruhigt sich Tasso nach einigen Minuten, besinnt sich darauf, daß ihm sein poetisches Talent geblieben sei, und klammert sich an den geschmähten Antonio an. Ereignete sich die Szene wirklich, so würde der Sachverständige an das Rohr im Winde nicht glauben, sondern mit Recht erneute Dissimulation vermuten.

Dadurch, daß Goethe mit dem dem Serassi entnommenen Satze: »es ist Verschwörung und du bist das Haupt« den Tasso als Paranoia-Kranken charakterisiert, beging er zweifellos einen Fehler. Jedoch darf man von Goethe nicht die Kenntnisse eines Irrenarztes verlangen. Er konnte nicht wissen, daß einer, der einmal so spricht, wie er den Tasso sprechen läßt, ein unheilbar Verrückter ist. Ihm konnte der Ausbruch des Verfolgungswahnes als eine »hypochondrische Grille« erscheinen, die vorübergeht und trotz der Tasso ein zwar erregter, aber in der Hauptsache gesunder Mensch bleibt. Er wollte Tasso nicht als einen Unzurechnungsfähigen darstellen und er täuschte sich über die Bedeutung der von ihm verwerteten historischen Notizen. Ja, nicht nur vom Standpunkte des Laien aus, sondern auch von dem der Ärzte seiner Zeit aus, muß man Goethe entschuldigen. Wahrscheinlich würde manches Medizinal-Kollegium, dem man die Akten des Goethischen Tasso vorgelegt hätte, im Jahre 1790 den Inkulpaten für zurechnungsfähig gehalten haben. Auch ist mir nicht bekannt, daß jemand Goethe auf die Bedenklichkeit der Verfolgungsvorstellungen aufmerksam gemacht hätte. Heinroth freilich (im Jahre 1820) zählt Goethes Tasso zu den »Wahnsinnigen« (irrtümlicherweise, nämlich im Sinne seines Systems), aber er macht keine weiteren Bemerkungen. Gerade die Form der Geisteskrankheit, an der Tasso litt, ist recht spät richtig beurteilt worden. Freilich bei der Schilderung Serassis konnte gegenüber der Fülle der Halluzinationen usw. wohl zu keiner Zeit ein Zweifel über die Geistesstörung bestehen, aber in den Fällen, in denen wie bei Goethes Tasso nur Verfolgungsvorstellungen geäußert werden, nahm man früher oft die Sache zu leicht. Daß Rousseau, an den Goethes Tasso erinnert, geisteskrank war, wußten die Einsichtigeren seiner Zeitgenossen, aber man verkannte doch damals und später die Schwere der Erkrankung, stellte sich etwa vor, es habe sich um einige »fixe Ideen« gehandelt, die wie Unkraut auf einem sonst gesunden Beete aufwuchsen. Ähnlich mag es Goethe mit Tasso ergangen sein; es konnte seinem Scharfblicke nicht entgehen, daß sein Tasso eine »pathologische« Figur war, aber er hielt dafür, man bewege sich da auf einem Grenzgebiete, auf dem ebenso wie im Reiche der Leidenschaften die normale Psychologie herrsche und das der poetischen Verwertung zugänglich sei.

Daß, wie Schöll will, Goethe den ausbrechenden Wahnsinn Tassos als Katastrophe betrachtet habe, kann ich durchaus nicht glauben. Es hieße das, Tasso sei durch die Aufregungen, die im Stück geschildert werden, verrückt geworden und gebe ebendadurch dem Stück einen tragischen Abschluß. Mir scheint das ganz und gar nicht dem Sinne Goethes zu entsprechen und durch die Schlußszene direkt widerlegt zu werden. Damit wird auch Schölls ästhetisches Bedenken erledigt: »Die lebendige Schönheitsentfaltung schlägt in diesen häßlichen, die empfindlichste Sympathie in diesen antipathischen Zustand nieder, und der Äther der Poesie breitet sich um uns als die drückende Luft der Krankenstube, welche die Welt für Tasso bleibt.« Ich sollte meinen, mit solchen Worten widerlegt Schöll seine eigene Auffassung.

Daß die Paranoia nicht »ausbrechen«, sondern höchstens plötzlich offenbar werden kann, will ich nicht besonders betonen, denn diesen Unterschied hätte Goethe kaum machen können. Dagegen ist noch das gegen Schöll einzuwenden, daß nach Goethes Auffassung die »Katastrophe« in der Zerstörung des Verhältnisses zwischen Tasso und dem fürstlichen Hause bestehen dürfte. Durch seine Aufregungen richtet Tasso das angenehmste Verhältnis zugrunde, nimmt sich den Boden, auf dem er zur schönsten Entwicklung gediehen war, macht sich freund- und heimatlos. Das ist doch für ein »Schauspiel« Katastrophe genug. Was Goethe sich bei der Schlußszene gedacht hat, das weiß niemand. Ich glaube, daß er selbst den Leser im ungewissen lassen wollte. Er kannte den elenden Verlauf des wirklichen Lebens Tassos, er konnte deshalb und auch aus anderen Gründen dem unglücklichen Dichter nicht eine glänzende Zukunft in Aussicht stellen. Andererseits war es seiner konzilianten Natur zuwider, mit einem Ausblick auf endlosen Jammer zu schließen. Er wählte daher die vorliegende Form, bei der jeder denken kann, was er will. Das aber scheint höchst wahrscheinlich, daß Goethe auch am Schluß den Tasso nicht als einen ausgesprochen Geisteskranken darstellen wollte.

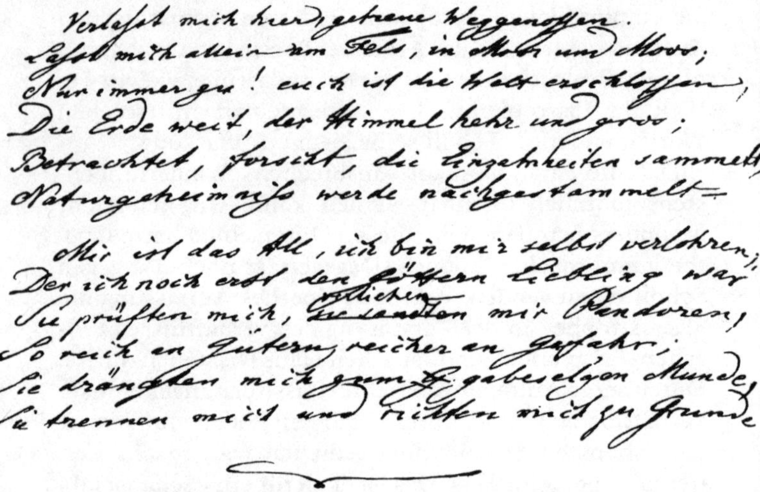

Verlaßet mich hier, getreue Weggenossen.
Laßt mich allein am Fels, in Moor und Moos;
Nur immer zu! euch ist die Welt erschlossen,
Die Erde weit, der Himmel hehr und groß;
Betrachtet, forscht, die Einzelheiten sammelt,
Naturgeheimniß werde nachgestammelt –

Mir ist das All, ich bin mir selbst verlohren,
Der ich noch erst den Göttern Liebling war;
Sie prüften mich, ~~sie sandten~~ verliehen mir Pandoren,
So reich an Gütern, reicher an Gefahr;
Sie drängten mich zum gabeseligen Munde,
Sie trennen mich und richten mich zu Grunde

Goethes Handschrift, Ausschnitt aus der »Marienbader Elegie«, 1823

VI. Wilhelm Meister

1. DER HARFENSPIELER

Der Umstand, daß Goethe den Wilhelm Meister immer und immer wieder liegen ließ, an ihm zu ganz verschiedenen Zeiten arbeitete, hat offenbar auch die Figur des Harfenspielers zu Schaden kommen lassen. Man kann nicht annehmen, daß alles, was von ihm erzählt wird, einem Entwurfe entstamme. Zuerst hat Goethe wahrscheinlich Mignon und den Harfner als Kontrastfiguren hingestellt und sich an diesem Bilde erfreut. Demnächst mag im Laufe der Erzählung die Geisteskrankheit des Harfners entstanden sein. Viel später muß Goethe in dem Bedürfnisse, alles zu verknüpfen und abzuschließen, die arg romanhafte Erzählung des Markese hinzugefügt haben, ohne zu bemerken, daß das Alte nicht recht zu dem Neuen stimmte. Bekanntlich sind die Lehrjahre unter Schillers Einwirken etwas rasch abgeschlossen worden. Dadurch erklärt sich wohl das weniger glücklich Geratene.

Im Anfange wird der Harfner als ein ganz alter Mann geschildert. Sein kahler Scheitel war von wenig grauen Haaren umkränzt, er hatte weiße Augenbrauen, große blaue, sanfte Augen, eine wohlgebildete Nase, einen langen weißen Bart, einen schlanken Körper. Gewöhnlich wird er »der Alte« genannt. Er singt viele deutsche Lieder, spricht ungern, aber alles, was er sagt, ist verständig. In einer langen Unterredung, die Wilhelm mit ihm hat, antwortet der Alte anmutig auf alles und mit der reinsten Übereinstimmung durch Anklänge, wobei alle verwandten Empfindungen rege werden. Später wird er ausgesandt, um die Amazone zu suchen, und benimmt sich dabei sehr vernünftig. Daß hinter ihm etwas Sonderbares steckt, erfährt man anfänglich nur daraus, daß er im stillen weint und singt. Später wird das Pathologische deutlicher: der Alte erklärt, er wolle fort, er müsse unstet und flüchtig sein, er bringe seiner Umgebung Unglück, er deutet auf ein schaudervolles Geheimnis hin, auf die Rache, die ihn verfolgt. Bei diesen Erklärungen weint er und in seinen Augen glüht ein sonderbares Feuer. Mit Mignon hält er gute Freundschaft, aber der Knabe Felix regt ihn auf und es scheint, daß sein Zustand durch dessen Gegenwart verschlimmert wird. Endlich in der Nacht nach Aufführung des Hamlet bricht im Hause Feuer aus und der Harfner, der wahrscheinlich das Feuer gelegt hat, wird »rasend«, will den Felix umbringen. Nämlich als er im Hofe mit Felix allein ist, zündet er das vorhandene Stroh an, legt dem Knaben die Hände aufs Haupt und zieht ein Messer, als ob er das Kind opfern wollte. Er wird gestört, flieht, kehrt dann zurück und singt ein Lied. Das Lied enthielt den Trost eines Unglücklichen, »der sich dem Wahnsinne ganz nahe fühlt«. Wilhelm sperrt den Alten in das Gartenhaus und führt »ein wunderbares Gespräch« mit ihm. Offenbar tritt nach der Aufregung in der Brandnacht Beruhigung ein, aber der frühere Zustand wird nicht wieder erreicht, denn es heißt, daß der unglückliche Alte deutliche Spuren des Wahnsinnes zeige. Er wird zu einem Landgeistlichen gebracht, bekommt hier einen Stundenplan, unterrichtet Kinder im Harfenspiel, arbeitet im Garten und gelangt allmählich zu Ruhe und Heiterkeit.

Später trifft der anscheinend geheilte Harfner auf dem Schlosse des Oheims ein. Kutte und Bart fehlen, an seinem bedeutenden Gesicht erscheinen die Züge des Alters nicht mehr. Gestalt und Wesen sind bedeutend, ernsthaft, auffallend. Der Wahn, von dem der Mann geheilt ist, bestand in der Hauptsache angeblich darin, daß er überallhin Unglück zu bringen fürchtete und glaubte, der Tod stehe ihm durch einen unschuldigen

Knaben bevor. Die Genesung sei dadurch geglückt, daß er sich eine Flasche mit Opium aneignete, als ein jederzeit bereites Mittel zur Befreiung. »Das Gefühl, daß es wünschenswert sei, die Leiden dieser Erde durch den Tod geendigt zu sehen, brachte mich zuerst auf den Weg der Genesung.« Er könne die Schmerzen (welche, erfährt man nicht) nur ertragen, wenn er den Talisman habe. Unglücklicherweise fallen die Aufzeichnungen des Markese, die seine Jugendgeschichte enthalten, in die Hand des Genesenen. Er beschließt nun, das Opium zu nehmen, und macht es zurecht, indem er es in ein Glas gießt und eine Flasche Mandelmilch daneben setzt. Vorher aber geht er in den Garten, um sich die Welt noch einmal anzusehen. Unterdessen kommt der Knabe Felix in sein Zimmer und trinkt aus der Flasche mit Mandelmilch. Der Harfner kommt dazu, glaubt, Felix habe vom Opium getrunken, verzweifelt und schneidet sich den Hals ab. Er wird gefunden, der Schnitt hat nur die Luftröhre durchtrennt, man legt einen Verband an. In der Nacht aber reißt der Kranke den Verband ab und stirbt durch Verblutung.

Die Vorgeschichte des Harfners ist folgende. Der Markese X., ein begabter, tüchtiger, aber bis zur Schrullenhaftigkeit eigensinniger Mann, hatte vier Kinder. Die beiden älteren Söhne waren in der Hauptsache gesund; der dritte Sohn, Augustin war von Anfang an zart und schwärmerisch, er kam deshalb in ein Kloster, schwankte da zwischen Ekstase und »Ohnmacht und leerem Elend« durch Genuß heiliger Schwärmerei, kehrte schließlich in jammervollem Zustand nach Hause zurück. Nun war aber noch eine spätgeborene Tochter vorhanden, deren der Vater sich geschämt hatte und die deshalb in der Stille aufgezogen worden war. Diese Sperata lernt der im Elternhause genesende Augustin kennen; die jungen Leute lieben einander und zeugen ein Kind, das später als Mignon erscheint. Nach Entdeckung des Inzestes will sich Augustin nicht von

Sperata trennen, bezweifelt bald die Tatsache, beruft sich bald auf die Natur gegen die Sitte. Allmählich aber gewinnen die Umgebung und die anerzogenen Vorstellungen die Übermacht; Augustin verzweifelt, flieht, wird ergriffen und in das Kloster zurückgeführt. »Nach vielen schrecklichen und sonderbaren Epochen« gerät er in einen seltsamen Zustand der Ruhe des Geistes und der Unruhe des Körpers. Nur beim Singen und Harfenspielen sitzt er still. Er ist lenksam und man kann ihn zu allem bewegen, wenn man mit einer gefährlichen Krankheit oder mit dem Tode droht. Zu jeder Stunde der Nacht sieht er beim Erwachen einen schönen Knaben unten an seinem Bette, der ihm mit einem blanken Messer droht. Auch nach Wechsel des Zimmers erscheint der Knabe wieder, zuletzt steht er sogar an anderen Stellen des Klosters im Hinterhalt. Augustin wird immer ruheloser, endlich, als die Nachricht vom Tode Speratas und von Wundern an ihrer Leiche in das Kloster dringt, entflieht er mit großer Schlauheit, besucht die Leiche und wandert dann in die Ferne.

Wie schon im Eingang bemerkt wurde, das Bild des alten Harfners und die Geschichte Augustins wollen nicht recht zusammenstimmen. Jener ist offenbar als Deutscher gedacht (blaue Augen), dieser ist ein Italiener. Wenn auch in der Geschichte des Markese keine Altersangaben gemacht werden, so muß man doch annehmen, daß Augustins Liebesgeschichte in seiner Jugend spiele. Mignon wird, als sie zu Wilhelm Meister kommt, auf 12–13 Jahre geschätzt. Also auch dann, wenn man dem Liebhaber Augustin ein Alter von 30 Jahren geben wollte, würde doch der Harfner bei seinem Auftreten erst 43 oder 44 Jahre alt sein. Von seinem älteren Bruder, dem Markese Cipriani wird ausdrücklich gesagt, er sei »ein Mann noch nicht hoch in Jahren«. Goethe muß das Mißverhältnis bemerkt haben, da er die wunderliche Bemerkung hinzugefügt hat, man habe bei der Rückkehr des Augustin von dem Geistlichen die Züge des Alters nicht mehr bemerkt. Als ob der Geistliche eine Jungfern-Mühle gehabt hätte! Auch die Unterdrückung aller Altersangaben im Berichte des Markese ist auffallend. Ich weiß nicht, ob man auf diese Dinge schon geachtet hat. Düntzer sagt nichts darüber.

In psychiatrischer Hinsicht ist die Gestalt des Harfners nicht gelungen. Goethe hat bei ihr offenbar kein Vorbild gehabt. Das Ganze ist eine Bildung der Phantasie, die die im Publikum geläufigen Vorstellungen vom Wahnsinne verwertet. Jedoch zeigt sich Goethes Scharfsinn darin, daß er den Harfner als einen von vornherein krankhaften Menschen schildert, als einen Entarteten und das Glied einer entarteten Familie. Ich erinnere an Goethes Betonung der Vererbung in der Iphigenie. Sodann findet sich in der Schilderung des geisteskranken Harfenspielers eine noch nicht erwähnte Stelle, die mir besonderer Betrachtung wert zu sein scheint. Wie gesagt, wird der kranke Harfner zu einem Landgeistlichen gebracht, der sich mit der Behandlung Geisteskranker befaßt. Dieser, der sich sehr verständig über die Therapie ausspricht, zieht für das Physische »einen denkenden Arzt« zu Rate. In unserem Falle ist es ein kleiner ältlicher Arzt und er erzählt dem Wilhelm Meister: »Nie hab' ich ein Gemüth in einer so sonderbaren Lage gesehen. Seit vielen Jahren hat er an nichts, was außer ihm war, den mindesten Antheil genommen, ja fast auf nichts gemerkt; bloß in sich gekehrt, betrachtete er sein hohles leeres Ich, das ihm als ein unermeßlicher Abgrund erschien. Wie rührend war es, wenn er von diesem traurigen Zustande sprach! Ich sehe nichts vor mir, nichts hinter mir, rief er aus, als eine unendliche Nacht, in der ich mich in der schrecklichsten Einsamkeit befinde; kein Gefühl bleibt mir als das Gefühl meiner Schuld, die doch auch nur wie ein entferntes unförmliches Gespenst sich rückwärts sehen läßt. Doch da ist keine Höhe, keine Tiefe, kein Vor noch Zurück; kein Wort drückt diesen immer gleichen Zustand aus. Manchmal ruf' ich in der Noth dieser Gleichgültigkeit: Ewig! ewig! mit Heftigkeit aus, und dieses seltsame unbegreifliche Wort ist hell und klar gegen die Finsterniß meines Zustandes. Kein Strahl einer Gottheit erscheint mir in dieser Nacht; ich weine meine Thränen alle mir selbst und um mich selbst. Nichts ist grausamer als Freundschaft und Liebe; denn sie allein locken mir den Wunsch ab, daß die Erscheinungen, die mich umgeben, wirklich sein möchten. Aber auch diese beiden Gespenster sind nur aus dem Abgrunde gestiegen, um mich zu ängstigen und um mir zuletzt auch das theure Bewußtsein dieses ungeheuren Daseins zu rauben.

Wenn sich ihm etwas aufdrängt, das ihn nöthigt, einen Augenblick zu gestehen, eine Zeit sei vergangen, so scheint er wie erstaunt, und dann verwirft er wieder die Veränderung an den Dingen als eine Erscheinung der Erscheinungen.«

Das ist eine Schilderung, die man nicht erfinden kann. So wie Goethe die Klagen des Melancholischen wiedergibt, könnten sie in einer Krankengeschichte stehen. Es scheint mir sicher zu sein, daß Goethe hier eine Vorlage gehabt hat. Vielleicht hat ein Beobachter diese Reden wegen ihres psychologischen Interesses aufgeschrieben und die Notizen Goethe übergeben. Historische Grundlagen für solche Vermutungen habe ich freilich bisher nicht gefunden, ebensowenig wie dafür, ob Goethe tatsächlich mit psychiatrisch tätigen Landgeistlichen in Berührung gekommen ist. Unwahrscheinlich aber ist meine Vermutung nicht, denn die Reden des kranken Harfners sind so charakteristisch, daß sie die Aufmerksamkeit gerade des Sachkundigen erwecken müssen. Es handelt sich hier nicht um Klagen, wie man sie von jedem Melancholischen hören kann, sondern um etwas ganz Besonderes, nämlich um das erst in der neuesten

Zeit von französischen Irrenärzten beschriebene délire de négation. Cotard machte zuerst darauf aufmerksam, daß sich besonders bei älteren Melancholischen mit der Zeit ein eigentümlicher Verneinungswahn ausbilden kann, der leicht in ein délire d'énormité umschlägt. Alles ist nur scheinbar, in Wirklichkeit gibt es nichts. Die Schuld des Kranken aber ist wirklich und so unermeßlich, daß sie alles erfüllt. Nichts ist außer ihm, keine Zeit, kein Raum, er, seine Schuld und seine Strafe sind ewig. Alle Dinge der Welt sind nur ein trügender Schein, bestimmt, die Leiden des Kranken zu vermehren, Gespenster, die dem Nichts angehören. Und so fort. Unschwer erkennt man in den Reden des Harfners das délire de négation und es ist wohl begreiflich, daß ein so wunderlicher Seelenzustand Goethes Aufmerksamkeit fesseln mußte, sobald er von ihm Kunde erhielt.

Der Selbstmord des Harfners ist nicht als Ausfluß der Krankheit gedacht. Während der Krankheit fürchtete er durch den Knaben zu sterben und wollte ihn deshalb lieber umbringen, beziehungsweise opfern. Nach der Genesung tötet er sich, weil er durch seine Unvorsichtigkeit den Knaben getötet zu haben glaubt, oder richtiger, weil zu seiner Verzweiflung über sein jammervolles Leben der Schreck über den Tod des Knaben hinzutritt. Als krankhaft kann man höchstens die Reizbarkeit Augustins ansehen. Übrigens hat Goethe doch wohl die Absicht gehabt, den Wahn des Harfners als eine geheimnisvolle Ahnung erscheinen zu lassen: der blonde Knabe, vor dem Augustin sich sein Leben lang gefürchtet hat, wird tatsächlich Ursache seines Todes, wenn auch nur als Werkzeug höherer Mächte.

Auffallend ist, daß Augustin nicht gleich stirbt. Man möchte es für etwas grausam halten. Goethe zeigt aber dabei, daß ihm die nicht seltenen Fälle bekannt waren, in denen das in selbstmörderischer Absicht ausgeführte Halsabschneiden nur zur Durchtrennung der Luftröhre führt. Der Kranke stirbt dann nicht, weil die großen Halsadern nicht angeschnitten sind. Freilich wird ebendeshalb in der Regel auch nachträglich keine Verblutung eintreten, wenn der Verband entfernt wird.

2. MIGNON

Die Mutter Mignons wurde, nach der Entdeckung des Liebesverhältnisses zu ihrem Bruder Augustin durch den Beichtvater in Gewissensqual versetzt, irrsinnig, »ohne wahnsinnig zu sein«. Als das Kind verschwunden war, lebte sie in dem Gedanken, der See werde die Leiche oder doch die Knochen auswerfen. Durch den Einfluß des Geistlichen wurde sie »in der Gegend für eine Entzückte, nicht für eine Verrückte gehalten«. Man versuchte sie dadurch zu heilen, daß man ihr Kinderknochen in die Hände spielte. Als ein Skelett beisammen war, nahm die Wärterin es weg. Die Kranke glaubte, ihr Kind aus den Knochen auferstehen und glänzend zum Himmel auffahren zu sehen; sie wurde ruhiger und heiterer, aß aber immer weniger und starb bald.

Das Kind Mignon zeigte von Anfang an eine sonderbare Natur. Es lernte früh laufen, singen, Zither spielen, »nur mit Worten konnte es sich nicht ausdrücken und es schien das Hinderniß mehr in seiner Denkungsart als in den Sprachwerkzeugen zu liegen«. Es kletterte auf Bäume, lief auf den Rändern der Schiffe, trug deshalb Knabenkleider. Bei seinem Umherschweifen ward es von Zigeunern gestohlen.

Als Wilhelm Meister Mignon aus den Händen des herumziehenden Seiltänzers, der sie schlecht und grausam behandelt, befreit, ist sie ein Mädchen von 12–13 Jahren, »eine junge schwarzköpfige, düstere Gestalt«. Der Körper ist gut gebaut, nur daß die Glieder einen stärkeren Wuchs versprechen, die Bildung ist nicht regelmäßig, aber auffallend, die Stirne geheimnisvoll, die Nase außerordentlich schön, der geschlossene Mund zuckt oft nach einer Seite, ist aber treuherzig und reizend, die Gesichtsfarbe bräunlich. Im weiteren zeigt sie sich verständig, gewissenhaft, fleißig, lerneifrig. Ihre Ausdrucksweise jedoch war unvollkommen. Die Schrift blieb schlecht. Auch hier schien ihr Körper dem Geiste zu widersprechen. Am auffallendsten ist ihr gemütvolles, aber heftiges und zu krankhaften Explosionen geneigtes Wesen. Bei stärkeren Erregungen bekommt sie Schmerzen in der Herzgegend und dann folgt ein Krampfanfall. Ein allmählich beginnendes Zucken verbreitet sich über alle Glieder, sie schreit auf und verfällt in Bewußtlosigkeit mit allgemeiner Erschlaffung. Es folgen wieder Zuckungen, die Anspannung des ganzen Körpers wird betont. Dann wirft sie sich, wie ein Ressort, das zuschlägt, dem geliebten Wilhelm um den Hals und vergießt Tränen im Strome, unter denen allmählich Beruhigung eintritt. In der Philinen-Nacht regt sich Mignon sehr auf, sie bekommt in Eifersucht und Angst ihre Herzzufälle und verbringt die ganze Nacht unter entsetzlichen Zuckungen zu den Füßen des Harfners. Als sie viel später die Szene erzählt, wiederholt sich der Schmerz, »es wand sich wie ein Wurm an der Erde«. Erschüttert von Gemütsbewegungen, verzehrt von ihrer Sehnsucht nach der südlichen Heimat und von der Liebe zu Wilhelm, siecht sie nach der Trennung von diesem dahin. Der Einfluß Theresens und Nataliens beruhigt sie zwar, macht sie sanfter und mädchenhafter, der fortschreitende Verfall aber ist nicht aufzuhalten. Natalie erzählt von der Krankheit, daß das Kind von wenigen tiefen Empfindungen nach und nach aufgezehrt werde, daß es bei seiner großen Reizbarkeit, die es verberge, von einem Krampf an seinem armen Herzen oft heftig und gefährlich leide, daß dieses erste Organ des Lebens bei unvermuteten Gemütsbewegungen manchmal plötzlich stillstehe und daß dann keine Spur der heilsamen Lebensregung in dem Busen des guten Kindes gefühlt werden könne. Sei der ängstliche Krampf vorbei, so äußere sich die Kraft der Natur wieder in gewaltsamen Pulsen und ängstige das Kind nun mehr durch Übermaß, wie es vorher durch Mangel gelitten habe. Als sie Wilhelm wiedersah, trug sie lange weiße Mädchenkleider und teils lockige, teils aufgebundene, reiche braune [früher schwarze] Haare. Sie war sehr abgezehrt, »sah völlig aus wie ein abgeschiedener Geist«, war sanft und ruhig. Bei der Ankunft Theresens springt Mignon mit Felix um die Wette. Als aber Wilhelm und Therese in ihrer Gegenwart einander umarmen, fährt Mignon mit der linken Hand nach dem Herzen, streckt den rechten Arm heftig aus und fällt mit einem Schrei tot nieder. Der Markese sieht auf dem Arme der Leiche eine Tätowierung und erkennt daran seine Nichte.

Mignon ist offenbar auch eine reine Phantasie-Gestalt. Sie sollte wohl hauptsächlich als wunderbar und rührend erscheinen und man darf zweifeln, ob ihr von vornherein krankhafte Züge zugedacht waren. Auch zur Tochter des Harfners hat sie Goethe wahrscheinlich erst in späteren Jahren gemacht, da im Anfange gar nichts auf ein solches Verhältnis hindeutet. Jetzt steht das Mädchen vor uns als Kind eines geisteskranken Geschwisterpaares. Nach ärztlicher Auffassung müssen wir bei ihm erbliche Belastung schlimmster Art voraussetzen und wirklich schildert Goethe das Bild einer Entarteten und nicht Lebensfähigen. Inwieweit hier von überlegter Absicht zu reden ist, das dürfte schwer zu sagen sein. So lebhaft in Goethe der Gedanke an das Pathologische überhaupt war, so scheint er sich doch um seine konkreten Formen nicht viel gekümmert zu haben. Wahrscheinlich hat er sich auch nicht überlegt, was er eigentlich in Mignons Krankheit schildern wollte, ob einen Herzfehler mit epileptischen Anfällen oder was sonst. Vielmehr war sein Gedanke wohl der: Mignon ist ein Wesen, das vorwiegend mit dem Herzen (im übertragenen Sinne) lebt und als ihm der Lebensweg versperrt wird, so leidet es vorwiegend am Herzen (im eigentlichen Sinne). Wir können daher wohl von weiteren Erörterungen über die Diagnose bei Mignons Krankheit absehen. Die Schilderung des Krampfanfalles ist die eines hysterischen Anfalles. Wahrscheinlich ist es Goethe, trotz seiner Abneigung gegen solche Anblicke, nicht erspart worden, gelegentlich hysterischen Anfällen zu begegnen und so konnte die Schilderung an eigene Erinnerungen anknüpfen. Die Beschreibung der Herzbeschwerden erinnert teils an die Beschwerden Hysterischer, teils an die wirklich Herzkranker. Es ist begreiflich, daß ein Dichter dergleichen zusammenwirft. Die Tätowierung erfand Goethe wohl nur deshalb, weil er ein Erkennungszeichen brauchte (natürlich nicht im Sinne des signum degenerationis), doch wäre eigentlich ein Muttermal zweckmäßiger gewesen, da man weder bei uns, noch in Italien die kleinen Kinder zu tätowieren pflegt.

3. DER GRAF UND DIE GRÄFIN

Der Graf wird als ein etwas schwachsinniger und eitler Mann geschildert. Als er Wilhelm an seinem Schreibtische in seinen Kleidern gesehen hat, wird er schwermütig, weil er seinen Doppelgänger gesehen zu haben glaubt, und er entschließt sich, bei den Herrnhutern einzutreten. Das Ganze ist eine vortreffliche Schilderung leichten angeborenen Schwachsinns. Das Vorbild des Grafen im Roman soll der Graf von Werthern gewesen sein, von dem Goethe an Frau von Stein schreibt: »seine Narrheit nehm' ich für bekannt und toll ist er noch nicht gewesen«.

Die Gräfin wird als eine ein wenig leichtsinnige

Weltdame geschildert. Sie verfällt auf eigentümliche Weise in einen hypochondrischen Zustand. Der bekannte kleine Arzt erzählt von ihr: »Eben dieser junge Mensch [Wilhelm M.] nimmt Abschied von ihr, sie ist nicht vorsichtig genug, eine aufkeimende Neigung zu verbergen; er wird kühn, schließt sie in seine Arme, und drückt ihr das große, mit Brillanten besetzte Portrait ihres Gemahls gewaltsam wider die Brust: sie empfindet einen heftigen Schmerz, der nach und nach vergeht, erst eine kleine Röte und dann keine Spur mehr zurückläßt. Ich bin als Mensch überzeugt, daß sie sich nichts weiter vorzuwerfen hat; ich bin als Arzt gewiß, daß dieser Druck keine übeln Folgen haben werde: aber sie läßt sich nicht ausreden, es sey eine Verhärtung da, und wenn man ihr durch das Gefühl den Wahn benehmen will, so behauptet sie, nur in diesem Augenblick sey nichts zu fühlen; sie hat sich fest eingebildet, es werde dieses Übel mit einem Krebsschaden sich endigen, und so ist ihre Jugend, ihre Liebenswürdigkeit für sie und andere völlig verloren.« Infolge ihres »Kummers« entschließt sich die Gräfin, mit ihrem Manne zu den Herrnhutern zu gehen.

Auch hier liegt eine ausgezeichnete Schilderung voll innerer Wahrscheinlichkeit vor und man möchte glauben, daß ein wirklicher Vorgang beschrieben sei. In Goethes Sinne ist es von Bedeutung, daß bei beginnender Untreue der Frau ihr das Bild des Ehemannes wider die Brust gedrückt wird und die hypochondrische Beschwerde erscheint als verkleideter Gewissensbiß. Man kann aber auch von solchen moralischen Erwägungen absehen. Wenn ein Affekt durch einen plötzlichen Schmerz unterbrochen wird, so kann der erschreckende Schmerz fixiert werden, so daß sein Nachbild unbegrenzte Dauer erlangt. Bedingung ist eine nervöse Anlage, vermöge der der Zustand des Affektes ein dem hypnotischen ähnlicher Zustand gesteigerter Suggestibilität wird. Trifft, wie hier, der Schmerz die weibliche Brust, so findet er einen zu krankhaften Eigensuggestionen geeigneten Boden, da die Frauen, oder doch viele von ihnen, in einer fortwährenden Angst vor dem Krebs leben. In ähnlicher Weise rufen bei Arbeitern verhältnismäßig leichte Unfälle oft schwere nervöse Störungen hervor, weil die Arbeiter sich immer mit dem Gedanken an Unfälle und an die mit ihnen verbundene Erwerbslosigkeit beschäftigen. Die Unfall-Nervenkrankheiten werden vielfach traumatische Neurose genannt und ein Kollege, dessen Name mir entfallen ist, hat vor einigen Jahren den Zustand der Gräfin als einen Fall traumatischer Neurose bezeichnet. Indessen liegen da doch Unterschiede vor und der von Blocq angewendete Name Topoalgie wäre zutreffender. Es bleibt jedoch bei der Gräfin nicht bei der suggerierten Schmerzempfindung und dem Gedanken an die Krebsgefahr, sondern sie glaubt irrigerweise, einen harten Knoten in der Brust zu fühlen. Diese hypochondrische Wahnvorstellung könnte in Wirklichkeit sehr wohl zur Topoalgie hinzutreten und würde dartun, daß bei der Patientin eine ausgeprägte krankhafte Anlage vorhanden war.

4. DIE SCHÖNE SEELE

»Ich bekam Lust«, schreibt Goethe an Schiller, »das religiöse Buch meines Romans auszuarbeiten, und da das Ganze auf den edelsten Täuschungen und auf der zartesten Verwechslung des Subjektiven und Objektiven beruht, so gehörte mehr Stimmung und Sammlung dazu, als vielleicht zu einem anderen Theile. Und doch wäre, wie Sie seinerzeit sehen werden, eine solche Darstellung unmöglich gewesen, wenn ich nicht früher die Studien nach der Natur dazu gesammelt hätte.« Natalie bezeichnet ihre Tante, die schöne Seele, deren schwache Gesundheit sie hervorhebt, als eine schöne Natur, die sich allzu zart, allzu gewissenhaft gebildet habe, die deswegen nicht das geworden sei, was sie der Welt hätte sein können. Goethe sagt zwar nicht und hält wohl auch in Wahrheit nicht dafür, daß ein krankhafter Geisteszustand vorliege, aber er betont so nachdrücklich die körperlichen Krankheiten und die körperliche Schwäche der Mystikerin, daß die Bedeutung des Pathologischen hier nicht zu verkennen ist. Auch das Vorbild, Fräulein von Klettenberg, war kränklich, aber Goethe würde in der dichterischen Darstellung der Krankheit nicht soviel Raum gegönnt haben, wenn er nicht hätte sagen wollen, daß Kränklichkeit eine wesentliche Bedingung der geistigen Beschaffenheit der schönen Seele sei.

5. AURELIE

Auch in Goethes Sinne ist die übertrieben leidenschaftliche Aurelie eine krankhafte Natur. Sie wird durch ihre Reizbarkeit sich und anderen unerträglich. Immer weniger kann sie den Anforderungen des Lebens genügen. Goethe läßt sie an einer akuten Krankheit eines frühen und unerwarteten Todes sterben und sagt damit, daß er sie nicht weiter brauchen kann, daß ein Mensch, der nur Spielball seiner Gemütsbewegungen ist, lebensunfähig wird.

VII. Benvenuto Cellini

Eigentlich gehört Cellini unter die Quellen, aus denen Goethe krankhafte Geisteszustände kennenlernte, indessen rechtfertigt es Goethes liebevolle Bearbeitung der Mitteilungen des alten Italieners, Cellini auch unter den Goethe-Figuren zu nennen.

Das Auffallendste an Cellini ist seine Iracundia morbosa, auf die Goethe selbst mit Staunen hinweist. Wenn Cellini sich für beleidigt hält, so erfaßt ihn ein solches Übelbefinden, daß er zur Befriedigung seines Zornes sich jeder Gefahr aussetzt, ohne Bedenken sich selbst den größten Nachteil zufügt. Kann er das Blut seines Gegners nicht sehen, so wird er einfach krank. Berühmt sind Cellinis Gefängnis-Halluzinationen. Er hat Ahnungen und geheime Antriebe.

Einmal geht Cellini mit einem Zauberer und andern in das Kolosseum bei Nacht, um Geister zu beschwören. Das erste Mal scheint nur der Zauberer die Geister gesehen zu haben, zum andern Male aber nimmt Cellini einen Knaben mit und dieser gerät in der Angst in einen hypnotischen Zustand, sieht Legionen von Teufeln und versetzt durch seine aufgeregten Schilderungen auch die anderen in Schrecken. Beim Heimwege sieht der Knabe noch zwei eigentümliche Geister, die ihnen folgen.

Besonders bemerkenswert ist die Schilderung des geisteskranken Kastellans der Engelsburg. Der ältere Mann leidet an intermittierendem Irresein, er erkrankt jedes Jahr, hält sich dann für ein Tier, etwa einen Frosch, oder für einen Ölkrug, oder für tot. Er schwatzte dabei viel und sein Benehmen entsprach seinen Wahnvorstellungen (»Grillen«). Er hüpfte wie ein Frosch, oder er wollte sich begraben lassen. Und so fort. In dem Jahre, als Cellini auf der Burg gefangensaß, hielt sich der Kastellan für eine Fledermaus, »und wenn er so spazieren ging, zischte er manchmal leise, wie diese Geschöpfe, bewegte sich auch ein wenig mit den Händen und dem Körper, als wollte er fliegen«. Er ißt nicht und schläft nicht, manchmal sind seine Augen ganz falsch gerichtet, das eine blickt dahin, das andere dorthin. Als Cellini angekündigt hat, er werde entfliehen, ist der Kastellan in der größten Angst, er möchte wegfliegen. Schließlich sagt er: wenn der Gefangene wegflöge, möchten sie ihn nur gewähren lassen, er werde ihn schon einholen, denn er könne bei Nacht besser fliegen, »Benvenuto ist nur eine nachgemachte Fledermaus, ich aber bin es wahrhaftig«. Kein Mensch denkt daran, der geisteskranke Kastellan könne zur Erfüllung seiner verantwortungsvollen Amtspflichten untauglich sein. Als Benvenuto wirklich entflohen ist, will der Kastellan sich mit aller Gewalt von seinen Dienern losreißen und auch am Turme herunterfliegen. Dann läßt er sich zum Papste tragen und beklagt sich bitter, es geschähe ihm das größte Unrecht, wenn Seine Heiligkeit den Benvenuto nicht wieder ins Gefängnis stellten, »wehe mir! er ist davon geflogen, und hat mir doch versprochen, nicht wegzufliegen«. »Der Papst sagte lachend: Geht nur, geht! ihr sollt ihn auf alle Fälle wieder haben.« So kommt es denn auch und der Kastellan quält dann den Cellini in seinem Wahn auf das ärgste. Dabei zehrt er ab und wird körperlich immer kränker. »Der Castellan, obgleich die Ärzte keine Hoffnung mehr zu seiner Genesung hatten, war doch wieder ganz zu sich gekommen, und die Launen seiner jährlichen Tollheit hatten ihn ganz und gar verlassen.« Er sucht sein Unrecht wiedergutzumachen, stirbt aber bald »an seinem großen Übel«.

VIII. Wahrheit und Dichtung

An dieser Stelle will ich nur auf zwei von Goethe eingehender besprochene Personen eingehen, die beide in Geisteskrankheit verfielen und nicht nur wegen ihres Verhältnisses zu Goethe, sondern auch an sich interessant sind. Ich meine Lenz und Zimmermann. Wollte ich alle die Menschen, von denen Goethe in seiner Biographie spricht, auf ihren Gehalt an Pathologischem untersuchen, so würde ich ins Grenzenlose geraten. Auf Goethes Person und Familie aber komme ich später zu sprechen.

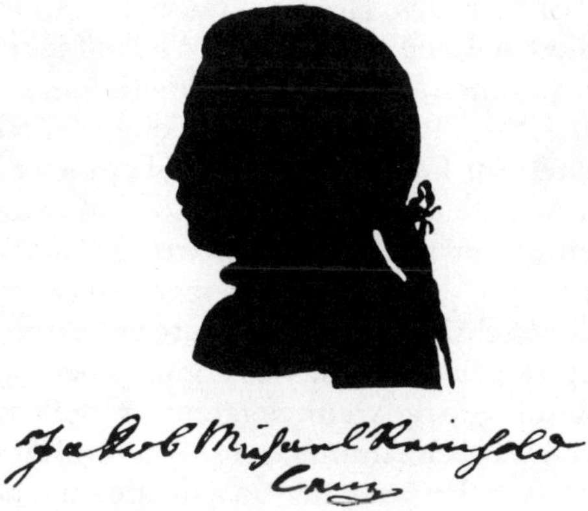

1. LENZ

Die Notizen über Lenzens Lebenslauf entnehme ich hauptsächlich dem Buche K. Weinholds (Gedichte von J. M. R. Lenz. Berlin 1891).

Jakob Michael Reinhold Lenz wurde am 12. Januar 1751 als Sohn eines Geistlichen in Livland geboren. Über die Mutter und über Nervenkrankheiten in der Familie habe ich nichts erfahren. Der Knabe fing früh an zu dichten, er war geistig frühreif, blieb aber »klein, schwächlich, nervös«. Im Jahre 1767 war er krank [woran?] und erholte sich dann bei seinem älteren Bruder. Im Jahre 1768 zog er nach der Universität Königsberg. Im Jahre 1771 ging er als Begleiter des jungen Herren von Kleist nach Straßburg. Er wird in den folgenden Jahren geschildert als erregt und zu phantastischen Liebschaften geneigt. Nachdem er sich von den Kleists getrennt hatte, wurde er von Schulden gedrückt und der Zorn seiner Familie über sein »nichtswürdiges Treiben« wuchs. Im Jahre 1776 reiste er nach Weimar, wo er an Goethe eine feste Stütze zu finden hoffte. Er suchte sich als Vorleser des Herzogs nützlich zu machen, dichtete allerhand und machte, wie Wieland schrieb, alle Tage einen dummen Streich. Im Sommer zog er sich nach Berka zurück, brachte im September einige Wochen bei Frau von Stein in Kochberg zu, ging dann wieder nach Berka und machte endlich am 26. November die »Eselei«, wegen der er auf Goethes Betreiben aus Weimar verwiesen wurde. Karl Weinhold sagt: »Wer die Briefe liest, die Lenz schrieb, als er Straßburg verlassen wollte, erkennt ihn als geistig krank.« Es kommt eben darauf an, was man unter geistig krank versteht. In hohem Grade pathologisch war Lenz immer, seine Abnormität steigerte sich in Zeiten der Erregung, so daß er dann auch dem Laien als überspannt erschien. Eine solche Zeit war die vor der Reise nach Weimar. Aber von Geisteskrankheit im gewöhnlichen Sinne des Wortes scheint mir weder vor noch bei dem Weimarischen Aufenthalte die Rede zu sein. Froitzheim, dessen Folgerungen ich übrigens nicht beitreten möchte, druckt viele Briefe ab und schildert Lenzens Aufenthalt in Weimar sehr eingehend. Lenz erscheint danach als dégénéré supérieur mit verminderter Zurechnungsfähigkeit, nicht als Geisteskranker im engeren Sinne des Wortes. Von Weimar aus ging Lenz nach Emmendingen zu Schlosser. Dort schrieb er noch eine längere Erzählung nieder, die »zeigt, daß sich Lenz noch zu sammeln und ruhig zu denken vermochte«. Vom April 1777 an wohnte er bei verschiedenen Bekannten in der Schweiz. Im November hatte er »den ersten Wahnsinnsanfall«. Im Januar 1778 schleppte ihn der Kraftapostel Christoph Kauffmann mit sich nach dem Elsaß. Er schickte ihn zum Pfarrer Oberlin nach Waldersbach im Steintal. Lenz predigte hier ein paarmal und machte sich beliebt. Da brach, während Oberlin zum Besuch in Emmendingen war, bei Lenz der Wahnsinn wieder aus. Er machte Wiederlebungsversuche an einem toten Kind, wollte sich selbst morden und wurde in Begleitung zweier Männer, um ihn loszuwerden, nach Straßburg zu seinem Freund Röderer geschickt. Dieser wußte sich nicht anders zu helfen, als daß er ihn zu Schlosser brachte, auf dem er nun über anderthalb Jahr lastete. Er war ruhiger geworden, nur selten kam es zu heftiger Aufregung, aber er war ohne allen Entschluß und schwer melancholisch. Schlosser bestimmte ihn, nach Livland aufzubrechen. Aber vor dem angesetzten Tage fiel er in ein hitziges Fieber, und dann ging es zwischen Besserung und Tobsucht hin und her. Im Mai übergab Schlosser den Kranken dem Schuster Süß in Emmendingen. Lenz war kindisch geworden und lernte schustern. Dann brachte Schlosser ihn zu einem Förster in Wiswyl, wo er Feldarbeit treiben und jagen sollte. Aber er bekam wieder einen bösen Anfall und Schlosser mußte ihn nach Emmendingen zurücknehmen und hier »verwahren« lassen. Der Vater Lenz antwortete auf Briefe nicht. Den Unterhalt des Kranken bestritt der Herzog von Weimar. Die Brüder Lenz beschlossen endlich, der in Jena studierende Bruder Karl solle den Kranken abholen, damit dieser in Jena Jura studiere. Diese wunderliche Idee wurde zwar aufgegeben, aber der Bruder Karl kam richtig zu Schlosser, fand den Kranken in Hertingen an der schweizerischen Grenze »bis auf unendliche Schüchternheit wiederhergestellt« und fuhr mit ihm im Juli 1779 nach Frankfurt. Hier ging ihnen das Geld aus und sie mußten, »was Jakob sehr freute«, bis Erfurt zu Fuß gehen. Mit geborgtem Geld reisten sie über Lübeck nach Riga zu dem Vater Lenz. Im weiteren wurden allerhand Versuche gemacht, den anscheinend Genesenen unterzubringen. Er sollte Rektor werden, er ging nach Dorpat, versuchte dann in Petersburg als Kadettenlehrer anzukommen, wurde endlich Hauslehrer bei Herrn von Liphard in Livland. Da verliebte er sich in ein Fräulein von Albedyll und ließ ihr seine Liebe durch einen Bekannten antragen. Das führte natürlich zum Verluste der Stelle. In Petersburg nahm ihn dann ein General als Sekretär an, mußte ihn aber bald wegen Unbrauchbarkeit entlassen. Lenz ging nach Moskau, um Gönner zu suchen und eine neue Ausgabe seiner Dramen zu veranstalten. Dann kehrte er nach Petersburg zurück und wurde für mehrere Jahre Lehrer an einem Privatinstitut. Er ließ 1787 eine Übersetzung aus dem Russischen drucken. »Was er deutsches eigenes in dieser Zeit in Prosa oder Poesie schrieb, gibt nur Zeugnis von der Zerstörung seines Geistes. Ab und zu bricht ein klarer Gedanke heraus.« Er machte, wozu er schon früher Neigung gehabt hatte, verschiedene phantastische Pläne (zur Hebung des Handels, Wiedererrichtung der Universität, Sprachakademie, Maurerinnungen, Gründung eines chemischen Theaters usw.). Er lebte zuletzt in Moskau von Unterstützungen. Im Mai 1792 starb er.

Es handelte sich bei Lenz um eine der Erkrankungen, die in das Gebiet der Dementia praecox gehören, um das in Verblödung ausgehende Jugend-Irresein. Er war ein von Jugend auf abnormer Mensch, zeichnete sich durch große Geistesgaben einerseits, durch Unstetigkeit, Phantasterei, moralische Schwächen andererseits aus. Von außen wirkte ein unruhiges Leben mit Sorgen und gelegentlichem Mangel, Enttäuschungen und Aufregungen verschiedener Art ein. Im 27. Jahre trat die Katastrophe ein. Nun folgen mehrere durch ruhigere Zeiten getrennte Anfälle von Erregung mit Wahnvorstellungen und Verwirrtheit und hinter ihnen bleibt der Schwachsinn. Von 1779 an bis zu seinem Tode war Lenz schwachsinnig. Da, wie es in ähnlichen Fällen auch zu sein pflegt, die früher erworbenen Kenntnisse und Fertigkeiten im wesentlichen erhalten blieben, war für den Laien der Schwachsinn verhüllt. Sobald aber bestimmte Leistungen von Lenz verlangt wurden, trat seine »Unbrauchbarkeit« zutage. Er war natürlich zu einer stetigen Lebensführung nicht fähig. Er sank deshalb, da er sich selbst überlassen war, immer tiefer; der Schwachsinn nahm zu, seine Produkte wurden immer gehaltloser und verworrener. Elend und Geisteskrankheit steigerten einander bis zum Ende.

Goethe schildert Lenz an zwei Stellen in »Wahrheit und Dichtung«. Zunächst gibt er uns ein Bild seiner Erscheinung: »Klein, aber nett von Gestalt, ein allerliebstes Köpfchen, dessen zierlicher Form niedliche, etwas abgestumpfte Züge vollkommen entsprachen; blaue Augen, blonde Haare ...; ein sanfter, gleichsam vorsichtiger Schritt, eine angenehme, nicht ganz fließende Sprache, und ein Betragen, das zwischen Zurückhaltung und Schüchternheit sich bewegend, einem jungen Manne gar wohl anstand.« Das englische Wort whimsical sei für Lenzens Art bezeichnend. Man wundert sich, daß Goethe den verschleierten Blick des Lenz nicht erwähnt, der andere in Erstaunen versetzte.

Später bespricht Goethe Lenzens Charakter. Er habe sich dadurch ausgezeichnet, daß er sich nach der Art jener Zeit peinlich beobachtete und über diese seine Beobachtungen sich zu unterhalten liebte. Dieser krankhafte Zug habe zu der Wertherstimmung gehört, sei aber bei Lenz besonders ausgeprägt gewesen. (An einer anderen Stelle sagt Goethe: »Wenn der Mensch über sein Physisches oder Moralisches nachdenkt, findet er sich gewöhnlich krank.«) Eine besondere Eigentümlichkeit des Lenz sei sein Hang zur Intrige gewesen. Er habe sich dabei nicht erreichbare Ziele vorgesetzt, sondern immer etwas Fratzenhaftes. Liebe und Haß seien bei ihm imaginär gewesen, er habe dem, den er liebte, nicht genützt, dem, den er haßte, nicht geschadet. Vielleicht ist Goethes Ausdruck Intrige nicht ganz passend; das, was er meint, ist eigentlich mehr Phantasterei oder die Sucht, Phantastisches in das Leben hineinzutragen. Goethe rühmt weiterhin Lenzens aus wahrhafter Tiefe und unerschöpflicher Produktivität hervorgehendes Talent, in dem Zartheit, Beweglichkeit und Spitzfindigkeit miteinander wetteiferten, das aber, bei aller seiner Schönheit, durchaus kränkelte. Trotz großer Züge und lieblicher Zärtlichkeit in seinen Arbeiten habe er sich von albernen und barocken Fratzen nicht losmachen können. Goethe habe darauf gedrungen, Lenz möge sich aus dem formlosen Schweifen zusammenziehen und an die kunstgemäße Fassung des Produzierten denken. Lenz aber sei es nur wohl gewesen, wenn er sich grenzenlos im einzelnen verfloß und sich an einem unendlichen Faden ohne Absicht hinspann. Rühriges Nichtstun sei ihm besonders eigen gewesen. Goethe erwähnt Lenzens wunderliches Liebesspiel in Straßburg (mit Cleophe Fibich), seine utopischen Pläne über das Heerwesen. Am auffallendsten ist die Schlußbemerkung, daß Lenz Goethen zum vorzüglichsten Gegenstand seines imaginären Hasses und zum Ziel einer abenteuerlichen und grillenhaften Verfolgung ausersehen hatte. Offenbar bezieht sich diese Bemerkung darauf, daß Lenz in Weimar durch eine taktlose und beleidigende Schrift Goethen verletzt hatte. Man darf aber wohl annehmen, daß die Verstimmung Lenzens gegen Goethe erst in Weimar entstanden sei und daß die von Goethe gewählten Ausdrücke etwas zu stark seien. Naturen, wie Lenz eine war, nehmen es mit Haß und Liebe nicht zu ernst, worauf Goethe selbst hinweist. In Straßburg zeigte sich Lenz z. B. als wütender Gegner Wielands, sobald er Lust bekam, nach Weimar zu gehen, steckte er sein Schwert ein, und als er in Weimar war, schwärmte er für Wieland. Seine Entwicklung gegen Goethe verlief umgekehrt, aber tief und nachhaltig war seine Empfindung wahrscheinlich in beiden Fällen nicht.

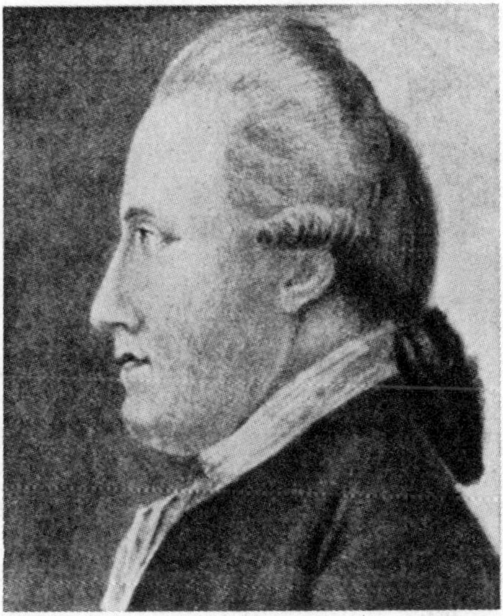

2. ZIMMERMANN

Ich schicke einen Abriß des Lebens Zimmermanns voraus, der auf der Biographie Eduard Bodemanns beruht (J. G. Zimmermann. Hannover. Hahn'sche Buchhandlung. 1878).

Joh. Georg Zimmermann wurde am 8. Dezember 1728 zu Brugg im Kanton Aargau geboren. Sein Vater war ein kränklicher, aber tüchtiger Mann und starb schon 1741 als Ratsherr. Die Mutter war »nervenleidend und zuletzt gemüthskrank«. Sie starb 1746. Der Knabe zeichnete sich früh durch seine großen Fähigkeiten und durch seine Lebhaftigkeit aus. Er war höchst ehrgeizig, vertrug sich in der Regel mit seinen Mitschülern nicht, floh gern in die Einsamkeit. Er studierte erst in Bern, dann Hallers wegen in Göttingen. Mit Haller, der merkwürdigerweise fast ebenso krank war wie Zimmermann später, kam er in enge Verbindung und von ihm wurde er sehr gefördert in seinen ausgebreiteten und energischen Studien. »Aber die nachtheiligen Folgen übertriebener geistiger Anstrengungen blieben bei Zimmermanns so schon von Haus aus nervösem Zustande nicht aus und schon in Göttingen zeigten sich die ersten Anfälle jener Hypochondrie, welche für ihn später eine Quelle unsäglicher Leiden ward.« Nach größeren Reisen ließ sich Zimmermann im Jahre 1752 in Bern als Arzt nieder und heiratete im folgenden Jahr. Im Jahre 1754 siedelte er nach Brugg über. Er scheint sich da nicht gut befunden, trotz großer Praxis einsam gelebt zu haben. Er soll sich die Unzufriedenheit, ja Feindschaft und Verfolgung seiner Mitbürger zugezogen haben. Sehr wunderbar ist das nicht, denn er nannte seine Vaterstadt öffentlich einen »einsamen, reizlosen und die Flammen des Geistes auslöschenden Ort«. Während Zimmermanns Hypochondrie stieg, wurde auch die Frau nervenkrank. Im Anfang dichtete Zimmermann, aber schon im Jahre 1756 begann er »über die Einsamkeit« zu schreiben, im Jahre 1758 gab er die Schrift »vom Nationalstolz« heraus, 1763–64 das berühmte, auch von Goethe erwähnte Werk »von der Erfahrung in der Arzneikunst«. Mit Geßner, Hirzel und A. gründete er die »Helvetische Gesellschaft«, der auch Lavater beitrat. Noch in Brugg entwickelte sich ein

»schweres Bruchleiden«, das die »Schwermuth erhöhte«. Als berühmter Schriftsteller erhielt Zimmermann verschiedene Berufungen, doch lehnte er diese ab und folgte erst 1768, als ihn auf Tissots Rat der König von Hannover als Leibarzt zu sich rief. Zimmermann blieb natürlich der, der er war. Er bekam eine praxis aurea, »aber Unglücksfälle in seiner Familie, kleinliche Eifersucht und Anfeindungen seiner Collegen, und sein eigener, bald ernstlich leidender Zustand sollten ihm bald das Leben in Hannover verbittern«. Der Anblick der Lehmhäuser fiel ihm auf die Nerven und »die türkische Musik des plattdeutschen Accents« empörte seine Seele bis zum Ekel. Die Minister und der Adel lassen sich, wenn Zimmermann krank ist, zweimal täglich nach seinem Befinden erkundigen, aber die Höflichkeit wird ihm auch zur Last. »Ach, schreibt er 1769, ich bin doch ein geplagter Mann! geplagt vom Morgen bis in die Nacht durch Kranke, deren Zahl sich täglich vermehrt, und die mir nicht Zeit lassen, in einer einzigen stillen Viertelstunde Athem zu holen. Meine Nerven sind durch meine tägliche unausstehliche Arbeit so geschwächt, daß ich nicht fähig bin, eine Feder in die Hand zu nehmen.« Auch nach auswärts wurde er viel berufen. Als der Herzog von Braunschweig ihn mit großen Ehren konsultiert hatte, ließ er dessen Briefe abschreiben und den Freunden in der Schweiz mitteilen. Später wird er heiterer. Er besucht früh die eleganten Damen und findet sie krank, abends ist er dann mit denselben Damen in »Assembleen«. Er lobt die Güte der Großen und die Höflichkeit aller Leute. Es macht ihm »kein Mensch den geringsten Verdruß«.

Doch dauerte das Glück nur wenige Jahre. Seine Frau »kam plötzlich in eine schnelle Zerrüttung« und starb am 23. Juni 1770. »Todesmarter, schreibt Zimmermann, umgab sie fünf Monate lang in jeder Stunde!« Zwei Kinder waren vorhanden, ein Sohn und eine Tochter. Sie wurden nun in Pension gegeben. Das Bruchleiden Zimmermanns nahm zu, machte ihm viel Schmerzen und hinderte ihn in seiner Tätigkeit. Er sagt, jeder Gang und jedes Briefschreiben nachmittags habe bewirkt, daß er unter den erschrecklichsten Schmerzen zur Erde fiel und in Gefahr kam, durch Brucheinklemmung zu sterben! Im Jahre 1771 reiste er zu Meckel in Berlin, und dieser machte die »schreckliche Operation«, die Zimmermann, ohne Zeichen des Schmerzes zu geben, aushielt. Zwölf Wochen mußte er danach im Bette liegen. Der Genesene wurde von der vornehmen Gesellschaft gefeiert. Friedrich II. gewährte ihm eine Audienz. Zimmermann berichtet darüber an seine Freunde und läßt Abschriften des Briefes in der Schweiz verbreiten. Am 11. November war er wieder in Hannover, »mit tausend Freudenthränen vom Sohne, den Freunden und Freundinnen empfangen; die einen waren vor Freuden ganz sprachlos, andere wurden ohnmächtig, andere verfielen vollends in Convulsionen«.

Die Anstrengungen der Praxis wurden bald wieder zu groß. Viele Besuche und »ein Platzregen von Briefen« waren stets zu erledigen. Am 13. April 1772 schreibt Zimmermann: »Ich strengte meinen ermüdeten Körper übernatürlich an und verfiel bey dem diesen Winter hindurch täglich fortgedauerten [sic] Regenwetter und dem nächtlichen Sitzen nach und nach in mancherlei Nervenzufälle, Hämorrhoidalzufälle und Anfechtungen der leidigen Hypochondrie! Und das ist also das in Hannover so theuer erkaufte Glück! O ihr schönen Tage, da ich zu Brugg auf meinem Cabinette im Umgange mit den besten Köpfen aller Zeiten und mit der Verfertigung meiner seitdem in unzählige Hände gekommenen Schriften zugebracht; – o ihr schönen Tage, ihr seid verschwunden und mit euch alles Gefühl der Freude!« Zur Herstellung der Gesundheit ging Zimmermann nach Pyrmont und erwarb da »keine Gesundheit, aber nicht wenig Gold und Geld«. »Wenn ich meiner elenden zerbrochenen

Nerven wegen in Pyrmont den Brunnen trank, wenn ich des Morgens, ganz berauscht von diesem kräftigen Heilwasser, unter vielen hundert Menschen auf und nieder ging, die ich aus Betäubung nicht mehr kannte, nicht mehr sah, nicht mehr hörte ... und dann gerade hundert Kranke auf mich zustürmten und Rath und Bescheid haben wollten gegen 20jährige Reihen von Krankheiten, oder auch auf Klagen, die keine Laus werth waren, so gestehe ich, daß ich oft aus der Fassung kam ... nach meiner stillen Kammer eilte und nun den ganzen Tag an meinem Kopfe litt wie der heilige Laurentius, als er auf einem Rost gebraten ward.« In den folgenden Jahren unternahm Zimmermann viele Reisen. Während deren ging es ihm gut, zu Hause kehrten die alten Leiden wieder. Die Tochter hatte er im April 1773 in eine Schweizer Pension, den Sohn zur Universität nach Göttingen geschickt. Er jammert über die Hypochondrie, habe bei Hunger und nach dem Essen höllische Schmerzen, seine Seele sei untätig und in den tiefsten Abgründen der Schwermut versunken. Die Stadtpraxis gab er auf und verwandte viel Zeit auf Schriftstellerei. Streitlust und Rücksichtslosigkeit traten mit großem Selbstbewußtsein zusammen in den Vordergrund. Er sparte nicht mit Satire, Verhöhnung, Grobheit und beklagte sich dann darüber, daß der größere Teil des Publikums mit fanatischer Wut einen Mann verfolge, der seinen stillen Weg gehe, krank sei und mit altschweizerischer Offenheit ein paar sanfte gemeinnützige Wahrheiten sage. Im Jahre 1773 erschien die zweite Abhandlung »über die Einsamkeit«, neben ihr veröffentlichte er viele kleinere Aufsätze. Im Jahre 1775 reiste Zimmermann nach der Schweiz. Er traf auf der Hinreise Goethe in Straßburg und kehrte, als er mit seiner Tochter von Lausanne zurückkam, in Frankfurt bei Goethes Eltern ein. Er nennt seine Tochter damals ein liebes stilles, bescheidenes und wohlgesittetes Mädchen. Auch Tissot lobt sie sehr, setzt aber hinzu, sie würde des Vaters Lebensglück gewesen sein, hätte nicht einige Zeit nach ihrer Abreise von Lausanne ein heftiger Kummer ihre Gesundheit so zerrüttet, daß die Folgen nicht zu heben waren. Ihre »erste und einzige Liebe« hatte sich erschossen. In Hannover brachte Zimmermann einige Jahre in der alten Weise zu. Im Jahre 1777 wurde sein Sohn geisteskrank. Dieser hatte als Kind abwechselnd an Ausschlag und »melancholischer Apathie« gelitten, hatte sich dann anscheinend erholt, war 1776 in Straßburg von neuem erkrankt. Im Dezember 1777 war er »in völligen Wahnsinn verfallen«. Er lebte später blödsinnig in der Schweiz und überlebte den Vater um 20 Jahre. Zimmermann litt unter diesem Unglück sehr, »die tiefste Melancholie zerriß meine Seele und unnennbare Schmerzen wurden mir beynahe jeden Tag dadurch zu Theil«. Am 31. Dezember 1780 wurde die Tochter von einem Blutsturz befallen und am 10. September 1781 starb sie an der Schwindsucht. Über Krankheit und Tod der Tochter war Zimmermann ganz verzweifelt, doch rettete er sich durch die Arbeit, indem er die Abhandlung über die Einsamkeit zu einem großen Werk erweiterte. Im Oktober 1782 heiratete er wieder und lebte dann in recht glücklicher Ehe. In den Jahren 1784–85 erschien sein vierbändiges Hauptwerk, in dem seine Vorzüge wie seine Schwächen deutlich zutage treten. Es hatte den verdienten großen Erfolg. Katharina II. schrieb dem Verfasser, dieses Buch sei das stärkste Gegengift gegen die Hypochondrie. Ihm aber half es doch nichts. Je älter er wurde, um so mehr wuchsen Krankheit und Streit. Im Jahre 1786 ließ ihn Friedrich II. vor seinem Tode rufen und er besuchte dann den König einige Wochen lang täglich zweimal. Auf Grund seiner persönlichen Beobachtung, sowie mündlicher und schriftlicher Mitteilungen von hohen Beamten veröffentlichte er in der Folge mehrere Schriften über den preußischen König, in denen er nicht nur die eigene Person zu sehr hervortreten ließ, sondern auch in der schärfsten Weise gegen die Berliner Aufklärer und die Aufklärungssynagoge polemisierte. »Sie hauen, stechen, schießen um sich her, mein bester Zimmermann [schrieb Gleim], wie ein von allen Ständen der Menschen im höchsten Grade Beleidigter!« Es entstand ein wahrer Sturm der Entrüstung, Zimmermann wurde von vielen Seiten auf das heftigste angegriffen und antwortete seinen Gegnern mit Keulenschlägen. Die Aufregung durch die Polemik mußte Zimmermanns krankhafte Verstimmung steigern. »In seinem sonst so hellen Kopfe ward es immer trüber, die Ideen verwirrten sich und er versank immer tiefer in die schwärzeste Hypochondrie.« »Schreckensbilder einer tief haftenden Monomanie bemächtigten sich seiner; Plünderung und Verwüstung, Auswanderung und Elend wurden jetzt seine herrschenden Gedanken.« Er fürchtete besonders die Folgen der Französischen Revolution. »Bald fürchtete er von den Franzosen als Aristokrat verhaftet und gemißhandelt zu werden, bald glaubte er vor Armuth Hungers sterben zu müssen.« Er aß nur ein paar Bissen, gab dann den Teller dem Diener zum Aufheben, damit er morgen auch etwas habe. Das Silber ließ er einpacken, damit es den Franzosen nicht in die Hände komme. »Vom Monat November 1794 an verlor er Schlaf, Appetit, Kräfte und magerte auffallend ab.« Trotz einer Besserung im Frühjahr 1795 wurde der Zustand immer schlimmer. Der Kranke wurde ganz leistungsunfähig und mehr und mehr eine Beute seiner melancholischen Wahnvorstellungen. »Von der schrecklichsten inneren Unruhe und Aufregung ward er gequält, und stets klagte er über die unerträglichsten Schmerzen; ganze Stunden lang war sein Winseln und lautes Klagen vernehmlich.« Am 7. Oktober 1795 starb Zimmermann im 67. Jahre.

Über den vortrefflichen unglücklichen Mann schrieb Tissot: »Zimmermann vereinigte in sich ein großes und originelles Genie, eine glänzende Einbildungskraft, viel

Witz, eine seltene Urteilskraft und sehr ausgebreitete Kenntnisse. Seine Seele war rein, sein Herz vortrefflich; niemand konnte seinen Pflichten mehr anhängen.« Die Witwe schrieb: »Was würde das für ein Mann gewesen sein, wenn seine Nerven ihn niemals beherrscht hätten!« –

Vergleicht man die hier gegebene Darstellung mit der Schilderung Goethes in Wahrheit und Dichtung, so sieht man, daß Goethe den Zimmermann sehr richtig und dabei wohlwollend beurteilt hat. Goethe sagt: »Zimmermann war gleichfalls eine Zeit lang unser Gast. Dieser, groß und stark gebaut, von Natur heftig und gerade vor sich hin, hatte doch sein Äußeres und sein Betragen völlig in der Gewalt, so daß er im Umgang als ein gewandter, weltmännischer Arzt erschien, und seinem innerlich ungebändigten Charakter nur in Schriften und im vertrautesten Umgange einen ungeregelten Lauf ließ. Seine Unterhaltung war mannichfaltig und höchst unterrichtend; und konnte man ihm nachsehen, daß er sich, seine Persönlichkeit, seine Verdienste sehr lebhaft vorempfand, so war kein Umgang wünschenswerther zu finden.« Goethe habe sich an Zimmermanns Eitelkeit nicht gestoßen, er habe, da beide einander gelten ließen, in kurzer Zeit sehr viel von ihm gelernt. Er fügt hinzu, daß eitel eigentlich nicht der richtige Ausdruck sei, da dieses Leere bedeute, Zimmermann aber gerade »große Verdienste und kein inneres Behagen« hatte.

Der Tadel richtet sich gegen Goethes Bemerkungen über die Härte Zimmermanns gegen seine Kinder. »Dieser tadelnswürdigen Eigenheit eines so verdienstvollen Mannes würde ich kaum erwähnen, wenn dieselbe nicht schon öffentlich wäre zur Sprache gekommen, und zwar als man nach seinem Tode der unseligen Hypochondrie gedachte, womit er sich und Andere in seinen letzten Stunden gequält. Denn auch jene Härte gegen seine Kinder war Hypochondrie, ein partieller Wahnsinn, ein fortdauerndes moralisches Morden, das er, nachdem er seine Kinder aufgeopfert hatte, zuletzt gegen sich selbst kehrte. Wir wollen aber bedenken, daß dieser so rüstig scheinende Mann in seinen besten Jahren leidend war, daß ein Leibesschaden unheilbar, den geschickten Arzt quälte, ihn, der so manchem Kranken geholfen hatte und half. Ja dieser brave Mann führte bei äußerem Ansehen, Ruhm, Ehre, Rang und Vermögen das traurigste Leben, und wer sich davon aus vorhandenen Druckschriften noch weiter unterrichten will, der wird ihn nicht verdammen, sondern bedauern.«

Soviel ist sicher, daß aus Goethes Worten keine Animosität spricht. Sind seine Angaben über Zimmermanns Kinder nicht richtig, so kann es sich nur darum handeln, daß er falsch berichtet war. Es ist daher unpassend, wenn Zimmermanns Biograph meint, es handle sich bei Goethes Darstellung um »Dichtung«. Goethe erzählt, Zimmermanns Tochter sei auffallend ruhig und schweigsam gewesen, in ihrem Gesichte habe sich kein Zug von Teilnahme aufgetan. Diese Angaben stimmen mit Zimmermanns eigener Schilderung überein (sie war immer »stille, gepreßt, furchtsam und zurückhaltend«). Außerdem war nach Tissots Aussage das Mädchen damals verstört und in einem krankhaften Zustande, den richtig zu deuten die Frankfurter Wirte außerstande waren. Bei vorübergehender Abwesenheit des Vaters habe sich das Mädchen der Frau Rat zu Füßen geworfen und habe sie gebeten, sie zu behalten. Sie wolle nicht zu ihrem Vater zurückkehren, von dessen Härte und Tyrannei man sich keinen Begriff machen könne. Ihr Bruder sei über diese Behandlung wahnsinnig geworden, sie habe es nur deshalb bisher ertragen, weil sie es nicht besser gewußt habe.

Die Frage ist also zunächst die, ist Zimmermann gegen seine Kinder hart gewesen? Zimmermanns Biograph verneint diese Frage und weist auf die zärtlichen Äußerungen in den Briefen und auf den der Tochter gewidmeten Nachruf in der »Einsamkeit« hin. Diese Beweisgründe wollen nicht viel sagen, denn wir erleben es auch heute oft genug, daß nervöse Personen durch Heftigkeit und Unverstand ohne eigentlich bösen Willen ihren Angehörigen das Leben verbittern und doch in ihren Briefen von Zärtlichkeit überfließen. Daß Zimmermann außerordentlich heftig und schroff war, steht fest; es können seine Kinder ihn gefürchtet haben, trotzdem daß er sie auf seine Weise liebte. Gewiß hat Goethe die Erzählung seiner Mutter nicht aus der Luft gegriffen. Auch ist es denkbar, daß das junge Mädchen in ihrer krankhaften Erregung Dinge gesagt hat, die sie nicht verantworten konnte. Zimmermann erzählt, daß er nach ihrem Tode die feurigsten Gebete um baldigen Tod unter ihren Papieren gefunden habe. Irrtümlich ist das, was Goethe über den Bruder sagt, da dieser erst später wahnsinnig geworden ist. Damit ist nicht gesagt, daß er sich nicht früher über den Vater beschwert habe. Irrtümlich ist die Bemerkung Goethes, daß man zuletzt den Ausweg gefunden habe, die Tochter in eine Pension zu tun. Sie kam aus der Pension. Diese Gedächtnisfehler Goethes sind verzeihlich; er hatte die Erinnerung, daß die Tochter sich bitter über Zimmermanns Härte gegen die Kinder beklagt habe und unwillkürlich ordnete sich das übrige diesem Hauptgedanken unter. Zu der Bemerkung Goethes, der Fehler Zimmermanns sei schon öffentlich zur Sprache gekommen, macht Zimmermanns Biograph zwei Fragezeichen, indessen wird Goethe, was er schrieb, nicht ohne Grund geschrieben haben. Wer will heute nachweisen, daß Goethe sich nicht auf bestimmte Äußerungen beziehen konnte? Daß Goethe sich etwas harter Ausdrücke bediente (z. B. »moralisches Morden«), ist gewiß zu bedauern, indessen mußte die Erinnerung an die spätere Geisteskrankheit Zimmermanns Goethes Gedanken über diesen Mann eine düstere Färbung geben. Zimmermann selbst hat sich zeit seines Lebens überspannter Ausdrücke bedient, die Erinnerung an diese Eigenheit mag auch Goethes Sprache hier schroffer gemacht haben, als es ihm sonst eigen war.

IX. Wahlverwandtschaften, Wanderjahre und kleinere Erzählungen

In den hier zusammengefaßten Werken aus Goethes Alter spielen Geisteskranke keine große Rolle, dagegen finden wir hier ziemlich häufig das Wunderbare. Die uns als wunderbar erscheinenden Ereignisse und Eigenschaften sind nach allgemeinem Zeugnisse in der Wirklichkeit immer an mehr oder weniger pathologische Persönlichkeiten geknüpft. Auch Goethe betont wiederholt das Pathologische dabei und dies berechtigt uns dazu, diese Dinge hier zu besprechen.

In den *Wahlverwandtschaften* ist Ottilie eine pathologische Persönlichkeit. Sie erinnert in mancher Hinsicht an Mignon: zarte Körperbeschaffenheit, vorwiegendes Gemütsleben, einseitige Begabung. Sie leidet an halbseitigen Kopfschmerzen und tötet sich schließlich durch Verhungern wie Sperata. Zum ersten Mal erwähnt Goethe bei Ottilie die Wahrnehmung bestimmter Bestandteile des Erdbodens durch veränderte körperliche Zustände. Ottilie liebt es nicht, einen bestimmten Weg zu gehen, sie empfindet dabei einen ganz eigenen Schauer und bekommt ihr Kopfweh an der linken Seite. Es stellt sich heraus, daß an jener Stelle in einiger Tiefe Steinkohlen liegen. Infolgedessen werden mit dem schönen Kinde Versuche angestellt. Es wird ein Apparat von goldenen Ringen, Markasiten [Eisenkies] und anderen metallischen Substanzen gebracht und die Versuchsperson muß an Fäden schwebende Metalle über liegenden Metallen halten. In Charlottens Hand bleibt der Faden ruhig. Ottilie »hielt den Pendel noch ruhiger, unbefangener, unbewußter über die unterliegenden Metalle: aber in dem Augenblicke ward das schwebende wie in einem entschiedenen Wirbel fortgerissen und drehte sich, je

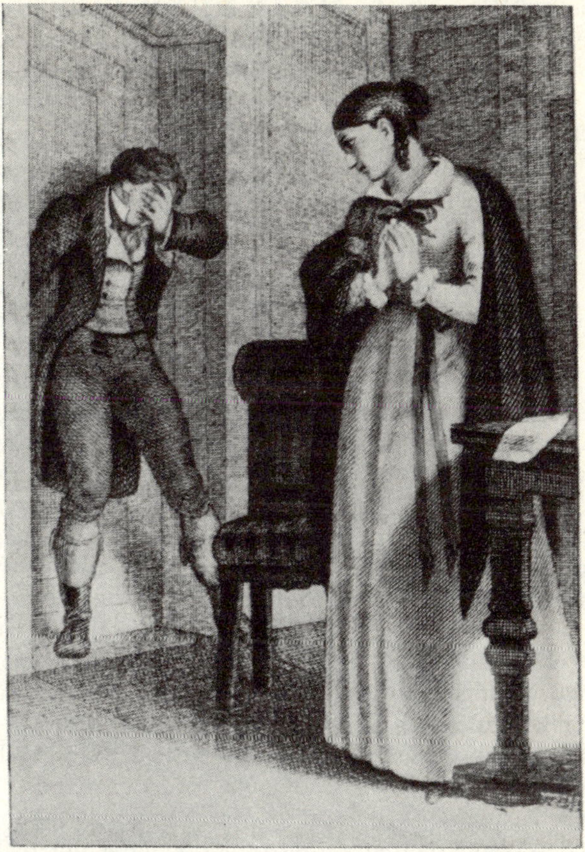

Titelkupfer zu den »Wahlverwandtschaften« von J. Stöber
nach Moritz von Schwind, 1828

nachdem man die Unterlage wechselte, bald nach der einen, bald nach der anderen Seite, jetzt in Kreisen, jetzt in Ellipsen, oder nahm seinen Schwung in geraden Linien.« Bei Wiederholung der Versuche tritt das Kopfweh ein. Düntzer bemerkt zu diesen Experimenten, daß damals die Versuche der Rhabdomantie, des Fühlens von unterirdischen Metallen, Mineralien und Wässern, die man 1806–07 mit dem Italiener Campetti angestellt hatte, berühmt waren. Schelling habe sich darüber in einer Notiz über die Eigenschaften der Erz- und Wasser-Fühler ausgesprochen.

Die »terrestrischen Märchen« kehren in den *Wanderjahren* wieder. Montan »eröffnet«, daß ihm »eine Person zur Seite gehe, welche ganz wundersame Eigenschaften und einen ganz eigenen Bezug auf alles habe, was man Gestein, Mineral, ja sogar was man überhaupt Element nennen könne. Sie fühle nicht bloß eine große Einwirkung der unterirdisch fließenden Wasser, metallischer Lager und Gänge, sowie Steinkohlen und was dergleichen in Massen beisammen sein möchte, sondern, was wunderbarer sei, sie befinde sich anders und wieder anders, sobald sie nur den Boden wechsele.« Später wird die Person geschildert. Sie erscheine als derbes Landmädchen, zur Arbeit auf dem Felde geschickt; werde sie durstig, so springe sie querfeldein zu versteckten Quellen. Düntzer erwähnt zu dieser Stelle außer den Versuchen mit Campetti die 1817 mit einer gewissen Katharina Beutler angestellten. Die Person Montans hält er für einen Bauernknaben.

Es scheint mir zweifellos, daß Goethe in den Geschichten vom Metall- und Wasser-Fühlen, bei denen man an die Wünschelrute denkt, mehr als Märchen gesehen habe.

In den Wanderjahren treffen wir ferner die wunderbare Makarie. Sie erscheint als ein älteres lediges Frauenzimmer mit hervorragenden intellektuellen und moralischen Eigenschaften. Sie lebt abgeschieden und gilt den sie verehrenden Familiengliedern als krank. In Wirklichkeit aber ist sie nicht krank, sondern nur durch ihre merkwürdigen inneren Zustände zur Abtrennung genötigt. »Makarie befindet sich zu unserem Sonnensystem in einem Verhältniß, welches man auszusprechen kaum wagen darf. Im Geiste, der Seele, der Einbildungskraft hegt sie, schaut sie es nicht nur, sondern sie macht gleichsam einen Theil desselben: sie sieht sich in jenen himmlischen Kreisen mit fortgezogen, aber auf eine ganz eigene Art; sie wandelt seit ihrer Kindheit um die Sonne und zwar, wie nun entdeckt ist, in einer Spirale, sich immer mehr vom Mittelpunkt entfernend und nach den äußeren Regionen hinkreisend.« Ich muß gestehen, daß ich mir bei diesen Angaben gar nichts denken kann. Man möchte glauben, Goethe habe die Leser mit diesen Geheimnissen ein wenig mystifizieren wollen. Düntzer meint, manche Züge zu Makarien habe dem Dichter »ohne Zweifel« Frau von Stein dargeboten, die von frühester Jugend an sich von den Sternen wunderbar angezogen gefühlt habe und noch im höchsten Alter den Beobachtungen der Gestirnwelt nachhing. Das mag ja sein, aber erfreulicher wird dadurch die in Spirallinien von der Sonne weglaufende Makarie nicht. Offenbar kommt Makarien auch eine Art von animalischem Magnetismus zu, denn als sie die leidenschaftliche und verstimmte Lydia auf den Kopf küßt, verliert diese ihren schweren lästigen Kopfdruck. Natürlich hat man zu denken, daß das Wohlwollen der Heiligen den Druck von der Sünderin nehme, doch schließt diese Deutung eine wirkliche Heilung von körperlichen Beschwerden nicht aus.[12] Wenn Rich. M. Meyer auf Goethes eigene Empfindlichkeit gegen Witterungseinflüsse hinweist, so paßt das vielleicht nicht ganz. Eher läßt man sich den Hinweis dieses Autors auf die Somnambulen gefallen. Ob freilich Goethe, als er Makarien beschrieb, an die verwirrten Äußerungen der Seherin von Prevorst über ihren Zusammenhang mit Sonne und Mond, des Lebenskreises mit

12 Neuerdings hat R. M. Meyer darauf hingewiesen, daß ein alter Schriftsteller, Stockfleth (1669–73) eine »kunst- und tugendgezierte Macarie« geschildert habe. Von ihr verbreitet sich über die Umgebung Ruhe, Klarheit, Veredelung. Damit sei die Ähnlichkeit mit Goethes M. zu Ende.

dem Sonnenkreise gedacht hat, weiß ich nicht[13], jedoch phantasierten die Somnambulen wohl manchmal in solcher Weise.

Wunderbare Ereignisse spielen in den *Erzählungen der Ausgewanderten* eine Rolle. In einer Geschichte wird von der Nachwirkung des Wunsches eines sterbenden verschmähten Liebhabers berichtet. Gegen Mitternacht ertönt in der Nähe der grausamen Geliebten eine klägliche, durchdringende, ängstliche und lange nachtönende Stimme, die von allen Leuten in der Nähe gehört wird. Der Schrei wiederholt sich zur gleichen Stunde an den verschiedensten Orten, die das Frauenzimmer aufsucht. In der Folge wird von einem 14jährigen Mädchen erzählt, das ausschließlich beim Gehen von Klopftönen verfolgt wurde. Als das Mädchen mit der Hetzpeitsche bedroht wird, hört das Pochen auf. Diese Geschichte ist recht merkwürdig. Zu Goethes Zeit ahnte man noch nicht, welche wichtige Rolle später die Klopftöne spielen würden, und andererseits haben die meisten späteren Berichterstatter Goethes Erzählung sicher nicht gekannt. Trotzdem gleichen viele moderne Berichte ganz der Anekdote Goethes. Jugendliche hysterische Personen werden auf unbekannte Weise Ursache von eigentümlichen Geräuschen oder Bewegungen, am häufigsten von Klopftönen, und das Phänomen hängt vom Gemütszustande der »Medien« ab.

Sympathie lebloser Gegenstände zeigt sich in folgender Erzählung. Ein Schreibtisch verbrennt bei einer Feuersbrunst. Zur gleichen Zeit springt die Deckplatte

13 Als Goethe über Magnetismus und die Seherin von Prevorst sprach (zu dem Kanzler v. Müller), bemerkte er: »ich habe mich immer von Jugend auf vor diesen Dingen gehütet, sie nur parallel an mir vorüberlaufen lassen. Zwar zweifle ich nicht, daß diese wundersamen Kräfte in der Natur des Menschen liegen, ja sie müssen darin liegen, aber man ruft sie auf falsche, oft frevelhafte Weise hervor. Wo ich nicht klar sehen, nicht mit Bestimmtheit wirken kann, da ist ein Kreis, für den ich nicht berufen bin. Ich habe nie eine Somnambule sehen mögen.«

eines anderen Schreibtisches, der von demselben Meister (Röntgen) aus demselben Baumstamme verfertigt worden ist. –

Es sei gestattet an dieser Stelle an anderweite Mitteilungen Goethes über das Wunderbare zu erinnern. Es trat ihm schon in der Kindheit entgegen. Sein Großvater Textor hatte »die Gabe der Weissagung«, besonders hatte er bedeutungsvolle Träume. So erzählt Goethe bekanntlich in Wahrheit und Dichtung. Er fügt hinzu, daß Personen ohne Ahnungsvermögen in Textors Sphäre für den Augenblick die Fähigkeit erhielten, ferne Krankheit oder Tod vorzuempfinden. Inwieweit Goethe früher auf solche Angaben Wert gelegt hat, wissen wir nicht. Als er seine Jugendgeschichte schrieb, führten ihn wohl Bettinas Mitteilungen auf jene Anekdoten. Nach Bettina hatte auch die Großmutter Textor telepathische Empfänglichkeit, wie die Todankündigung eines ihrer Freunde dartat. Sie hörte in einer Nacht Seufzen und Rauschen von Papier, fürchtete sich sehr. Am andern Morgen brachte man ihr ein zerknittertes Papier, auf das der sterbende Freund seine letzte Bitte hatte schreiben wollen. Sie nahm die Waise zu sich, so den unausgesprochenen Wunsch deutend. Goethe sagt, auf keines der Kinder und Enkel sei die Gabe des Großvaters übergegangen. Dem widersprechen aber seine eigenen Mitteilungen. Man erinnere sich an den bekannten Wachtraum, in dem Goethe sich im hechtgrauen Anzuge erblickt und den er selbst als fatidik, als Vorbild der Zukunft ansieht. Ferner sagte Goethe zu Eckermann: »Wir wandeln alle in Geheimnissen«, und erzählte dann von Ahnungen und Fernwirkungen der Seele, »wovon ich mehrere Beispiele erzählen könnte.« Er selbst habe durch den bloßen Willen die Gedanken anderer beeinflußt. Nun folgt eine Geschichte, nach der er einmal die Geliebte einzig durch seine Sehnsucht aus ihrem Zimmer auf die Straße gelockt habe. In den Briefen des Heinrich Voß wird berichtet, Goethe habe am letzten Neujahrsmorgen, den Schiller erlebte, ihm ein Gratulationbillett geschrieben. Als er es durchlas, fand er zu seinem Schrecken, daß er unwillkürlich geschrieben hatte: »der letzte Neujahrstag«, statt »erneute«, oder »wiedergekehrte« oder dgl.; voll Schrecken zerriß er das Billett und begann ein neues. Als er an die ominöse Zeile kam, konnte er sich nur mit Mühe enthalten, wieder vom letzten Neujahrstage zu schreiben. »So drängte ihn die Ahnung!« Am selben Tage erzählte Goethe der Frau von Stein den Zufall und sagte, es ahne ihm, daß entweder er oder Schiller in diesem Jahre scheiden werde.

In dem Aufsatz über Filippo Neri berichtet Goethe teilnehmend über die wunderbaren Ereignisse, die dieser Heilige eben so wie die anderen Heiligen erlebt hat: Ekstase, Levitation, Telepathie usw. Gelegentlich sagt er: »Ihn berechtigten jedoch zu einer so seltsamen Pädagogik die außerordentlichsten, zwischen den höchst geistigen und höchst körperlichen schwebend erscheinenden Naturgaben: Gefühl einer sich nahenden noch ungesehenen Person, Ahnung entfernter Begebenheiten, Bewußtsein der Gedanken eines vor ihm Stehenden, Nöthigung anderer zu seinen Gedanken.«

Wie schon erwähnt, hat B. Cellini Ahnungen und geheime Antriebe, als faßte ihn jemand und spräche zu ihm.

Goethe hat zwar zu Riemer gesagt: »Der Aberglaube ist den Dichtern zuträglich«, indessen ist es wohl sicher, daß wenigstens der alte Goethe in den Berichten über das Wunderbare nicht nur Aberglauben gesehen hat. Es entspricht vollständig seiner zarten und scheuen Art zu denken, daß er nicht alles ablehnte, was unserer alltäglichen Erfahrung zu widersprechen scheint. Er stand dem Unerkannten mit Ehrfurcht gegenüber und war nicht geneigt, mit den plumpen Geistern zu schreien: alles, was ich nicht begreife, ist Betrug. Er begnügte sich gern mit Andeutungen. Je älter er wurde, um so mehr liebte er eine geheimnisvolle Ausdrucksweise. Mit Vorliebe sprach er von »dem Dämonischen«. Trotz zahlreicher Äußerungen kann man nicht recht sagen, was er sich dabei gedacht hat. »Das Dämonische«, sagte er zu Eckermann, »ist dasjenige, was durch Verstand und Vernunft nicht aufzulösen ist. In meiner Natur liegt es nicht, aber ich bin ihm unterworfen.« Das Dämonische äußere sich in einer durchaus positiven Tatkraft. Napoleon und auch Carl August hatten das Dämonische, bei Mephistopheles dagegen ist es nicht vorhanden, es ist zu negativ. Dagegen lebte es in B. Cellini, in Filippo Neri. »Je höher ein Mensch, desto mehr steht er unter dem Einfluß der Dämonen und er muß nur immer aufpassen, daß sein leitender Wille nicht auf Abwege gerathe.« Der Mensch muß wieder ruiniert werden; hat er seine Sendung erfüllt, so stellen ihm die Dämonen ein Bein nach dem andern. Auch in Wahrheit und Dichtung finden wir Auseinandersetzungen über das Dämonische. Bielschowsky sagt von ihnen: »Aber bei der Unbestimmtheit des weder göttlichen noch teuflischen Wesens, das durch Verstand und Vernunft nicht aufzulösen ist und das ihm auch das Unbelebte zu durchdringen schien, war es ihm unmöglich, mit allen Darlegungen etwas Deutliches und Faßliches auszusprechen. So viel läßt sich jedoch erkennen, daß es ihm beim Menschen eine dunkelwirkende Macht war, die ihn mit unbegrenztem Zutrauen zu sich selbst erfüllt, und dadurch ihn ebenso zu großer erfolgreicher That befähigt, wie sie ihn in Unheil oder Verderben führt.« Vielleicht würde Goethe folgende Darstellung nicht ganz abgelehnt haben. Es ist nur Schein, daß wir vollkommen getrennte Individuen sind. Wie wir in materieller Auffassung nur Teile eines Systems sind, die Materie durch uns hindurchtritt, materielle Bewegungen ungehindert durch das Ganze ziehen, so sind wir auch in geistiger Beziehung in ein

Ganzes eingepflanzt und nehmen an seinem Leben teil, leben und handeln als seine Organe. Im normalen oder Durchschnitts-Zustand merken wir von unserer tatsächlichen Verbindung untereinander und mit dem Ganzen nichts, in pathologischen Zuständen aber und besonders beim Genie reißen sozusagen für Augenblicke die uns umhüllenden Wolken, es kommt zu einem Handeln und Erleiden ungewöhnlicher Art, der Einfluß des für uns Unbewußten außer uns wird fühlbar. So kommen die Eigenschaften und Ereignisse zustande, die wir je nach ihrer Erscheinung bald als wunderbar, bald als dämonisch zu bezeichnen geneigt sind. Sie fallen ebenso wie das Gewöhnliche in den gesetzlichen Zusammenhang der Dinge, es liegt nur an unserer Unkenntnis, daß wir ihre gesetzlichen Beziehungen nicht verstehen.

Überblicken wir die Goetheschen Gestalten, so finden wir, daß, abgesehen von historischen Darstellungen, nur bei wenigen eine naturgetreue Schilderung krankhafter Geisteszustände gegeben ist. Lila, Orest, der Harfner, Mignon sind freierfundene, bzw. nachgebildete Gestalten der Phantasie. Darstellungen nach der Natur sind eigentlich nur der junge Wahnsinnige im Werther, in gewissem Sinne Werther selbst, der närrische Graf und, sozusagen wider den Willen des Dichters, Tasso. Goethe würde demnach im psychiatrischen Examen nur mäßig gut bestehen, eine weniger gute Note als Shakespeare davontragen. Natürlich kommt es aber darauf gar nicht an. Das, was uns wichtig ist, liegt darin, daß Goethe ohne jede theoretische Schulung, von der Bedeutung des Pathologischen durchdrungen war, daß er öfter als ein anderer Dichter auf dieses hinweist, und ganz besonders, daß er die Zwischenformen zwischen Gesundheit und Krankheit, die vorübergehenden pathologischen Trübungen mit scharfem Blicke verfolgt. Weil wir bei Goethe das dichterisch erfaßte Bild des wirklichen Lebens finden, deshalb sind seine Darstellungen so reich an pathologischen Zügen und an Hinweisen auf das Pathologische.

Die folgende Bemerkung über Schiller, bzw. deren von mir hervorgehobenen Worte hätte ich meiner Abhandlung geradezu als Leitspruch vorausstellen können. »Die meisten Stellen [Schillers], an welchen Tieck etwas auszusetzen hat, finde ich Ursache als pathologische zu betrachten. Hätte nicht Schiller an einer langsam tödtenden Krankheit gelitten, so sähe das alles ganz anders aus. Unsere Correspondenz, welche die Umstände, unter welchen Wallenstein geschrieben worden, auf's Deutlichste vorlegt, wird hierüber den wahrhaft Denkenden zu den würdigsten Betrachtungen veranlassen und *unsere Ästhetik immer enger mit Physiologie, Pathologie und Physik vereinigen, um die Bedingungen zu erkennen, welchen einzelne Menschen sowohl als ganze Nationen, die allgemeinsten Weltepochen so gut als der heutige Tag unterworfen sind.*« Was Goethe mit dem Pathologischen bei Schiller meinte, zeigt eine Äußerung an Eckermann: »Schiller hat nie viel getrunken, er war sehr mäßig; aber in solchen Augenblicken körperlicher Schwäche suchte er seine Kräfte durch etwas Liqueur oder ähnliches Spirituoses zu steigern. Dies aber zehrte an seiner Gesundheit und war auch den Productionen selbst schädlich. Denn was gescheite Köpfe an seinen Sachen aussetzen, leite ich aus dieser Quelle her. Alle solche Stellen, von denen sie sagen, daß sie nicht just sind, möchte ich pathologische Stellen nennen, indem er sie nämlich an solchen Tagen geschrieben hat, wo es ihm an Kräften fehlte, um die rechten und wahren Motive zu finden.« –

Einzelne Bemerkungen Goethes über krankhafte Geisteszustände finden wir an vielen Stellen. Ich will hier noch einige zusammenstellen, beabsichtige aber nicht, Vollständigkeit zu erreichen. Bekannt sind die Erörterungen über Hamlet und Ophelia in Wilhelm Meister. Goethe faßt den Hamlet mit Recht nicht als Geisteskranken auf, sondern als einen Menschen, dessen Kraft nicht seiner Aufgabe entspricht, der überlegt statt zu handeln. Bei Ophelia betont er sehr nachdrücklich ihre unbewußte Sinnlichkeit und erklärt dadurch den Umstand, daß sie in der Verwirrtheit nicht »Fragmente aus melancholischen Balladen«, wie Aurelie es haben möchte, sondern Liebesliedchen singt. Heinroth billigt Goethes Beurteilung der Ophelia. Man muß jedoch bemerken, daß der Schluß von den Liebesliedchen auf besonders starke Sinnlichkeit nicht ohne weiteres richtig ist. Gerade die Vorstellungen, die in der Besonnenheit absichtlich zurückgedrängt werden, kommen bei Mangel der Besonnenheit zum Vorschein. Auch vollkommen züchtige Mädchen haben von den Angelegenheiten der Liebe mancherlei gehört und wissen, daß sie das wichtigste im weiblichen Leben sind; je reiner sie sein möchten, um so mehr haben sie sich bemüht, ihrer Phantasie die Beschäftigung mit dem Sinnlichen zu untersagen, und um so leichter wird im Delirium das Verbotene Gegenstand des Denkens sein. Diese Tatsache kann Shakespeare sehr wohl bekannt gewesen sein und es ist durchaus nicht nötig, daß er Ophelien für sinnlicher als ein anderes Mädchen hat ausgeben wollen.

Ebenso wie Ophelia durch Gemütsbewegungen krank wird, erscheint die Leidenschaft bei Goethe als Ursache geistiger Störungen überhaupt. Bei jeder leidenschaftlichen Erregung kann man sich eine Steigerung vorstellen, wo die Leidenschaft in Wahnsinn umschlägt. So spricht Goethe von seinen eigenen Leidenschaften an verschiedenen Stellen. Werther sagt, »meine Leidenschaften waren nie weit vom Wahnsinn«. Besonders deutlich tritt diese Auffassung in einer Äußerung Jarnos zutage. Dieser sagt (als Montan in den Wanderjahren), Wilhelm habe sich bisher mit der Heilung von Seelenleiden beschäftigt, er solle lieber Chirurgie treiben, denn zu jener vermöge der Verstand nichts, die Vernunft wenig, nur die Zeit viel, entschlossene Tätigkeit alles. Nun hat sich bekanntlich Wilhelm durchaus nicht mit Psychiatrie beschäftigt, wenn man von seiner Teilnahme für den Harfner absieht, sondern sein Studium sind eben die Leidenschaften gewesen. Dächte der Dichter nicht Seelenschmerz und Seelenkrankheit in naher Beziehung, so könnte er die Antithese Jarnos nicht zulassen.

Über die Behandlung Geisteskranker spricht ausführlicher und weniger absprechend als Jarno der Landgeistliche, zu dem der Harfner gebracht worden ist. Er betrachtet »die Methode, Wahnsinnige zu curiren«, als eine ihm zukommende Angelegenheit. »Außer dem Physischen«, sagt der Geistliche, »das uns oft unüberwindliche Schwierigkeiten in den Weg legt und worüber ich einen denkenden Arzt zu Rathe ziehe, finde ich die Mittel, vom Wahnsinne zu heilen, sehr einfach. Es sind dieselben, wodurch man gesunde Menschen hindert, wahnsinnig zu werden. Man errege ihre Selbstthätigkeit, man gewöhne sie an Ordnung, man gebe ihnen einen Begriff, daß sie ihr Sein und Schicksal mit so vielen gemein haben, daß das außerordentliche Talent, das größte Glück und das höchste Unglück nur kleine Abweichungen vom Gewöhnlichen sind, so wird sich kein Wahnsinn einschleichen, und wenn er da ist, nach und nach wieder verschwinden.« Wahrscheinlich kam es zu Goethes Zeiten bei der Mangelhaftigkeit der öffentlichen Heilanstalten oft vor, daß Landgeistliche leidlich ruhige Geisteskranke in Pflege nahmen. Goethe mag solche Leute kennengelernt und ähnliche Reden wie die hier wiedergegebenen von ihnen gehört haben. Doch ist es mir nicht gelungen, einen geschichtlichen Anhalt zu finden. Anzuerkennen ist bei dem Geistlichen die humane Auffassung, die von barbarischen Mitteln nichts weiß. Bekanntlich war zu Goethes Zeit die Behandlung der

Geisteskranken durch Zwang noch allgemein verbreitet. Man schnallte unruhige Kranke auf den Zwangsstuhl, suchte sie wohl gar durch die Drehmaschine mürbe zu machen, oder legte ihnen doch zum mindesten die Zwangsjacke an. Bei widersetzlichem Verhalten kamen »Strafen« zur Anwendung, kalte Begießungen und anderes mehr. Jedoch war auch der offiziellen Irren-Behandlung ein humaner Geist damals nicht abzusprechen (vgl. S. 97 ff.). Man darf nicht vergessen, daß die uns jetzt erschreckenden Zwangsmaßregeln nur bei verhältnismäßig wenig Kranken und nur vorübergehend angewendet wurden. Die Art von Kranken, die ein Geistlicher in seinem Hause verpflegen konnte, fand auch in den meisten oder doch in vielen Anstalten eine milde Behandlung. Auch die Anschauung, daß man ruhigen Kranken durch solche Belehrungen nützen könne, wie sie der Geistliche empfiehlt, war damals weit verbreitet. Sogar unser modernstes Heilmittel, die Anregung der Kranken zu eigener Arbeit, wurde schon damals empfohlen, wie denn z. B. im Anfang des Jahrhunderts die Anstalt Sonnenstein bei Pirna, die 1811 eröffnet wurde, den Kranken verschiedenartige Gelegenheiten zur Tätigkeit darbot. Nach alledem ist eine besondere Weisheit in den Worten des Geistlichen nicht zu finden. Daß man weder den, der die Bedingungen des Irreseins in sich trägt, durch die Maßregeln des Geistlichen vor Erkrankung bewahren, noch die Erkrankten durch sie heilen kann, das weiß man jetzt nur allzugut.

Die einseitig psychologische Auffassung der krankhaften Geisteszustände tritt auch in folgender Äußerung zutage: »Der Mensch ist als wirklich in die Mitte einer wirklichen Welt gesetzt und mit solchen Organen begabt, daß er das Wirkliche und nebenbei das Mögliche erkennen und hervorbringen kann. Alle gesunden Menschen haben die Überzeugung ihres Daseins und eines Daseienden um sie her. Indessen giebt es auch einen hohlen Fleck im Gehirn, d.h. eine Stelle, wo sich kein Gegenstand abspiegelt, wie denn auch im Auge selbst ein Fleckchen ist, das nicht sieht. Wird der Mensch auf diese Stelle besonders aufmerksam, vertieft er sich darin, *so verfällt er in eine Geisteskrankheit,* ahnet hier Dinge aus einer anderen Welt, die aber eigentlich Undinge sind und weder Gestalt noch Begränzung haben, sondern als leere Nacht-Räumlichkeit ängstigen und den, der sich nicht mehr losreißt, mehr als gespensterhaft verfolgen.« Die Stelle klingt, als wäre sie in Verzweiflung über eine idealistische Philosophie geschrieben.

Zu Riemer sagte der alte Goethe: »Der Grund von allem ist physiologisch. Es giebt ein *Physiologisch-Pathologisches,* z.B. in allen Übergängen der organischen Natur, die aus einer Stufe der Metamorphose in die andere tritt. Dies ist wohl zu unterscheiden vom eigentlich *morbosen* Zustande. Wirkung des Äußeren bringt Retardationen hervor, welche oft pathologisch im ersten Sinne sind. Sie können aber auch jenen morbosen Zustand hervorbringen und durch eine umgekehrte Reihe von Metamorphosen das Wesen umbringen.« Bei dem Physiologisch-Pathologischen darf man wohl an die körperlichen und geistigen Störungen denken, die die Pubertät, den Eintritt in das Greisenalter und anderes begleiten können.

Den Schluß möge eine scherzhafte Szene aus Eckermanns Gesprächen machen. Einmal war Hegel zum Tee bei Goethe. Es wurde über Dialektik gesprochen und Goethe meinte, sie werde oft gemißbraucht, um das Falsche wahr, und das Wahre falsch zu machen. Da hatte Hegel die Dreistigkeit zu erwidern: Das geschehe nur von Leuten, die geistig krank sind. Statt mit Nathan zu sagen: Du bist der Mann, antwortete Goethe mit gutmütigem Spotte, »solche dialektisch Kranke könnten im Studium der Natur Heilung finden«. –

Anhangsweise seien einige Äußerungen Goethes über

Genie und Krankheit wiedergegeben. Es ist eigen, sagte Eckermann, daß man so häufig bei ausgezeichneten Talenten, besonders bei Poeten findet, daß sie eine schwächliche Konstitution haben. »Das Außerordentliche, was solche Menschen leisten«, erwiderte Goethe, »setzt eine sehr zarte Organisation voraus, damit sie seltener Empfindungen fähig sein und die Stimme der Himmlischen vernehmen mögen. Nun ist eine solche Organisation im Conflict mit der Welt und den Elementen leicht gestört und verletzt, und wer nicht, wie Voltaire, mit großer Sensibilität eine außerordentliche Zähheit verbindet, ist leicht einer fortgesetzten Kränklichkeit unterworfen. Schiller war auch beständig krank. Als ich ihn zuerst kennen lernte, glaubte ich, er lebte keine 4 Wochen. Aber auch er hatte eine gewisse Zähheit, er hielt sich noch die vielen Jahre und hätte sich bei gesunderer Lebensweise noch länger halten können.« Weiterhin sagte Goethe: »Es gab zwar eine Zeit, wo man in Deutschland sich ein Genie als klein, schwach, wohl gar bucklig dachte; allein ich lobe mir ein Genie, das den gehörigen Körper hat.« Des Menschen Seele sei eine ewige Entelechie. »Ist aber die Entelechie mächtiger Art, wie es bei allen genialen Naturen der Fall ist, so wird sie bei ihrer belebenden Durchdringung des Körpers nicht allein auf dessen Organisation kräftigend und veredelnd einwirken, sondern sie wird auch, bei ihrer geistigen Übermacht, ihr Vorrecht einer ewigen Jugend fortwährend geltend zu machen suchen.«

Goethes eigentliche Meinung stimmt offenbar mit der Schopenhauers überein: der Mensch ist so, wie er aussieht. Das Vorgefühl dieser Tatsache erklärt wohl auch Goethes lebhafte Teilnahme an den physiognomischen Studien. Alle körperlichen Schwächen und Mängel sind zugleich auch geistige Defekte, harmonische Vollendung des Geistes fordert auch Schönheit und Stärke.

B
Goethes Person

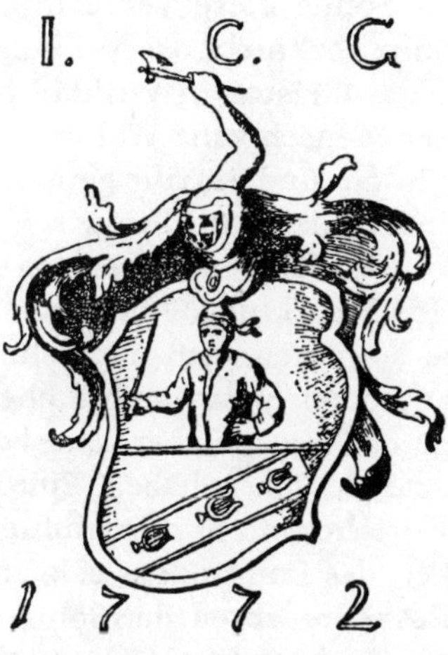

Wappen des Herrn Rat Goethe (Beschläge vom Kirchenstuhl der Familie)

1. Nachdem ich bisher über das Pathologische in Goethes Werken gesprochen habe, bleibt mir die schwierige Aufgabe noch übrig, über das Pathologische in Goethe selbst zu sprechen.

Das Individuum entsteht auch geistig durch die Mischung des Väterlichen und des Mütterlichen. Goethe ist immer als einer der wichtigsten Belege für Schopenhauers Lehre angesehen worden, nach der der Wille vom Vater, der Intellekt von der Mutter ererbt wird. Auch ich glaube, daß für Söhne diese Lehre in der Hauptsache zutreffe, verkenne aber nicht das Mißliche der Trennung des menschlichen Geistes in Willen und Intellekt. In Wahrheit ist der Mensch ganz Wollen und der Intellekt ist nur das auf Bilder und Begriffe gerichtete Wollen, das ebenso eine individuelle Reaktion sein muß wie das anderweite Wollen. Indessen ist doch so viel richtig, daß von einer klugen Frau kluge Söhne, von einer dummen dumme Söhne stammen, daß der Sohn eines braven, tapfern, ausdauernden Mannes ähnliche Eigenschaften zu haben pflegt, daß feige, lügnerische, boshafte Männer ihnen entsprechende Söhne haben. Eine reinliche Trennung läßt sich freilich nicht durchführen, denn gehört die Lebhaftigkeit des Empfindens z. B. zum Willen oder zum Intellekt? Andere lehren, daß Söhne vorwiegend der Mutter gleichen, Töchter dem Vater. Auch das ist richtig, muß aber mit Schopenhauers Lehre verknüpft werden derart, daß wir bei dem Sohne gewisse moralische oder Charakter-Eigenschaften des Vaters zu erwarten haben, im übrigen aber seine Geistesart der der Mutter ähnlich sein werde, daß umgekehrt bei der Tochter die Natur des Vaters mit Charakter-Eigentümlichkeiten der Mutter versetzt sein werde. Das Weitere liegt freilich ganz im dunkeln. Bei der Entstehung eines Menschen tritt etwas völlig Neues ein: Zwei Keimstoffe, wie sie in gleicher Weise einander noch nie getroffen haben, liefern ein Ergebnis, das noch nie dagewesen ist. Wir haben ja keine

Ahnung davon, wie beide aufeinander wirken; da mögen ihre Eigenheiten bald Hemmungen bewirken, bald vervielfachend wirken; die komplizierteste chemische Gleichung ist ein Kinderspiel gegen dieses Experiment. Auch müssen Beschaffenheit und Wirkungsart der Keimstoffe nach den Zeitumständen verschieden sein, außerdem sind die einzelnen Keime offenbar zur selben Zeit verschieden, da sonst die oft weitgehende Verschiedenheit der Geschwister gleichen Geschlechts unerklärbar wäre.[14]

Bei der Mangelhaftigkeit unserer Einsicht kann von einer befriedigenden Erklärung des Wunders Goethe aus den Eigenschaften seiner Eltern keine Rede sein.

Goethe sagt selbst, er habe vom Vater die Natur. Über die Ähnlichkeit der Gesichtszüge ist, soviel ich nach den mir bekannten Bildern urteilen kann, schwer etwas zu sagen. Verläßt man sich auf den ersten Eindruck, so ist die Ähnlichkeit zwischen Goethe und der Mutter unverkennbar, besonders die Augen und die Züge der Mundgegend bewirken diesen Eindruck. Dagegen ist die Nase der Mutter ganz anders als die des Sohnes und die Stirn ist mehr nach vorn gebaut. Andererseits besteht zwischen dem Bilde des Rates von Melchior und den Bildern des alten Dichters trotz aller Verschiedenheit ausgesprochene Verwandtschaft, besonders nach Stirn, Nase, Wange.

Als Eigenschaften des Vaters werden genannt: »ernste Beharrlichkeit und Gediegenheit, die sich in dem größten Lehr- und Lerneifer, in strenger Ordnungsliebe, gepaart mit Gewissenhaftigkeit, in Rücksichtslosigkeit gegen sich selbst, in Bedürfnißlosigkeit und eiserner Selbstzucht äußerte.« Es ist ersichtlich, daß dieselben

14 In Wirklichkeit sind nicht nur die einzelnen Keime verschieden stark, so daß u. U. der eine männliche Keim stärker ist als der weibliche, der andere schwächer, sondern sie sind auch insofern qualitativ verschieden, als bei dem einen die väterlichen Eigenschaften des Eigentümers, bei dem andern seine mütterlichen Eigenschaften mehr ausgeprägt sind, ja die Fälle von Atavismus zeigen, daß noch weitergehende Differenzierungen vorkommen.

Tugenden am Sohne gerühmt werden dürfen. Beim Vater wurden sie getrübt durch eine gewisse Beschränktheit, die ihn als pedantisch, eigensinnig, gegen die Familie rücksichtslos, engherzig erscheinen lassen konnte. Das Auffallendste ist dem Sohne gegenüber das phantasielose nüchterne Wesen des Vaters. Dabei muß der Mann gut befähigt gewesen sein, was durchaus mit den Angaben über seine vortreffliche Mutter stimmt. Der Eigensinn, der den jungen Mann einsam gemacht und eines über das Haus hinausgreifenden Berufes beraubt hatte, wurde mit den Jahren immer größer. Geiz und mißtrauisch-mürrisches Wesen machten ihm und seiner Umgebung das Leben schwer. Im Alter verfiel er rasch, er wurde geistesschwach und verbrachte die letzten Jahre in einem traurigen Zustand. Es ist klar, daß das Pathologische in ihm stark war.

Wenn der Sohn in erster Linie der Mutter und diese ihrem Vater gleicht, so muß der mütterliche Großvater eine wichtige Person sein und Goethe muß seine eigenartige Befähigung zunächst dem Großvater Textor verdanken. Das ist nun schwer einzusehen, da das Bild des tüchtigen ehrenfesten Schultheißen uns als Vorbild eines Dichters nicht recht taugen will. Indessen hat dieser Mann doch wahrscheinlich latente Eigenschaften gehabt, seine Ahnungen und Träume deuten auf eine phantasievolle Natur. Im Grunde wissen wir recht wenig davon, wie es in dem alten Herrn ausgesehen hat. Auch von seiner Frau wissen wir recht wenig, aber ihr Bild mit den großen bedeutenden Augen, dem strengen Herrscherblick und der sehr hohen, mächtigen Stirn, bei dem man unwillkürlich an das Bild des Enkels denkt, beweist, daß sie ein ungewöhnliches Weib war.

Goethes Mutter ist nun durch die Schilderung des Sohnes, durch ihre Briefe und neuerdings durch Heinemanns schönes Buch nahegerückt. Gab der Vater den tüchtigen festen Grund des Geistes unseres Dichters, so wurde dieser doch erst durch die von der Mutter ererbten Eigenschaften zum Dichter. Überaus warme Empfindung und Phantasie, Frohmut und unbesiegbare Lebensfreude sind die wichtigsten Geschenke, die sie ihm gab. Ihre Urteilskraft überstieg weit das Mittel, aber hier ist die Vergleichung mit des Sohnes Geiste mißlich, denn der Geist ist im weiblichen Organismus doch wie verkleidet und wir würden bei den Müttern großer Männer nicht viel prophezeien können, wenn wir die Söhne nicht schon kennten. Das Pathologische war auf jeden Fall bei der Frau Rat gering.

Wir mögen uns anstellen, wie wir wollen, die Hauptsache bleibt ein Rätsel, eine »Ableitung« Goethes aus seinen Eltern gelingt nicht und nur ein geheimnisvolles Zusammentreffen günstiger Umstände kann den günstigen Erfolg gehabt haben. Daß es nicht auf die Teile an sich, sondern auf die richtige Zusammenstellung der Teile ankam, das zeigt in überraschender Weise Goethes Schwester. Cornelie war ihrem Bruder so ähnlich, daß man die Geschwister zeitweise »an Wachsthum und Bildung für Zwillinge halten konnte«, trotzdem fehlte ihr im Körperlichen und im Geistigen die Anmut. Das Hauptunglück scheint das Vorwiegen der väterlichen Eigenschaften bei der Tochter gewesen zu sein. Vater und Tochter verstanden sich dabei gar nicht, der Vater behandelte das Mädchen mit rücksichtsloser Strenge und machte durch »unglaubliche Consequenz« die Erziehung zur Qual, das Mädchen wurde verschüchtert, verbittert, ja sie haßte den Vater. Goethe selbst hat bekanntlich zeit seines Lebens die Schwester für ein merkwürdiges Problem gehalten. Er spricht von ihrem unschönen Körper. »Sie war groß, wohl und zart gebaut, aber die Züge ihres Gesichts waren weder bedeutend noch schön.« Bei Betrachtung des Bildes kann man wohl zugeben, daß die abscheuliche Frisur nachteilig wirkte, doch war offenbar auch das Gesicht trotz der schönen

Augen abstoßend, da die scharfen Züge, die starke Nase, die hohe Stirn wohl dem Bruder gut standen, die Schwester aber entstellten. Auf dem Bild fällt auch die schlechte Haltung auf. Sie habe von Ausschlag zu leiden gehabt, der wunderlicherweise besonders dann auftrat, wenn sie einen Ball besuchen wollte. Goethe betont besonders, sie sei ganz ohne Sinnlichkeit gewesen, habe geradezu Abneigung gegen den ehelichen Umgang gehabt und deshalb in unangenehmer Ehe gelebt. Er rühmt ihre hohe Sittlichkeit und ihren gesunden, scharfen Verstand, dazu kam aber »ein ernstes starres, gewissermaaßen liebloses Wesen«. »Meine Schwester war und blieb ein indefinibles Wesen, das sonderbarste Gemisch von Strenge und Weichheit, von Eigensinn und Nachgiebigkeit.« »Man hätte von ihr sagen können, sie sei ohne Glaube, Liebe und Hoffnung.« Am deutlichsten zeugt der Umstand, daß auch gegen die Mutter die Tochter abgeschlossen war, für ihr wunderliches Wesen. Schon in dem 1768–69 von ihr geführten Tagebuch tritt nach O. Jahn die Kränklichkeit, die später auch ihren gemütlichen Zustand so schwer und trübe machte, hervor. Sie klagt wiederholt über ihre Gesundheit, sie werde hypochonder, bald heftig und leidenschaftlich, bald stumpf und gleichgültig. Ihre Verlobung und Verheiratung mit Schlosser scheinen sie vorübergehend aus sich herausgehoben, belebt und erheitert zu haben. Doch war das Glück nicht von Dauer, da sie der Liebe nicht fähig war. Die etwa 3½ Jahre dauernde Ehe scheint für beide Teile eine Leidenszeit gewesen zu sein. Cornelie zeigte sich körperlich nicht widerstandsfähig: »jeder Wind, jeder Wassertropfen sperrt sie in die Stube«, meint Schlosser; nach der ersten Entbindung war sie fast zwei Jahre lang ans Bett gefesselt. Sie lebte mit sich und anderen unzufrieden und wurde immer mißmutiger. Nach ihrer zweiten Entbindung erlöste sie der Tod.

Daß die unglückliche Cornelie eine durchaus pathologische Natur war, das braucht wohl nicht erst auseinandergesetzt zu werden. Man stellt sich manchmal die Sache so vor, als wäre Cornelie aus Betrübnis über ihre körperlichen Mängel und durch das Verhältnis zum Vater erst krankhaft geworden. Das heißt natürlich die Dinge umkehren: Die äußeren Mißverhältnisse zeigten innere Mißverhältnisse an und sie konnte mit den Leute nicht auskommen, weil sie von vornherein abnorm war. Ein sehr wichtiges Symptom der Entartung ist die Zerstörung des Eros. Agape und Aphrodisia können da sein, aber sie tun sich nicht zusammen. Daher fehlt die Befriedigung für den Betroffenen und für die ihm Nächsten.

Über die nachgeborenen kränklichen und frühgestorbenen Geschwister Goethes wissen wir allzuwenig. Immerhin deutet diese Sterblichkeit auf ein pathologisches Moment vor der Geburt hin. Jakob allerdings wurde 6 Jahre und soll dann einer ansteckenden Krankheit in der Kriegszeit erlegen sein. Doch die nachfolgenden Mädchen wurden nur 2¼ Jahre, bzw. 7 Monate alt.

2. Goethe selbst kam bekanntlich asphyktisch zur Welt »durch Ungeschicklichkeit der Hebamme«. Er scheint sich dann normal entwickelt zu haben. Später erkrankten die Goetheschen Kinder an den Pocken und Wolfgang wurde nach seiner Schilderung recht stark betroffen. Er kam ohne stärkere Narben durch, aber »eine sehr lebhafte Tante, die früher Abgötterei mit mir getrieben hatte, konnte mich, selbst noch in späteren Jahren, selten ansehen, ohne auszurufen: Pfui Teufel! Vetter, wie garstig ist er geworden.« »Weder von Masern noch Windblattern, und wie die Quälgeister der Jugend heißen mögen, blieb ich verschont.« Weiterhin erfahren wir von Krankheiten, abgesehen davon, daß den Knaben die Aufregung über die Gretchen-Katastrophe krank machte, nicht viel bis zu der rätselhaften Erkrankung in Leipzig. Die eigene Schilderung Goethes lautet: »Schon

von Hause hatte ich einen gewissen hypochondrischen Zug mitgebracht, der sich in dem neuen sitzenden und schleichenden Leben [!?] eher verstärkte als verschwächte. Der Schmerz auf der Brust, den ich seit dem Auerstädter Unfall [er hatte sich an einem steckengebliebenen Wagen überhoben] von Zeit zu Zeit empfand, und der nach einem Sturz mit dem Pferde merklich gewachsen war, machte mich mißmuthig. Durch eine unglückliche Diät verdarb ich mir die Kräfte der Verdauung; das schwere Merseburger Bier verdüsterte mein Gehirn[15], der Kaffee, der mir eine ganz eigene triste Stimmung gab, besonders mit Milch nach Tische genossen, paralysirte meine Eingeweide und schien ihre Functionen völlig aufzuheben, sodaß ich deshalb große Beängstigungen empfand... Meine Natur ... schwankte zwischen den Extremen von ausgelassener Lustigkeit und melancholischem Unbehagen. Ferner war damals die Epoche des Kaltbadens eingetreten... Man sollte auf hartem Lager schlafen, nur leicht zugedeckt, wodurch dann alle gewohnte Ausdünstung unterdrückt wurde. Diese und andere Thorheiten, in Gefolg von mißverstandenen Anregungen Rousseaus, würden uns, wie man versprach, der Natur näher führen... Alles Obige nun, ohne Unterscheidung, mit unvernünftigem Wechsel angewendet, empfanden mehrere als das schädlichste und ich verhetzte meinen glücklichen Organismus dergestalt, daß die darin enthaltenen besonderen Systeme zuletzt in eine Verschwörung und Revolution ausbrechen mußten, um das Ganze zu retten.« Ich habe mit Bedacht die lange Stelle hergesetzt. Wüßte man nicht, wer das geschrieben hat, so würde man sagen, das ist die Anamnese eines

15 Am 26. August 1770 schreibt Goethe an Frl. v. Klettenberg: »So ist's doch mit allem wie mit dem Merseburger Biere, das erstemal schauert man, und hat man's eine Woche getrunken, so kann man's nicht mehr lassen.« Das Merseburger Bier galt damals im Gegensatz zu dem leichten, in Leipzig gebrauten Bier für stark, es war »Exportbier«.

Hypochonders. Man beachte die schweren Anklagen gegen den armen Kaffee. Abgesehen davon, daß Goethe in Leipzig wohl nicht allzu starken Kaffee getrunken haben wird, ist es doch ungeheuerlich anzunehmen, Milchkaffee könne die Funktionen der Eingeweide aufheben. Goethe will einfach sagen, er habe zu jener Zeit an Verstopfung gelitten. Seinen Zustand kennzeichnet Goethe auch dadurch, daß er meint, er sei damals seiner Umgebung durch widerliche Launen beschwerlich gewesen, er habe alle »durch krankhaften Widersinn mehr als einmal verletzt« und die Verletzten störrisch gemieden. Im ganzen wird eine Verstimmung geschildert, wie wir sie auch heute von nervösen jungen Leuten nicht selten geschildert hören. Es werden allerhand äußere Umstände angezogen, die mit der Sache selbst nicht viel zu tun haben und das Mißbehagen nicht erklären können. Der alte Goethe mag den Bericht zugestutzt haben, doch ist wohl nicht anzunehmen, daß die ganze Auffassung der Sache erst aus Goethes Alter stamme. Das Wesentliche war wohl, daß der junge Goethe sich überreizt hatte, weniger vielleicht durch Ausschweifungen im gewöhnlichen Sinne des Wortes, als durch geistige Aufregung. Liest man die Briefe, in denen er seine Eifersucht schildert, so kann man schon glauben, daß das Befinden unter den leidenschaftlichen Erregungen gelitten habe, besonders dann, wenn Bacchus und Venus hinterherkamen. Ob das Einatmen von salpetrig-sauren Dämpfen beim Behandeln der Radierungen zu seinen Übeln beigetragen habe, wie Goethe es vermutet, das sei dahingestellt.

Soweit wäre alles gut, aber nun kommt der unbegreifliche Blutsturz. Nach den letzten (oben zitierten) Worten, mit denen er auf das Ereignis hindeutet, fährt Goethe fort: »Eines Nachts wachte ich mit einem heftigen Blutsturz auf… Und so schwankte ich mehrere Tage zwischen Leben und Tod, und selbst die Freude an einer erfolgenden Besserung wurde dadurch vergällt, daß sich bei jener Eruption zugleich eine Geschwulst an der linken Seite des Halses gebildet hatte, die man erst jetzt, nach vorübergegangener Gefahr, zu bemerken Zeit fand.«

Die enge Verknüpfung zwischen dem Zustande der Unbehaglichkeit und dem Blutsturz kann vielleicht Sache der Redaktion sein. Wahrscheinlich dürfte jener eine Erscheinung für sich sein und erst in der Erinnerung mögen alle krankhaften Erscheinungen der Leipziger Zeit nahe aneinander gerückt sein.

Man kann über den Blutsturz verschiedener Meinung sein und ich glaube nicht, daß jetzt noch ein sicheres Urteil möglich sei. Soviel ich sehe, wird in der Goethe-Literatur der Blutsturz vielfach als Lungenblutung aufgefaßt. Goethe und seine Umgebung waren ursprünglich auch dieser Meinung. Goethe schreibt z. B. von Frankfurt aus an Herrn Schönkopf am 1. Oktober 1768, er befinde sich so gut als ein Mensch, der in Zweifel steht, ob er die Lungensucht hat oder nicht, sich befinden kann. Am 30. Dezember jedoch meldet er Kätchen: »meine Lunge ist so gesund als möglich«. Ob er und die Seinigen auch damals noch den Blutsturz für eine Lungenblutung, bzw. die Lunge für wiederhergestellt gehalten haben, erfahren wir nicht. Gegen die Annahme einer Lungenblutung läßt sich manches sagen. Sie würde eine Lungentuberkulose voraussetzen, aber ein Blick auf Goethes späteres Leben scheint zu zeigen, daß die Annahme der Tuberkulose zu den größten Unwahrscheinlichkeiten gehört. Die Tuberkulose kann zwar ausheilen, aber das geht gewöhnlich nicht so leicht, wenn es einmal zu einem Blutsturz gekommen ist, und schließlich bleibt der Geheilte ein brüchiger Mensch, der eines Lebens, wie es Goethe bis in das 83. Jahr geführt hat, nicht fähig ist. Auch wird niemals, weder in Wahrheit und Dichtung, noch in den Briefen und anderweiten Berichten aus der Jugend, von Husten, Auswurf, Fieber erzählt. Der Husten in Sesenheim scheint der Ausdruck eines gewöhnlichen Katarrhs gewesen zu sein. Indessen ist es doch nicht unmöglich, daß Goethe einen kleinen tuberkulösen Lungenherd gehabt habe, der unglücklicherweise zur Zerstörung eines größeren Blutgefäßes führte, bei Goethes guter Natur und seiner Kleinheit aber trotzdem rasch ausheilte. Nähme man das an, so würde man eine Erklärung für den Blutsturz gewinnen, der den alten Goethe am 26. November 1830 befiel. Man könnte dann vermuten, daß in der aus der Jugendkrankheit stammenden Narbe eine Blutgefäßausbuchtung, ein Aneurysma bestanden habe, das 1830 barst.

Ein Blutsturz ist eine plötzliche Blutentleerung aus dem Munde. Man könnte daher bei Goethe auch an eine Magenblutung denken. Ein Magengeschwür kann sich, ohne wesentliche Symptome zu machen, entwickeln, kann zufällig ein größeres Blutgefäß anfressen und kann definitiv vernarben, ohne weitere Folgen zu hinterlassen. Damit stimmt, daß sowohl vor dem Blutsturz als später in Frankfurt besonders von Verdauungsstörungen die Rede ist. In dem schon erwähnten Brief an Kätchen Schönkopf sagt Goethe geradezu, »aber am Magen sitzt was«. Indessen bezieht sich diese Äußerung eben auf den Dezember 68; daß er in Leipzig Magenschmerzen gehabt habe, wird nicht gesagt, auch nicht, daß der Blutsturz etwas mit dem Magen zu tun gehabt habe. Es kann sein, daß Goethe mit seiner Äußerung nur auf die Verstopfung und die von ihr abhängigen Kolikschmerzen zielt, wie denn auch jetzt die Leute ihre Darmbeschwerden oft auf den Magen schieben. Andererseits wäre es möglich, daß die Frankfurter Kolik ein Anfall von Magenschmerz gewesen wäre, wiewohl mir das nicht recht wahrscheinlich vorkommt.

Will man die Hypothese des Magengeschwüres nicht gelten lassen, die schließlich auch nicht sehr fest begründet ist, so könnte man an eine jener seltenen nervösen Blutungen denken. Daß diese vorkommen, ist sicher, wenn sie uns auch nicht recht verständlich sind: Bei nervösen Leuten jugendlichen Alters tritt ohne örtliche Schädigung da oder dort eine Schleimhautblutung auf, die eine Krisis im Sinne der alten Medizin darstellen kann. Endlich bliebe noch die Möglichkeit, daß die merkwürdige Geschwulst am Halse mit der Ursache der Blutung zusammengehangen habe. Diese Geschwulst zeigte sich später wahrscheinlich als Abszeß, denn sie wurde von den Ärzten in Frankfurt aufgeschnitten. Wie man sich die Sache denken sollte, das weiß ich auch nicht recht. Man müßte etwa annehmen, es habe sich um einen Varix, Venenknoten im Anfang der Speiseröhre gehandelt, dieser sei in der Nacht geplatzt, das Blut habe sich teils nach außen ergossen, teils zwischen die Muskeln, und aus letzterem Extravasat sei später der Abszeß geworden. Dergleichen Seltenheiten ex post zu diagnostizieren, das bleibt freilich eine schlimme Sache. Da uns aber nichts übrig bleibt, als die verschiedenen Möglichkeiten ins Auge zu fassen, so muß man auch noch an einen Fremdkörper denken, der die Speiseröhre seitlich durchbrechen, durch Verletzung eines Blutgefäßes eine Blutung verursachen und schließlich durch eine Eiterung nach außen entfernt werden kann. Merkwürdig wäre es allerdings, wenn das Eindringen eines solchen Fremdkörpers keine stärkeren Schmerzen verursachte, indessen unmöglich wäre das z. B. bei einem dünnen, glatten und spitzen Knochen nicht. Hat es sich um eine Lungen- oder eine Magenblutung gehandelt, so wäre die Halsgeschwulst wohl als zufällige Komplikation anzusehen und auf eine vereiterte Lymphdrüse zu beziehen.

Mag es nun so oder so sein, das ist sicher, daß Goethe sich ziemlich rasch wieder erholte. Er war geistig tätig, sah sich in Leipzig noch einen Studenten-Tumult an, reiste dann nach Hause, unterhielt sich unterwegs lebhaft und erschien wohl eher als unglücklicher Liebhaber, denn als Patient. In Frankfurt freilich fühlte er sich nicht wohl, er sei seinem Vater »als ein Kränkling, der *noch mehr an der Seele* als am Körper zu leiden schien«, entgegengetreten. Nun folgt eine ziemlich lange Zeit des Kränkelns. Abgesehen von der Eröffnung der Halsgeschwulst durch einen Chirurgen, der mehrfache Ätzungen folgten, scheint besonders die Stuhlverstopfung Not gemacht zu haben. »Mir war indeß noch eine sehr harte Prüfung vorbereitet: denn eine gestörte und man durfte wohl sagen für gewisse Momente vernichtete Verdauung brachte solche Symptome hervor, daß ich unter großen Beängstigungen das Leben zu verlieren glaubte und keine angewandten Mittel weiter etwas fruchten wollten.« Diese Stelle bezieht sich offenbar auf den Dezember 1768. Goethe schreibt darüber an Kätchen: »Ja meine Liebe, es ist wieder vorbey, und inskünftige müssen Sie sich beruhigen wenn es ja heißen sollte: Er liegt wieder! Sie wissen meine Constitution macht manchmal einen Fehltritt und in acht Tagen hat sie sich wieder zurechte geholfen; diesmal war's arg, und sah noch ärger aus als es war, und war mit schröcklichen Schmerzen verbunden.« Er sei drei Wochen lang nicht aus der Stube gekommen. Aus Corneliens Aufzeichnungen erfahren wir, daß Goethe am 7. Dezember 1768 von einer heftigen Kolik befallen wurde, so daß er starke Schmerzen erlitt. »Zwei Tage hielt dieser schreckliche Zustand an, dann wurde er etwas besser, doch konnte er noch keine Viertelstunde sich aufrecht halten« (nach O. Jahn). Im Januar soll ein neuer Anfall der Krankheit eingetreten sein. Am 13. Februar schreibt Goethe an Frl. Oeser: »O Mamsell, es war eine impertinente Composition von Laune meiner Natur, die mich vier Wochen, an den Bettfus, und vier Wochen an den Sessel anschraubte, daß ich eben so gerne die Zeit über, hätte in einen gespaltenen Baum wollen eingezaubert seyn.« ... »Trutz der Krankheit die war,

Trutz der Krankheit die noch da ist, binn ich so vergnügt, so munter, offt so lustig daß ich Ihnen nicht nachgäbe, und wenn Sie mich in dem Augenblicke jetzt besuchten, da ich mich in einen Sessel, die Füße wie eine Mumie verbunden, vor einen Tisch gelagert habe, um an Sie zu schreiben.« Warum die Füße verbunden waren, das wissen wir nicht, vielleicht hat es sich um eine ableitende Einpackung gehandelt. Die Angabe, daß er heiter, ja oft lustig sei, wiederholt Goethe an anderen Stellen. Mit der akuten Erkrankung in Leipzig ist die Mißstimmung gewichen und in Frankfurt wiegt trotz aller Reizbarkeit die Heiterkeit vor.

Man kann den Zustand des Rekonvaleszenten am besten als Nervosität bezeichnen. Er ist reizbar, wechselnden Stimmungen unterworfen, weicher als sonst, ja etwas schwachmütig und der Kritik abgeneigt. Die nervöse Verstimmung gibt sich auf verschiedene Weise kund. Man vergleiche die Schilderungen der Reizbarkeit in den Briefen, die Hinneigung zu mystisch-pietistischen Auffassungen, die in manchen Briefen geradezu frömmelnde Äußerungen bewirkt, die Beschäftigung mit »mystischen chemisch-alchymistischen Büchern« und entsprechenden Experimenten. Man vergleiche die an Fräulein Oeser gerichteten Verse vom 6. Nov. 1768[16], aus denen hervorzugehen scheint, daß auch die Ärzte Goethe als Nervösen behandelten. Man denke endlich an die

16 So launisch, wie ein Kind das zahnt;
Bald schüchtern, wie ein Kaufmann den man mahnt,
Bald still wie ein Hypochondrist,
Und sittig wie ein Mennonist,
Und folgsam, wie ein gutes Lamm;
Bald lustig, wie ein Bräutigam,
Leb' ich, und binn halb krank und halb gesund,
Am ganzen Leibe wohl, nur in dem Halse wund;
[d. i. wohl die eröffnete Geschwulst]
Sehr mißvergnügt daß meine Lunge
Nicht soviel Athem reicht, als meine Zunge
Zu manchen Zeiten braucht...

Heilung der Stuhlbeschwerden durch Suggestion. Der Arzt, »ein unerklärlicher, schlaublickender, freundlich sprechender, übrigens abstruser Mann«, lockte seine Patienten mit geheimnisvollen, selbstbereiteten Arzneien an. Besonders deutete er auf ein wichtiges Salz hin, von dem man gar nicht sprechen durfte und das nur in den größten Gefahren anzuwenden war. Als nun die Stuhlbeschwerden arg wurden, »in diesen letzten Nöthen zwang meine bedrängte Mutter mit dem größten Ungestüm den verlegenen Arzt, mit seiner Universalmedizin hervorzurücken.« Mitten in der Nacht lief er nach Hause und holte ein Gläschen mit alkalisch schmeckenden Kristallen [Glaubersalz?]. »Das Salz war kaum genommen, so zeigte sich eine Erleichterung des Zustandes, und von dem Augenblicke an nahm die Krankheit eine Wendung, die stufenweise zur Besserung führte.« Natürlich war man dem wenig lobenswerten Medikus sehr dankbar, wir aber sehen hier das typische Bild einer erfolgreichen Wachsuggestion, wie sie auch heute berufenen und unberufenen Heilkünstlern bei nervösen Übeln oft genug gelingt.

Die nächste Krankheit war eine Halsentzündung durch das Einatmen salpetriger Säure beim Ätzen einer Kupferplatte. Hier wiederholt Goethe die Vermutung, er möge sich so auch in Leipzig beschädigt haben. Man bekommt aber den Eindruck, als sei ihm dieser Gedanke erst bei der Frankfurter Halsentzündung gekommen, während er in Leipzig die Ätzkunst ohne Schaden ausgeübt habe. Am 23. Jan. 1770 heißt es: »Daß ich ruhig

Nun folgen die auf S. 108 wiedergegebenen Verse. Ferner sagt er, man heiße ihn, seinen Willen zwingen, an nichts Reizendes denken usf.

O sage Du,
Kann man was traurigers erfahren?
Am Körper alt, und jung an Jahren,
Halb siech, und halb gesund zu seyn?
Das giebt so melanchol'sche Laune,
Und ihre Pein
Würd' ich nicht los, und hätt' ich sechs Alraune.

lebe, das ist alles, was ich Ihnen von mir sagen kann, und frisch und gesund, und fleißig, denn ich habe keine Mädgen im Kopfe.«

Die nervöse Reizbarkeit blieb trotz der Wiederkehr des Lebensmutes bestehen. In Straßburg plagte sie ihn noch »... so hatte ich innerlich und äußerlich mit ganz anderen Verhältnissen und Gegnern zu kämpfen, indem ich mit mir selbst, mit den Gegenständen, ja mit den Elementen im Streit lag. Ich befand mich in einem Gesundheitszustand, der mich bei allem, was ich unternehmen wollte und sollte, hinreichend förderte, nur war mir noch eine gewisse Reizbarkeit übrig geblieben, die mich nicht immer im Gleichgewicht ließ. Ein starker Schall war mir zuwider, krankhafte Gegenstände erregten mir Ekel und Abscheu; besonders aber ängstigte mich ein Schwindel, der mich jedesmal befiel, wenn ich von einer Höhe herunterblickte.« Die »heftige« Kur, die Goethe anwandte, zeigt, daß er in der Hauptsache schon wiederhergestellt war. Nebenhergehen bei dem Zapfenstreich »neben der Menge der Trommeln, deren gewaltsame Wirbel und Schläge das Herz im Busen hätten zersprengen mögen«, Besuch der Anatomie, Besteigen des Münsterturmes und Freistehen auf einer Plattform unter der Krone, Besuch von Friedhöfen und einsamen Kapellen in der Finsternis, in der Tat eine heroische Behandlung. Sie hatte aber Erfolg und Goethe scheint sich dann in Straßburg recht wohl befunden zu haben. Später erwähnt er, daß er sich mit Arbeiten und Plänen überladen habe, besonders damals, als Herder mit etwas rauher Hand ihn auf neue Gebiete hinwies. Zu der vielfachen Verwirrung kam mit einer angehenden Leidenschaft (zu Friederiken) »noch ein körperliches Übel, daß mir nämlich nach Tische die Kehle rein zugeschnürt war«. Er nennt die Beschwerde eine unerträgliche Unbequemlichkeit, ein heftiges Übel und schiebt die Schuld dem roten Tischwein zu. Da die andern Tischgenossen den Wein gut vertragen zu haben scheinen, handelt es sich offenbar um eine besondere Reizbarkeit Goethes. Sie erinnert an seine Abneigung gegen den Kaffee, dem er nicht nur für die Leipziger Zeit, sondern auch später in seinen Briefen an Frau v. Stein alles mögliche Böse nachsagt, an seine Verurteilung des Tabaks, an seine Empfindlichkeit gegen Witterungseinflüsse, vermöge der er sich besonders bei niederem Stande des Barometers unlustig, ja unwohl fühlte. Das sind alles Symptome der Nervosität.

Haben wir bisher die mehr körperlichen Störungen, an denen der junge Goethe zu leiden hatte, ins Auge gefaßt, so gilt es nun, d. h. der Wertherzeit gegenüber in die erste Reihe den Geisteszustand zu stellen. Dabei aber muß hervorgehoben werden, daß jede solche Auseinandersetzung der Fülle der Wirklichkeit gegenüber sehr dürftig ausfallen muß, daß, will man nicht ins Grenzenlose geraten, im Grunde nicht mehr zu tun ist, als Einzelheiten herauszuheben.

In den Schilderungen Goethes selbst und in denen der Mutter erscheint der Dichter als ein frühreifes Kind, lebhaft, heiter, selbstbewußt. Von Anfang an verrät er nicht nur die außerordentliche Lernfähigkeit, sondern auch den ungeheuren Lerneifer, der noch nach 80 Jahren nicht ermatten sollte. Früh tritt die leidenschaftliche Art des Knaben zutage. So entflammt er für das Gretchen und gerät nach ihrem Verlust in äußerste Verzweiflung. »Ich hatte«, schreibt der Greis, »oft halbe Nächte durch mich mit dem größten Ungestüm diesen Schmerzen überlassen, so daß es durch Thränen und Schluchzen zuletzt dahin kam, daß ich kaum mehr schlingen konnte und der Genuß von Speise und Trank mir schmerzlich ward, auch die so nah verwandte Brust zu leiden schien.«[17] In ganz

17 Man lese die ausführliche Schilderung seines »Rasens« am Ende des 5. Buches von Wahrheit und Dichtung nach. Zuletzt trat »eine körperliche Krankheit mit ziemlicher Heftigkeit« ein.

ähnlicher Weise quält ihn in Leipzig die Eifersucht, wie die noch erhaltenen Aufzeichnungen des Jünglings dartun. Dann folgt die Zeit des Mißmuts. Nach der schweren Erkrankung in Leipzig kehrt der Lebensmut zurück, aber über Jahr und Tag wird der Genesene von der Nervosität geplagt. Der in Straßburg zu Kraft und Frische Gelangte wird von der Liebe zu Friederiken erfaßt und nach der Trennung von dieser führen Aufregung und Gewissensbedenken zu erneuter Reizbarkeit, die diesmal erfolgreich durch Fußwanderungen, Reiten, Schlittschuhlaufen bekämpft wird. Seit dem Straßburger Aufenthalte denkt es in Goethe mit Macht. Sucht man sich seinen Geisteszustand vorzustellen, so fallen einem Schillers Verse ein: »Und es wallet und siedet und brauset und zischt, wie wenn Wasser mit Feuer sich mengt.« Es ist, als ob ein Fieber in ihm glühte. Die Ausrufungen überstürzen sich, die Sätze werden kaum zu Ende geschrieben, Gedankenstriche sind ein unentbehrliches Mittel des Ausdrucks. Ein Entwurf drängt den anderen, bald führt ihn sein Flug in Himmelshöhen, bald dringt er in finstere Tiefen, bald weilt er behaglich auf der platten Erde, immer aber ist er in Tätigkeit, und wenn er auch Essen und Trinken nicht vergißt, so scheint er doch manchmal des Schlafes kaum zu bedürfen. Ohne viel dabei zu denken, spricht man oft von dem den Dichter leitenden Genius, von seiner Inspiration, hier aber sieht man, daß dies nicht nur Worte sind, daß ein vom Dichter empfundener und für die Umgebung unverkennbarer *Zwang* vorhanden ist, ein mächtiges Muß, das aus dem Individuum ein Organ macht, oder vielmehr in diesem Falle deutlich macht, daß das Individuum nur ein Organ ist. Von jeher hat die naive Auffassung die Ähnlichkeit des genialen Wesens mit dem Pathologischen erkannt, hat von göttlicher Trunkenheit, von Furor poeticus usw. gesprochen. Ist die Besonnenheit das wichtigste Merkmal des Normalen, so ist andererseits die fieberhafte

Erregung im Fühlen, Denken, Tun mit dem Charakter des Zwanges ein wohlbekanntes pathologisches Bild. Gerade bei dem Zustande des jungen Goethe ist die wenigstens formale Ähnlichkeit zwischen dem Aufblühen des genialen Geistes und der maniakalischen Erregung oder Hypomanie unverkennbar. Lerse drückte das populär aus, wenn er später erzählte, er habe gefürchtet, Goethe werde überschnappen. Sehr ausgeprägt war bei Goethe die Zornmütigkeit. Schon der Jüngling schreibt von sich: »O sähest du den Elenden, wie er rast, aber nicht weiß, gegen wen er rasen soll, du würdest jammern... Wie könnte ein Toller vernünftig werden? Das bin ich. Ketten an diese Hände. Da wüßt' ich doch, worein ich beißen sollte.« Die Zeitgenossen erzählen, wie der junge Goethe seine Wut ausgelassen habe mit Zerschlagen der Bilder an der Tischecke, mit Zerschießen der Bücher usw. Er habe sich bei Verkehrtheiten nicht erwehren können, mit einem Ingrimm zu rufen: das soll nicht aufkommen; und so habe er irgendeine Handlung üben müssen, um seinen Mut zu kühlen. Lavater schreibt an Zimmermann: »Das sind mir Hunde! hör' ich Goethen stampfend rufen.«[18] Bekanntlich werden auch aus Goethes späterem Leben heftige Zornesausbrüche gemeldet.[19]

18 Wenn die Schilderung Senckenbergs den Tatsachen entspricht, ist man in Goethes Familie gelegentlich recht heftig geworden. S. erzählt, der Rat Goethe und sein Schwiegervater seien in Streit geraten. Jener habe diesem vorgeworfen, er habe die Stadt an die Franzosen verraten. »Textor warf ein Messer nach ihm, Goethe zog den Degen.«

Goethe sagt dagegen in Wahrheit und Dichtung von seinem Großvater: »Er sprach wenig, zeigte keine Spur von Heftigkeit, ich erinnere mich nicht, ihn zornig gesehen zu haben.« Vielleicht darf man hier von großer Selbstbeherrschung reden.

19 Abgesehen von den heftigen Ausbrüchen des Zornes scheint Goethe zuweilen ganz eigentümliche kurze Zustände von Erregung gezeigt zu haben. Einen solchen beschreibt Prof. Kieser in einem Brief an Luise Seidler (12. Dezember 1813): »Um 6 Uhr ging ich zu Goethe. Ich fand ihn allein, wunderbar aufgeregt, glühend ganz wie im Kügelgen'schen Bilde. Ich war zwei Stunden bei ihm, und ich habe ihn zum ersten Male nicht verstanden.

Zu dem geistigen Fieber traten Symptome hinzu, die dem Dichter selbst später als entschieden pathologisch erschienen. Goethe fühlte Ekel vor dem Leben und trug sich mit Selbstmordgedanken. Zu Eckermann sagte der alte Goethe, er habe Werthers Leiden nur einmal wiedergelesen. »Es sind lauter Brandraketen! Es wird mir unheimlich dabei, und ich fürchte den pathologischen Zustand wieder durchzuempfinden, aus dem es [das Buch] hervorging.« Und an Zelter schreibt er: »Über die That oder Unthat selbst [den Selbstmord des jungen Zelter] weiß ich nichts zu sagen. Wenn das Taedium vitae den Menschen ergreift, so ist er nur zu bedauern, nicht zu schelten. Daß alle Symptome dieser wunderlichen, so natürlichen als unnatürlichen Krankheit auch einmal mein Innerstes durchrast haben, daran läßt Werther wohl niemand zweifeln. Ich weiß recht gut, was es mich für Entschlüsse und Anstrengungen kostete, damals den Wellen des Todes zu entkommen, so wie ich mich aus manchem spätern Schiffbruch auch mühsam rettete und erholte.« Am ausführlichsten aber spricht er über die Wertherstimmung in Dichtung und Wahrheit. »Jener Ekel vor dem Leben [d. h. Selbstmordneigung ohne Not] hat seine physischen und seine sittlichen Ursachen: jene wollen wir dem Arzt, diese dem Moralisten zu erforschen überlassen und bei einer so oft durchgearbeiteten Mate-

Mit dem engsten confidentiellen Zutrauen theilte er mir große Pläne mit und forderte mich zur Mitwirkung auf. Ich glaubte, es sei die Zeit nach Tische, aber es gab kein Tröpfchen und dennoch wurde er immer lebendiger. Ich war zu müde, um mich in dieselbe Stimmung zu versetzen; so habe ich mich endlich ordentlich losgerissen. Ich fürchtete mich beinahe vor ihm; er erschien mir, wie ich mir als Kind die goldenen Drachen der chinesischen Kaiser dachte, die nur die Majestät tragen können. Ich sah ihn nie so furchtbar heftig, gewaltig, grollend; sein Auge glühte, oft mangelten die Worte und dann schwoll sein Gesicht und die Augen glühten und die ganze Gesticulation mußte dann das fehlende Wort ersetzen ... Er sprach über sein Leben, seine Thaten, seinen Werth mit einer Offenheit und Bestimmtheit, die ich nicht begriff.«

Will man nicht doch an Alkohol denken, so ist das von Kieser entworfene Bild merkwürdig genug.

rie nur den Hauptpunkt beachten, wo sich jene Erscheinung am deutlichsten ausspricht.« Er setzt nun auseinander, das Behagen am Leben beruhe eigentlich auf der periodischen Wiederkehr der Dinge, werde der Wechsel der Tages- und Jahreszeiten usw. einem zuwider, »dann tritt das größte Übel, die schwerste Krankheit ein; man betrachtet das Leben als eine ekelhafte Last«. Als Ursachen dieses Überdrusses nennt Goethe die Wiederkehr der Liebe, als wodurch dieser das Merkmal des Ewigen genommen werde, den Wechsel des Moralischen, als Gunst und Neigung, die Wiederkehr der eigenen Fehler, deren Notwendigkeit der Jüngling nicht begreife. Außer diesen allgemein-menschlichen Motiven nennt Goethe bestimmte Zeitumstände, nämlich den Einfluß der melancholischen englischen Literatur und die Unzufriedenheit mit dem engen, langweiligen, bürgerlichen Leben. »In einem solchen Element, bei solcher Umgebung, bei Liebhabereien und Studien dieser Art, von unbefriedigten Leidenschaften gepeinigt, von außen zu bedeutenden Handlungen keineswegs angeregt, in der einzigen Aussicht, nur in einem schleppenden, geistlosen bürgerlichen Leben hinhalten zu müssen, befreundete man sich in unmutigem Übermut mit dem Gedanken, das Leben, wenn es einem nicht mehr anstehe, nach eigenem Belieben allenfalls verlassen zu können, und half sich damit über die Unbilden und Langeweile der Tage nothdürftig genug hin.« Ich kann nicht sagen, daß mich diese Erörterung sehr befriedige. Die Antithese, daß der Wechsel der natürlichen Dinge Grundlage des Behagens, der Wechsel im Moralischen Grundlage des Überdrusses sei, ist doch recht künstlich.

Unter den Neueren hat sich besonders Bielschowsky mit der zu Selbstmordgedanken führenden Verstimmung des jungen Goethe beschäftigt. Außer den von Goethe selbst erwähnten Umständen nennt er mehr persönliche Mißverhältnisse, die Zerwürfnisse mit dem Vater, das

Gefühl, allein und unverstanden zu sein, allgemeiner die Faustgefühle, das Ungenügen an Kunstbestrebungen, die Enge und Mattigkeit des bürgerlichen Lebens gerade in Frankfurt, die Abneigung gegen die Rechtsgeschäfte, die unglückliche Liebe. Ich sollte meinen, die persönlichen Beziehungen wollen nicht allzuviel heißen. Gewiß mag man die persönlichen und die Zeit-Umstände als Hilfsursachen herbeiziehen, aber die Hauptsache steckt denn doch tiefer. Das Taedium vitae der Jugend ist offenbar eine Erscheinung aller Zeiten und der verschiedensten Völker. Der junge Buddha sah, daß nichts Bestand habe, und er verneinte das Leben. Der junge Schopenhauer schrieb das 4. Buch von Wille und Vorstellung. Wie viele junge Männer mögen in den reichlich 2000 Jahren, die zwischen Buddha und Schopenhauer liegen, eine ähnliche Not durchgemacht haben! Man könnte sagen, daß es eben hochbegabten Menschen eigen sei, den Zwiespalt zwischen dem Ideal und der relativen Nichtigkeit der Welt besonders schmerzlich zu empfinden und dies am meisten dann, wenn er sich ihnen zum ersten Mal auftut. Daran ist sicher etwas Wahres. Der unbedeutende Mensch hat mit dem Taedium vitae, von dem hier die Rede ist, nicht viel zu tun. Aber wenn jene Erkenntnis die Hauptsache wäre, so müßten doch die von ihr abhängende pessimistische Auffassung und die melancholische Stimmung im Laufe des Lebens festgehalten, ja in mancher Hinsicht verschärft werden. Das ist aber nicht der Fall. In der Theorie zwar kann man Pessimist bleiben, aber ein Gefühls-Pessimist ist eigentlich nur der junge Mensch. Je älter man wird, um so mehr hängt man am Leben. Das Taedium vitae der Alterskrankheit Melancholie hat mit dem hier besprochenen Taedium vitae nichts gemein, dieses ist ein Merkmal der Lebensfülle, jenes ist der Ausdruck des Zusammenbruches der persönlichen Lebenskraft. Bleibt der alte Mensch von der Melancholie verschont, so ist er seinem Gefühle nach kein Pessimist. Der alte Koheleth war trotz seines »Alles ist ganz eitel« im Grunde ein Epikuräer. Der alte Schopenhauer war es in gewissem Sinne auch. Man wird den Lebensüberdruß der Jugend psychologisch nicht vollständig erklären können. Es steckt etwas Organisches darin. Das fühlt ja auch Goethe, der das Physische bei der Sache dem Arzt überlassen will. Wenn nur der Arzt etwas Rechtes wüßte! Das Tatsächliche ist, daß hervorragende Menschen nicht selten in ihrer Jugend eine Zeit des Lebensüberdrusses durchzumachen haben und daß, wenn der Selbstmord vermieden wird, diese Stimmung später von selbst aufhört. Daraus, daß die Sache unter den verschiedensten Lebensverhältnissen im wesentlichen dieselbe ist, kann man darauf schließen, daß ihre Ursache im Menschen selbst liegt, daraus, daß sie beim Durchschnittsmenschen fehlt, darauf, daß sie in innerer Beziehung zu der einseitigen Gehirnentwicklung steht, ein Teil der Abnormität ist, die das Genie darstellt, sozusagen die ihm eigene Jugendkrankheit.

Die widerwärtige und dumme Lehre, daß die Hauptsache für den Menschen das »Milieu« sei, ist natürlich Goethe fremd, trotzdem scheint er mir den zufälligen Umständen zuviel Gewicht beizulegen. Fast an jedem Ort und zu jeder Zeit werden sich Umstände auffinden lassen, die man zu Ursachen des Lebensüberdrusses machen kann. In unserer Zeit könnten z. B. die materialistische Weltauffassung, die politisch-soziale Zerrissenheit, die Überfüllung vieler Berufe, die Strenge der Prüfungen und vieles andere angeschuldigt werden. In den alten Zeiten konnten die Kriegsnöte, der harte Druck der Herrschaft, die religiösen Verfolgungen dieselbe Rolle spielen usf. Das Wesentliche ist eben das, daß der normale Mensch in guten und in schlechten Zeiten am Leben festhält, daß die erste Bedingung des Taedium vitae in des Menschen Innerem, in einer mitgebrachten abnormen Beschaffenheit liegt. Alle von Goethe betonten Umstände sind nur Gelegenheitsursachen. Der Einfluß der englischen Literatur war doch vielfältig. Goethe selbst sagte später, daß Goldsmith und Sterne gerade im Hauptpunkte der Entwicklung durch hohe wohlwollende Ironie, Billigkeit und Sanftmut bei allem Wechsel ihn aufs löblichste erzogen haben. Gewiß haben Hamlet und Ossian die ihnen zugeschriebene Bedeutung gehabt, aber dafür haben wir unsere pessimistische Literatur. Das bürgerliche Leben ist in gewissem Sinne immer langweilig. Dafür, daß in Goethes Jugendzeit seine Bedingungen besonders drückend gewesen wären, liegt gar kein Beweis vor. Im Gegenteil war es eigentlich eine heitere, freundliche, hoffnungsfreudige Zeit, in der die Gegensätze mehr als sonst gemildert waren und jedem Tüchtigen der Weg offen war. Goethe erkennt dies ja an andern Orten ausdrücklich an. Niemand ahnte damals die Unmasse des Hasses, die Widerwärtigkeit des politischen Treibens in unserer Zeit.

Aber auch die von Bielschowsky herangezogenen persönlichen Verhältnisse Goethes scheinen mir hier nicht in Betracht zu kommen. Die häuslichen Spannungen nahm Goethe offenbar nicht allzu ernst; die Zukunft eines Frankfurter Rechtsanwaltes mochte ihn nicht locken, aber er war ja nicht gebunden; von Unbefriedigung in seinen künstlerischen Bestrebungen kann man am Beginn der Laufbahn nicht reden. Die einzige stichhaltige Gelegenheitsursache ist die hoffnungslose Neigung zu Lotten. Jedoch Goethe selbst nennt sie, sowohl wenn er von sich, als wenn er von Werther spricht, nur als eins unter anderen. Mit den Faustgefühlen hat es ja seine Richtigkeit, aber sie sind Symptom, nicht Ursache.

Etwas auffallend ist, daß in den Briefen aus der Jugendzeit die pessimistischen Gedanken und der Lebensüberdruß sich viel weniger bemerklich machen, als bei der retrospektiven Betrachtung. Abgesehen von der Erwähnung der »hängerlichen Gedanken« auf dem Kanapee kommt eigentlich nur eine Stelle aus einem Briefe an Kestner in Betracht: »Werther muß – muß sein! – Ihr fühlt ihn nicht, ihr fühlt nur *mich* und *euch*, und was ihr angeklebt heißt – und trutz euch – und anderen – *eingewoben* ist – Wenn ich noch lebe, so bist du's, dem ich's danke, bist also nicht Albert – Und also –« Man muß wohl annehmen, daß der junge Goethe seine Verstimmung mit richtigem Gefühle geheimgehalten habe und daß es sich nicht um eine dauernde Verstimmung gehandelt habe, sondern um Anfälle von Mißmut, zwischen denen alle anderen Stimmungen Platz hatten. In Erinnerung an den Kaiser Otho wählte Goethe einen scharfen Dolch aus und versuchte vor dem Einschlafen, ob er die Willenskraft habe, ihn langsam in die Brust einzusenken. Wie oft er es getan hat, sagt er nicht. »Da dieses aber niemals gelingen wollte, so lachte ich mich zuletzt selbst aus, warf alle hypochondrischen Fratzen hinweg und beschloß zu leben.« Bekanntlich sieht Goethe in dem Niederschreiben des Werther, den er nach langer innerer Vorbereitung in vier Wochen »ziemlich unbewußt, einem Nachtwandler ähnlich« abgefaßt hat, die endgültige Katharsis von Pessimismus und Taedium vitae. Das ist gewiß ebenso richtig wie das, daß Goethe im Werther einen Höhepunkt seines dichterischen Schaffens erreicht hat, daß das ergreifendste Geschenk seiner Muse eben aus der krankhaften Verstimmung heraus gegeben wurde.

Mit der Wertherstimmung war das geistige Fieber nicht erloschen, das das Aufblühen des Dichtergeistes begleitete. Langsam nahm dieses in den nächsten Jahren ab. Immer von neuem flackerte es auf. Die Liebe zu Lili und die aus ihr erwachsenden Aufregungen steigerten die Unruhe. Aber allmählich glätten sich die Wogen, immer stetiger wird ihr Schlag und an die Stelle des Brodelns und Rasens tritt das majestätische Rollen der ozeanischen Wellen. Goethe selbst empfand diese Beruhigung als

Wohltat. Wie alle Einwirkungen auf den Erregten die Erregung steigern, so sucht der beruhigte Geist das ihm Gemäße auf. Dann glaubt man wohl, der äußeren Einwirkung die Beruhigung zuschreiben zu sollen, die eben Ursache davon war, daß diese Einwirkung möglich wurde. »Wie man zu sagen pflegt, daß kein Unglück allein komme, so läßt sich auch wohl bemerken, daß es mit dem Glück ähnlicherweise beschaffen sei, ja auch mit anderen Umständen, die sich auf eine harmonische Weise um uns versammeln; es sey nun, daß ein Schicksal dergleichen auf uns lege, oder daß der Mensch die Kraft habe, das was zusammengehört, an sich heranzuziehen. Wenigstens machte ich diesmal die Erfahrung, daß alles übereinstimmte, um einen äußeren und inneren Frieden hervorzubringen.« Aus Spinoza wehte ihn Friedensluft an. Er empfand sich dabei als ein Stück der nach festen Gesetzen lebenden Natur. Besonders aber erschien ihm die dichterische Tätigkeit als eine in ihm waltende Naturkraft. Goethe schildert hier in bemerkenswerter Weise, wie zu jener Zeit seine Gedichte ihm sozusagen ohne sein Zutun, fertig vom Unbewußten geliefert wurden. »Aber am freudigsten und reichlichsten trat sie [die Ausübung der Dichtergabe] unwillkürlich, ja wider Willen hervor.« Man könnte also von einem »Zwangsdichten« sprechen. Beim Erwachen in der Nacht fiel ihm ein Liedchen ein, und um es nicht wieder zu verlieren, rannte er an das Pult und schrieb, ohne nur den Bogen gerade zu rücken, das Gedicht von Anfang zu Ende in der Diagonale herunter. »In eben diesem Sinne griff ich weit lieber zu dem Bleistift, welcher williger die Züge hergab: denn es war mir einigemal begegnet, daß das Schnarren und Spritzen der Feder mich aus meinem nachtwandlerischen Dichten aufweckte, mich zerstreute, und ein kleines Product in der Geburt erstickte.« Scherzend fügt Goethe hinzu, er habe für solche Poesien besondere Ehrfurcht gehabt, weil er sich zu ihnen verhalten habe, wie die Henne zu den ausgebrüteten Küchlein. Schopenhauer sagt, im Traume seien wir alle große Dichter, und umgekehrt kann man sagen, der wirklich große Dichter träumt dichtend im Wachen. Es ist ersichtlich, daß nahe Beziehungen zwischen diesem Zustande und dem hypnotischen bestehen, daß Goethes Ausdruck »nachtwandlerisch« eine Wahrheit ausdrückt, die noch über seine Absicht hinausreicht.

3. In der Zeit der Erregung war Goethes Innere ausgereift. Das Krankhafte war unentbehrlich zur schönsten Entwicklung, der Dichter mußte, um das ihm gesteckte Ziel zu erreichen, wie die Liebenden in der Zauberflöte, durch Feuer und durch Wasser gehen. Hätte er die Prüfung nicht überstanden, so wäre Tod oder geistiges Verdorren sein Los gewesen, wie auf einer niedrigeren Stufe das Schicksal Lenzens es dartut. Er aber hat glorreich überwunden. Aus dem Überdruß gelangte er zu bewußter Lebensfreude, liebte das Leben im Guten und im Bösen wegen des Glücks, das die Tätigkeit gewährt. Das schweifende Verlangen wich der Selbstbeherrschung und der Entsagung. Zu Eckermann sagte der Greis: »Die Hauptsache ist, man lerne sich selbst beherrschen. Wollte ich mich ungehindert gehen lassen, so läge es wohl in mir, mich selbst und meine Umgebung zu Grunde zu richten.« Die dunkeln Mächte waren besiegt, aber sie waren natürlich noch vorhanden und Goethe mag noch manchen Kampf bestanden haben, wie er denn auf die wiederholte Wiederherstellung seiner Existenz aus sittlichem Schutte mehrfach hindeutet. Daß dieser Ausdruck etwas hyperbolisch sei, dürfen wir wohl annehmen, und sicher ist, daß soweit unsere Kenntnis reicht, der Mann Goethe uns jederzeit als fest und klar erscheint, auch in den Zeiten der Erregung.

Die fortschreitende Ernüchterung, Vertiefung und Ausweitung des Dichtergeistes während des ersten Weimarischen Aufenthalts schildert am eingehendsten und trotz gewisser formeller Schwierigkeiten vortrefflich Schöll in seinem Aufsatz über Goethe als Staats- und Geschäftsmann. Nach allgemeiner Auffassung hat Goethe bei Schilderung des Orest an sich gedacht. Nach der Rückkehr aus der Schweiz, im Jahre 1775, schreibt er an die Karschin: »Vielleicht peitscht mich bald die unsichtbare Geißel der Eumeniden wieder aus meinem Vaterland.« Als er die »Iphigenie« niederschrieb, mag er bei Orest an seine eigene Unruhe, an die schroffen Schwankungen seiner Stimmung (an Gewissensbisse wohl nicht) gedacht haben, bei Iphigenie an den beruhigenden, klärenden, erhebenden Einfluß der Frau von Stein. In dieser sah er damals den Engel, der ihn zu den Gefilden des inneren Friedens führen sollte. Das, was ihn in diesem, wie im Umgange mit Weibern überhaupt förderte, war wohl weniger die weibliche Tätigkeit als sein eigenes Tun, das aber nach seiner Eigenart eines weiblichen Objektes bedurfte. Dieses Tun, die Arbeit am Herzog und am Staat und die Naturbetrachtung waren die wichtigsten Förderungen seiner Entwicklung. Man muß anerkennen, daß die äußeren Bedingungen außerordentlich günstig waren, die Hauptsache bleibt aber doch die dem Individuum Goethe eigene Entwicklung aus inneren Gesetzen. Gewiß kann die Rose ohne Sonne und Regen nicht blühen, aber die Rosen entfalten sich doch nur auf einem Rosenstrauche.

In Goethes Mannesalter erscheint zunächst das Pathologische als minimal. Seine Leidenschaftlichkeit bleibt zwar und führt gelegentlich zu Ausbrüchen, aber sie herrscht nicht. Für uns ist die Leichtigkeit, mit der auch der Mann Goethe weint, recht auffallend. Beim Nachdenken über Wilhelm Meister z. B. weint Goethe »bitterlich«, über den 5. Akt der Iphigenie weint er »wie ein Kind«. Nun ist die Neigung zum Weinen nicht Goethe allein, sondern vielen seiner Zeitgenossen eigen. Ich

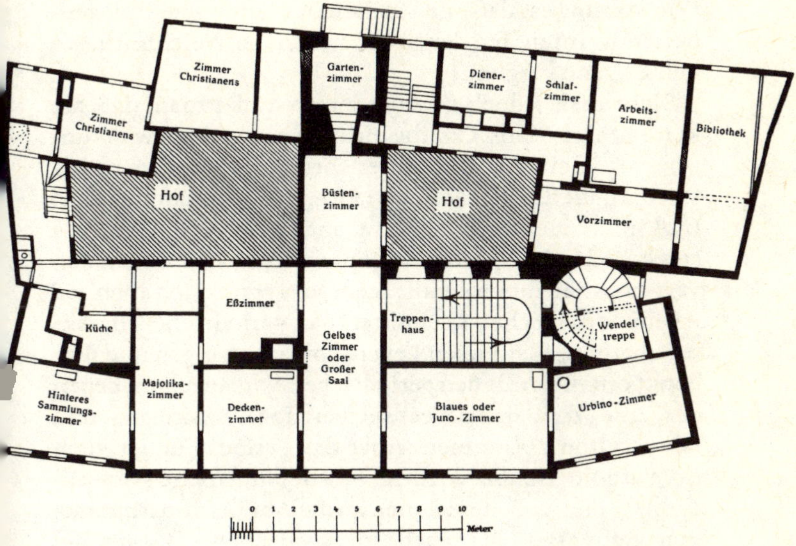

Grundriß des Goethe-Hauses in Weimar. Der von Goethe bewohnte erste Stock

muß gestehen, daß ich diese Tatsache nicht recht verstehe. Das Weinen ist doch nicht eine Sache des Willens und kann doch nicht von der Mode abhängen. Wie kommt es, daß vor 100 Jahren Männer bei Gelegenheiten weinten, bei denen jetzt auch der Weichmütigste keine Träne vergießt?

Sieht man jedoch genauer zu, so findet man, daß der klare ruhige Mann Goethe eigentümlichen Schwankungen von Zeit zu Zeit unterworfen war, die man als Wiederkehr der jugendlichen Erregung bezeichnen kann. Daß in der dichterischen Erregung etwas Pathologisches stecke, oder doch, daß sie mit pathologischen Zuständen verwandt sei, ihnen parallel gehe, das ergibt sich auch aus ihrem periodischen Charakter. Der periodische Charakter überhaupt ist vielen Lebensvorgängen eigen und dies hängt offenbar mit den periodischen Vorgängen im Leben der Erde, d. h. dem Wechsel der Tages-, Monats- und Jahreszeiten zusammen. Aber das Periodische ist auch im Pathologischen wichtig, sowohl im mehr körperlichen Gebiet (z. B. denke man an die Anfälle von Migräne, von Epilepsie), als auch im seelischen. Gerade die leichteren, man könnte auch sagen feineren, höherstehenden Formen geistiger Störungen treten vorwiegend periodisch auf, oder richtiger intermittierend, denn von einer regelmäßigen Wiederkehr ist nur bei der Minderzahl die Rede. Man spricht von einer Folie circulaire, bei der sich Zeiten der Erregung und Zeiten der Depression regelmäßig ablösen. Viel häufiger sind die unregelmäßig wiederkehrenden Zustände der Erregung oder der Depression. Hierher gehören nicht nur die in den Irrenanstalten zu beobachtenden Fälle von periodischer, rectius intermittierender Manie oder Melancholie, sondern auch sehr viele Fälle, die man zur Nervosität zu rechnen pflegt. Die Sache stellt sich dann so dar, daß ein nervöser Mensch von Zeit zu Zeit durch Wochen oder Monate anders als sonst erscheint; bald fühlt er sich traurig verstimmt, schwach, mutlos, hypochondrisch usf., oder er ist heiterer, zuversichtlicher, unternehmender, lebhafter, zu Affekten geneigter als in seinem normalen Zustande. Der erste Anfall zeigt sich gewöhnlich in der Jugendzeit, die späteren Anfälle können länger oder kürzer sein, annähernd regelmäßig, oder in ganz verschiedenen, zuweilen recht großen Abständen wiederkehren, fast immer aber bleibt der Charakter des krankhaften Zustandes derselbe, entweder handelt es sich um Depression, oder um Erregung, oder um eine Kombination beider. Der Anfall kommt ohne nachweisbare Ursachen, trotzt aller Behandlung und hört, wenn seine Zeit um ist, von selbst auf.

Es ist unverkennbar, daß die Zustände dichterischer Erregung dem eben skizzierten Typus entsprechen. Den ersten Erregungszustand Goethes, der in Frankfurt begann, in Weimar endete, habe ich schon besprochen. Ihm folgte die lange Zeit zunehmender Klarheit und Stille. Inwieweit kürzere Perioden der Erregung eingeschoben sind, das läßt sich schwer beurteilen, doch ist die Tatsache recht wahrscheinlich. Im weiteren müssen wir uns an zwei Merkmale halten, die Wiederkehr der »Herzenspoesie« und die erotischer Erregung; beides hängt aufs engste zusammen. Demnach ist es unverkennbar, daß beim zweiten römischen Aufenthalt eine neue Erregung beginnt und in Weimar eine Zeitlang fortdauert; die schöne Mailänderin usw., Christiane Vulpius; die römischen Elegien und verwandte Gedichte. Unsicherer ist es, ob man die Jahre 1796–97 (Balladen, Hermann und Dorothea) hier zu nennen hat; ein neuer »Dichterfrühling« war es ja, aber auf jeden Fall blieb die Erregung in mäßigen Grenzen und Goethe selbst hatte wohl nicht das Gefühl des Hingerissenseins.[20] Von

20 In einem Gespräch mit Soret sagte Goethe, er habe die Balladen niedergeschrieben, weil Schiller immer etwas für die Horen brauchte. Er habe es ungern getan, da er die Gegenstände längst als angenehme Träume in sich

1798–1807 ist nichts von organischer Erregung zu verspüren, vielmehr deutet die Neigung zum Ästhetisieren, Antikisieren und zur Naturwissenschaft auf eine gewisse Trockenheit hin. Aber 1807–08 tritt eine »Verjüngung« ein: Minchen Herzlieb, Silvia von Ziegesar, Sonette, Wahlverwandtschaften. Dann ähneln Stimmung und Beschäftigung wieder der Zeit vorher. Erst 1814 kehrt der Frühling zurück und diese Divan-Periode überzeugt uns ganz besonders davon, daß es sich hier nicht um zufälligen Wechsel handelt, daß vielmehr ein organischer Prozeß zugrunde liegt. Die Biographen Goethes suchen die eigentümliche Veränderung des 65jährigen Mannes psychologisch zu erklären. Ich will alle ihre Gründe: Anregung durch »Dichtung und Wahrheit« usw., gelten lassen, aber sie reichen nicht aus. Es ist, als ob ein poetischer Springquell sich ergösse, am 21. Juni 1814 schreibt Goethe das erste Divan-Lied, am Ende August sind schon 30 »Gedichte an Hafis« vorhanden. Die Quelle sprudelt fort, am Ende Mai 1815 ist das erste Hundert der Gedichte vollendet. Dann folgt die Liebe zu Marianne von Willemer und in den Suleika-Liedern erreicht Goethe eine neue Höhe. Alle die fröstelnde Poesie im antiken Gewande hat das Volk kalt gelassen, die Lieder aber aus den Zeiten der Erregung leben heute noch. Goethe selbst fühlte ganz deutlich, daß das Dichten ihn ankam wie ein Fieber, daß er zur gegebenen Zeit dichten mußte, daß nach Ablauf der Erregung die Liederquelle vertrocknet war. Er sagt: »Die Lieder des Divan haben gar kein Verhältniß zu mir. Sowohl was darin orientalisch, als was darin leidenschaftlich ist, hat aufgehört in mir fortzuleben; es ist wie eine abgestreifte

gehegt habe. »Zu anderen Zeiten, fuhr er fort, ging es mir mit meinen Gedichten gänzlich anders. Ich hatte davon vorher durchaus keine Eindrücke und keine Ahnung, sondern sie kamen plötzlich über mich und wollten augenblicklich gemacht sein, so daß ich sie auf der Stelle instinctmäßig und traumartig niederzuschreiben mich getrieben fühlte.«

Schlangenhaut am Wege liegen geblieben.« Verwandte Äußerungen findet man an verschiedenen Stellen. Zu Eckermann sagt er z. B.: »Als mich vor zehn, zwölf Jahren, in der glücklichen Zeit nach dem Befreiungskriege, die Gedichte des Divan in ihrer Gewalt hatten, war ich productiv genug, um oft in einem Tage zwei bis drei zu machen; und auf freiem Feld, im Wagen oder im Gasthof, es war mir alles gleich. Jetzt, am zweiten Theil meines Faust kann ich nur in den frühen Stunden des Tages arbeiten usw.« Es liegt natürlich nahe, zu sagen, ja, die Liebe rief die Lieder hervor; weil Goethe dies und dies Weib kennenlernte, ergoß er seine Gefühle in die Lieder. Indessen trifft der Einwurf nicht das Rechte. Hübsche junge Mädchen und Frauen hat Goethe immer in seiner Nähe gehabt. Aber er verliebte sich nur, wenn die Zeit gekommen war. Dann aber brauchte die Erwählte keine hervorragenden Eigenschaften zu haben. Minchen Herzlieb z. B. scheint so wenig den Erfordernissen entsprochen zu haben, die man bei der Liebe des Dichters annimmt, daß sehr nahestehende Personen nie an eine Neigung Goethes zu ihr geglaubt haben. Ferner schenkte Goethe gewöhnlich seine Neigung einigen weiblichen Personen; fast alle, die sich seiner Liebe erfreut haben, bilden Gruppen. »Es ist eine sehr angenehme Empfindung, wenn sich eine neue Leidenschaft in uns zu regen anfängt, ehe die alte noch ganz verklungen ist.« Lotte Buff und Maximiliane la Roche, Lili und Frau von Stein, die Mailänderin und Christiane, Minchen Herzlieb und Silvia von Ziegesar bilden solche Paare; bei der Stein und bei Christiane erstreckte sich die Neigung über viele Jahre, aber entstanden war das Verhältnis doch in der Erregung. (Geradezu rätselhaft ist es, daß Goethe am 5. März 1830 zu Soret sagen konnte: »Sie [Lili] war in der That die erste, die ich tief und wahrhaft liebte. Auch kann ich sagen, daß sie die letzte gewesen; denn alle kleinen Neigungen, die mich in der Folge meines Lebens berührten, waren, mit jener ersten verglichen, nur leicht und oberflächlich.«) Der deutlichste Beweis aber dafür, daß nicht die schon individualisierte Liebe Ursache der poetischen Tätigkeit war, bietet uns die Entstehung des Divan. Unvermutet fängt die Quelle der Lieder an zu fließen, die Erregung und mit ihr das allgemeine Liebesgefühl ist schon vorhanden, ehe Goethe der Marianne v. Willemer nähertritt; diese wird Objekt der Liebe, weil Goethe in dichterischer Erregung war, nicht umgekehrt. Wäre er ihr etwa 1811 statt 1814 begegnet, so hätte sie ihn vielleicht kalt gelassen. Die Wiederkehr erregter Zustände bei Goethe kann kaum periodisch genannt werden, aber es ist bemerkenswert, daß die Dauer des Zustandes in der Regel ungefähr dieselbe ist, an die zwei Jahre. Auch die letzte Liebe des greisen Dichters, die zu Ulrike von Levetzow, der wir die Marienbader Elegie verdanken, scheint etwa 1½ Jahr gedauert zu haben.[21] Daß Goethe sich selbst recht gut kannte, geht aus einer Äußerung gegen Eckermann hervor: »Solche Männer und ihresgleichen sind geniale Naturen, mit denen es eine eigene Bewandtniß hat; sie erleben eine *wiederholte Pubertät,* während andere Leute nur einmal jung sind.«

Wenn ich betone, daß wir den Zeiten der Erregung Goethes viel verdanken, so möchte ich doch nicht dahin verstanden werden, als wollte ich die Erzeugnisse seiner

21 Ich möchte auch auf eine bemerkenswerte Stelle im Bericht des Dr. Vogel (über Goethes letzte Krankheit) hinweisen. Goethe habe in den letzten Jahren darüber geklagt, daß er sich zu Arbeiten, die ihm ehemals ein Spiel gewesen, häufig zwingen müsse. »Nur der Sommer 1831 machte hierin eine Ausnahme, und Goethe versicherte damals oft, er habe sich zur Geistesthätigkeit, zumal in productiver Hinsicht, seit dreißig Jahren nicht so aufgelegt gefunden. Rühmte Goethe seine Productivität, so machte mich das stets besorgt, weil die vermehrte Productivität seines Geistes gewöhnlich mit einer krankhaften Affection seiner productiven Organe endigte. Dies war so sehr in der Ordnung, daß mich schon im Anfange meiner Bekanntschaft mit Goethe dessen Sohn darauf aufmerksam machte, wie, soweit seine Erinnerung reiche, sein Vater nach längerem geistigen Produciren noch jedesmal eine bedeutende Krankheit davon getragen habe.«

ruhigen Zeiten herabsetzen. An den Versen der Iphigenie und des Tasso, an vielen Stücken des späteren Faust, am Wilhelm Meister und an der Biographie wird sich jeder Gebildete erfreuen, ja erbauen, aber das Elementarische, das Hinreißende, das jeden auf unerklärliche Weise Ergreifende, das kommt fast nur den Erzeugnissen der dichterischen Entzündung zu: das Pathologische ist Bedingung des Höchsten. Die Inspiration setzt einen veränderten Geisteszustand voraus, der nach Goethes eigener Aussage dem Schlafwandeln verwandt ist. Die Willkür kann zu bewunderungswürdiger Schönheit führen, aber das dämonische Schöne entsteht unbewußt.

Was ich im einzelnen über die Perioden der Erregung gesagt habe, bedarf vielleicht mancher Abänderungen. Das wesentliche aber, daß in Goethes Leben ein nicht durch äußere Umstände erklärbarer Wechsel zwischen ruhigen und erregten Zeiten stattfindet und daß die wichtigsten Produktionen an die letzteren gebunden sind, ist nicht abzuleugnen. Der Einwurf, es handle sich dabei nur um »Stimmungen«, will gar nichts besagen. Ein solcher Stimmungswechsel ist eben pathologisch. Die Stimmung des Normalmenschen muß eine dem Lebensalter folgende sanfte Kurve darstellen, zeigt die Kurve schroffe Schwankungen, so deutet sie auf das Pathologische. Es ist ganz dasselbe wie mit der Wärmekurve: auch der normale Mensch hat bestimmte, aber geringe Wärmeschwankungen, wird jedoch eine gewisse Höhe überstiegen, so besteht Fieber, und oft können wir aus mehr oder weniger regelmäßigen Hebungen und Senkungen der Kurve ohne weiteres die Art des krankhaften Prozesses erkennen.

Außer den bisher besprochenen Zeiten der Erregung mit vermehrter Produktivität finden wir in Goethes Leben einen fortwährenden Wechsel der Stimmung; Zeiten der Verstimmung wechseln unregelmäßig mit Heiterkeit, tiefgehendes Mißbehagen folgt auf Zeiten frischer Kraft. Düntzer hat in seinem Leben Goethes diese Dinge sehr gewissenhaft verzeichnet.

Das Gebiet des Pathologischen wird auch bei der Lehre von den zwei Seelen betreten. Der Ausdruck selbst stammt von Goethe und an sich hat er bei ihm gedacht. Er selbst ist Faust und Mephistopheles zugleich, Erregung und Kritik zugleich. Sehr gut schildert Herman Grimm dieses Grundlebensfaktum (wie er sich ausdrückt). »Soviel wir wissen, hat Goethe niemals etwas erlebt, das ihn vollständig hingenommen hätte. Und wenn er aufs Leidenschaftlichste erregt scheint, es bleibt ihm stets die Kraft übrig, sich im Momente selbst zu kritisiren, Erlebniß und nachfolgende Reflexion muß bei ihm stets unterschieden werden. Wenn Goethe an Frau von Stein schreibt, getrennt von ihr, einsam, die Feder in der Hand, empfindet er heftiger als neben ihr. Erst indem er reflectirt, kommt die volle Leidenschaft zum Ausbruche. Wir haben gesehen, wie sein Verhältniß zu Lotte erst dann verständlich wird, wenn wir all seine Leidenschaft in die Stunden verlegen, wo er nicht bei ihr ist.« Wenn jemand im Stande ist, jederzeit sich selbst zu beobachten, so ist er einerseits sehr zum »Seelenmaler« geeignet, andererseits aber nicht normal. Der natürliche Mensch ist bei seinen Hauptangelegenheiten »mit ganzer Seele«, er gibt sich hin. Die andauernde Kritik entspricht einer Hypertrophie des Denkens und gehört zur Nervosität. Ich habe nervöse Leute gekannt, die sich in der Brautnacht scharf beobachtet hatten und geneigt waren, gerade im Moment größter Erregung Betrachtungen anzustellen, die beim Tode der nächsten Verwandten neugierig auf ihre Empfindungen waren. Dem Gesunden ist so etwas geradezu unheimlich, er fühlt, daß das nicht mit rechten Dingen zugeht. »In jede Gesellschaft begleitete ihn Mephisto, bei jedem Buche las er, ihm über die Schulter sehend, mit.« Jeder höherstehende Mensch wird etwas wissen, von der Spaltung seiner Persönlichkeit in das Positive, Tätige und das Negative, Kritische, aber normal ist die Spaltung nicht; Höherstehen und Pathologischsein gehören zusammen.

4. Auf die körperlichen Krankheiten, die Goethe in der zweiten Hälfte seines Lebens durchmachte, brauche ich nicht näher einzugehen. Sie hingen mit seinem geistigen Zustand kaum zusammen, beeinflußten diesen, wie es scheint nicht. Eine Ausnahme macht nur der Blutsturz im November 1830 insofern, als an ihm der Schmerz über den Tod des Sohnes mitschuldig war.

Goethe ist recht viel krank gewesen. Im Jahre 1780 machte er eine schwere Influenza durch. Später handelte es sich teils um Erkältungskrankheiten [bes. Angina], teils um Nierenkoliken (so wenigstens nahm man an). Besonders in den ersten Monaten des Jahres 1805 waren die Anfälle der Nierenkolik heftig und häufig, so daß im Februar der Arzt höchst bedenklich war. Im Jahre 1801 hatte Goethe auch eine »Blatter-Rose«, richtiger wohl ein Erysipelas faciei et capitis, das ihn in Lebensgefahr brachte, zu überstehen. Er muß dabei stark benommen gewesen sein, da die Erinnerung für neun Tage unklar blieb. In Eckermanns Gesprächen sagt Riemer: »Aber ich erinnere mich, daß Sie [Goethe] im ersten Jahre nach meiner Ankunft schwer krank waren und in Ihrem Phantasiren mit einemmale die schönsten Verse über denselbigen Gegenstand [die Höllenfahrt Christi] recitirten. Es waren dies ohne Zweifel Erinnerungen aus jenem Gedicht Ihrer frühen Jugend.« Riemer soll 1803 Hauslehrer bei Goethe geworden sein, man versteht demnach die Zeitbestimmung nicht recht, da 1804 eine schwere Krankheit Goethe nicht betraf. Es muß sich um die Krankheit von 1801 handeln. Diese beschreibt auch Frau von Stein. Man wird aber ihren Bericht mit einiger Vorsicht aufnehmen, wie es bei Berichten von Damen über Beobachtetes immer sein muß. Am 12. Jan. 1801 schreibt sie: »Es ist ein Krampfhusten und zugleich die Blatterrose; er kann in kein Bett und muß immer in einer stehenden Stellung erhalten werden; sonst will er erstikken. Der Hals ist verschwollen, so wie das Gesicht, und voller Blasen inwendig; sein linkes Auge ist ihm wie eine große Nuß herausgetreten und läuft Blut und Materie heraus; oft phantasirt er, man fürchtete eine Entzündung im Gehirn, ließ ihm zur Ader, gab ihm Senffußbäder, darauf bekam er geschwollene Füße und schien etwas besser.« Am 14. schreibt sie: »Mit Goethe geht es besser; doch muß der 21. Tag vorüber sein, bis dahin könnte ihm noch etwas zustoßen, weil ihm die Entzündung etwas am Kopf und am Zwergfell geschadet hat. Gestern hat er mit großem Appetit Suppe gegessen, die ich ihm geschickt habe. Mit seinem Auge soll es auch besser gehen; nur ist er sehr traurig und soll 3 Stunden geweint haben; besonders weint er, wenn er den August sieht.«

Am 17. Februar 1823 war Goethe von »einer Entzündung des Herzbeutels« befallen worden. Es heißt: »Am 17. Februar befiel ihn eine Entzündung des Herzbeutels, und wahrscheinlich auch eines Theils des Herzens, wozu sich noch eine Entzündung der Pleura gesellte, die ihn im Verlaufe der nächsten Woche an den Rand des Grabes brachte. Der 24. Februar war der Tag der Entscheidung.« Die Ärzte befürchteten das Schlimmste. Er selbst sagte zu ihnen am 25.: »Probiert nur immer, der Tod steht in allen Ecken und breitet die Arme nach mir aus, aber laßt Euch nicht stören.« Am Tage darauf trat die Besserung ein. Goethe erholte sich sehr rasch, scherzte mit den Ärzten und pries die Wirkungen des Arnika-Extraktes. Am 26. Februar schrieb der Sohn: »Wir hoffen, die starke und gute Natur des Vaters, welche ihn in seinem hohen Alter diese bedeutende Krankheit überstehen ließ, werde auch die etwaigen Folgen (Wassersucht, wovon sich bedenkliche Vorboten zeigten) überwinden helfen.« Inwieweit die Diagnose gerechtfertigt war, das muß man dahingestellt sein lassen. Das gleiche gilt von einem im Dezember des gleichen Jahres auftretenden »Brustfieber«. Im November erkrankte Goethe an einem quälenden Husten, der ihm das Reden erschwerte und mit Schmerzen in der Herzgegend verbunden war. In der zweiten Hälfte des Monats wurde der Zustand schlechter, man befürchtete »Brustwassersucht«. Goethe erholte sich auch diesmal rasch, »seine Genesung sozusagen befehligend«. Am 14. Dezember war er ganz munter. Nach dieser Krankheit (vielleicht handelte es sich beide Male um linksseitige Pleuritis) erschien Goethe als deutlich gealtert. Er blieb seitdem viel zu Haus, verließ oft lange sein Zimmer nicht und war gegen die Schwankungen der Witterung sehr empfindlich. Auch Verdauungsbeschwerden machten ihm oft Not. Er sagte zu Eckermann: »Es ist unglaublich, wie viel der Geist zur Erhaltung des Körpers vermag. Ich leide oft an Beschwerden des Unterleibes, allein der geistige Wille und die Kräfte des oberen Theils halten mich im Gange. Der Geist muß nur dem Körper nicht nachgeben! So arbeite ich bei hohem Barometerstande leichter als bei tiefem; da ich nun dieses weiß, so suche ich bei tiefem Barometer durch größere Anstrengung die nachteilige Einwirkung aufzuheben und es gelingt mir.« Dr. Vogel bestätigt die Häufigkeit der Verdauungsstörungen und meint, Goethe habe eben oft zu viel gegessen und Diätfehler begangen. Im Jahre 1829 hatte Goethe eine Augenentzündung, die ihn längere Zeit am Lesen hinderte. Die Angabe, daß Vogel »mir nicht gestatten will, vor 4–5 Wochen meine noch immer entzündete Netzhaut in Versuchung zu führen«, beruht natürlich auf falscher Auffassung.

Mitte November 1830 erfuhr Goethe, daß sein Sohn in Rom gestorben sei. Er nahm die Nachricht gefaßt entgegen und verschloß den Kummer in sich, sprach kein Wort darüber. Wie er am 10. Dezember an Zelter schreibt, drückte ihn das Außenbleiben des Sohnes heftig und widerwärtig. Er arbeitete mit Gewalt am 4. Band von Wahrheit und Dichtung. »Soweit nun bracht' ich's in 14 Tagen, und es möchte wohl kein Zweifel sein, daß der unterdrückte Schmerz und eine so gewaltsame Geistesanstrengung jene Explosion, wozu sich der Körper disponirt finden mochte, dürften verursacht haben. Plötzlich, nachdem keine entschiedene Andeutung, noch irgend ein drohendes Symptom vorausging, riß ein Gefäß in der Lunge und der Blutauswurf war so stark, daß das Schlimmste zu erwarten war, daß, wäre nicht gleich und kunstgemäße Hülfe zu erhalten gewesen, hier wohl die ultima linea rerum sich würde hingezogen haben.« Auch Eckermann berichtet über diesen Zufall (am 30. November 1830). »Goethe setzte uns vorigen Freitag [den 26. November] in nicht geringe Sorge, indem er in der Nacht von einem heftigen Blutsturz überfallen wurde und den ganzen Tag nicht weit vom Tode war. Er verlor, einen Aderlaß mit eingerechnet [das war offenbar die kunstgemäße Hilfe], sechs Pfund Blut, welches bei seinem achtzigjährigen Alter viel sagen will. Die große Geschicklichkeit seines Arztes, des Hofrath Vogel, verbunden mit seiner unvergleichlichen Natur, haben jedoch auch diesmal gesiegt, sodaß er mit raschen Schritten seiner Genesung entgegengeht, schon wieder den besten Appetit zeigt und auch die ganze Nacht wieder schläft.«

Die Angabe, daß Goethe sechs Pfund Blut verloren habe, dürfte übertrieben sein, denn das ginge an die Grenze der Verblutung und die rasche Erholung des Greises würde nicht verständlich sein. Blutverluste werden gewöhnlich überschätzt, teils wegen der Aufregung der Leute, teils wegen der starken Färbekraft des Blutes, die Wasser und etwas Blut in einem Gefäß als reines Blut erscheinen läßt. Vogel sagt denn auch nur, bei dem »Lungenblutsturze« seien etwa 2 Pfund Blut durch Aderlässe entzogen worden, »nachdem schon zuvor das bis zum Ersticken stromweise aus den geborstenen, bedeutenden Blutgefäßen durch den Mund fließende Blut ein tiefes und weites Waschbecken halb angefüllt hatte.« Vor dem Aderlaß habe der Puls nur 50mal in der Minute geschlagen und »eine wahre Holzhärte« gezeigt.

Woher kam das Blut? Wir stehen hier wieder vor ähnlichen Schwierigkeiten wie bei der Leipziger Blutung. Es kann sich, wie damals schon bemerkt wurde, um eine Blutung aus dem alten Krankheitsherd in der Lunge handeln. Unmöglich ist auch diesmal die Annahme von Varicen der Speiseröhre nicht. In beiden Fällen würden beide Blutungen ursächlich verknüpft sein. Daß ein altes Magengeschwür, oder dessen Narbe zu einer neuen Blutung Anlaß gäbe, ist nicht recht wahrscheinlich bei der Länge der Zwischenzeit und bei der Angabe, daß der Appetit sofort wieder vortrefflich gewesen sei.

Daß die Aufregung und die Blutung zufällig zusammengetroffen seien, wird man nicht annehmen dürfen, vielmehr scheint Goethes Ansicht über den Zusammenhang ganz zutreffend zu sein. Wir sehen hier wieder, wie mächtig Gemütsbewegungen auf Goethe wirkten, und verstehen seine Angst vor traurigen Nachrichten und Eindrücken überhaupt. Andererseits bewundern wir die Stärke seiner Natur und seines Willens, vermöge der er trotz aller Erschütterungen aufrecht, arbeitskräftig und heiter blieb. Er hat viel durchmachen müssen: Der Tod der Eltern ist ja das Natürliche, der frühe Tod der Schwester aber war schmerzlich, mehrere Kinder mußte er früh begraben, die Frau starb ihm früh und auf grausame Weise, die jüngeren Freunde, Schiller und der Großherzog, wurden ihm entrissen, das Ärgste aber war Leben und Tod des Sohnes. »Vorwärts über Gräber!«, schrieb er an Zelter.

Bei dem Greise Goethe treten manche Eigenschaften hervor, die der junge Goethe mit einer gewissen Verwunderung am eigenen Vater bemerkt hatte: die Neigung zu lehrhaften Gesprächen, eine gewisse pädagogische Hartnäckigkeit, der Sammeleifer, ein etwas übertrieben steifes, würdevolles Wesen. Das letztere betrachtete Goethe selbst als Maske, die er willkürlich vornehme. Aber es steckte offenbar tiefer, als er selbst meinte. Über die letzten Jahre hat Vogel eingehende Mitteilungen gemacht. Er nennt von Gebrechen des Alters: Steifheit der Glieder, Mangel an Gedächtnis für die nächste Vergangenheit, zuweilen beobachtete Unfähigkeit, das Gegebene in jedem Augenblicke mit Klarheit schnell zu übersehen, Schwerhörigkeit. Gesicht, Geruch, Geschmack und Gefühl seien bis zum Tode sehr fein und scharf geblieben. Goethe hatte nie Kopfschmerzen, er erfreute sich eines guten Schlafes. Gewöhnlich schlummerte er den Tag über einigemal auf kurze Zeit und dann abends von neun Uhr an, ohne leicht vor fünf Uhr wieder munter zu werden. Habe er den Kopf voll gehabt, so sei er zuweilen nachts erwacht und habe dann seinen Gedanken nachgehangen. Schlechter Schlaf ohne solche Veranlassung habe ihn ungehalten gemacht und dann habe es sich meist um Stuhlverstopfung gehandelt. Von Arzneimitteln habe Goethe das Bilsenkraut-Extrakt geliebt, weil es ihm erquicklichen Schlaf mit ergötzlichen Träumen verschaffte. Er scheint überhaupt viel mediziniert zu haben. Den häufigen Verdauungsstörungen habe man täglich mit Pillen aus Asa foetida, Rharbarber und Jalappenseife, sowie durch Klistiere begegnet. Alle Mittel wirkten schon in kleinen Dosen. In den letzten 6 Jahren sei Goethe gesünder gewesen, weil Vogel seinem eigenmächtigen Medizinieren ein Ende gemacht habe. So habe Goethe, weil der Kreuzbrunnen ihm einige Male gut bekommen, davon Jahr aus Jahr ein täglich getrunken, im Jahre über 400 Flaschen. In den letzten Lebensjahren seien wegen des Mangels an ausgiebiger Körperbewegung »Vollblütigkeiten, welche starke künstliche Blutentleerungen, Aderlässe, von Zeit zu Zeit dringend erheischten«, eingetreten. Als besondere Eigentümlichkeiten

Goethes erwähnt Vogel noch, daß Goethe eingeschlossene Zimmerluft liebte, wie Schiller den Geruch faulender Äpfel, daß er höchst reizbar bei Unordnung in seinem Zimmer war, z. B. es nicht duldete, wenn ein Buch auf dem Tische schief lag, daß er es nicht leiden konnte, wenn ein anderer das Licht putzte.

Auf diese Weise zahlte Goethe dem Alter seinen Zoll. Aber wenn man von diesen kleinen Zügen absieht, ist Goethes Greisenalter der glänzendste Beweis für die ungeheure Stärke seiner Natur. Niemals empfindet man so deutlich, welche Fülle des Lebens in diesem Manne lag, als wenn man die unermüdliche Arbeit, den unersättlichen Lerneifer des klaren und heiteren Greises betrachtet. Er war ein Mensch und mußte alt werden, mußte deshalb die geistige Zeugungskraft verlieren und an Gedanke und Wort ebenso das Alter erkennen lassen wie an Haut und Haar, aber trotz alledem brannte in dem Greise ein Feuer, um das ihn jeder Jüngling beneiden könnte. Goethes Faust ist schlechtweg ein Wunder. Der Urfaust stammt aus der Zeit der Gärung; leidenschaftliche Erregung beherrscht ihn, pessimistische Neigungen, ungestümer Wissensdrang in den ersten Szenen, höchste Poesie in den Gretchen-Szenen. Dem Urfaust verdankt der spätere Faust seine Macht über die Geister, durch ihn wird das Stück zum Führer und zum Ideal der Jugend. Erreichen auch die Teile des Faust, die der reife Mann und dann der Greis Goethe geschrieben hat, die hinreißende Gewalt des Jugend-Faustes nicht, so gehören sie doch zu dem Schönsten, was der Menschengeist hervorgebracht hat. Gerade die Beiträge des Greisenalters sind zum größten Teil unschätzbar durch die vollendete Form einerseits, durch Weisheit und Frömmigkeit andererseits. Wann hat ein achtzigjähriger Mann so etwas geschrieben? Psychologisch genommen muß die Verwunderung über die Leistungen des Greises fast noch größer sein als über die des Jünglings.

5. In unablässigem Arbeiten und Lernen überraschte Goethen der Tod. Am 15. März 1832 zog er sich eine Erkältung zu. Am 16. fand ihn Dr. Vogel »einigermaaßen verstört«, er wurde durch die Mattigkeit und Trägheit der sonst immer hellen und raschbewegten Augen betroffen. Der Arzt meldete der Großherzogin, Goethe leide an einem Katarrhalfieber und das Ganze sei etwas bedenklich. Jedoch befand sich der Patient in den nächsten Tagen viel besser. Goethe pries in einem launigen Sermon den Goldschwefel, der ihm sehr wohl getan habe. Aber in der Nacht vom 19. auf den 20. März trat ein Anfall von Angina pectoris ein: Schmerz in der Brust, Atemnot, heftige Angst. Als am Morgen der Arzt gerufen wurde, war der Kranke in großer Unruhe, die Angst trieb ihn in jagender Hast bald ins Bett, bald auf den Lehnstuhl, die Zähne klapperten vor Frost, der Schmerz zwang zum Stöhnen und Schreien, die Gesichtszüge waren verzerrt, das Antlitz aschgrau, die Augen tief eingesunken, trübe, der Blick drückte die gräßlichste Todesangst aus, der ganze Körper triefte von Schweiß, der schnelle härtliche Puls war so rasch, daß er kaum gezählt werden konnte. Nach 1½ Stunden trat Erleichterung ein. Nach diesem Anfall hat Goethe nicht mehr gelitten. Er blieb im Lehnstuhle, war heiter und besonnen. Das gute Befinden dauerte bis zum 21. März, 11 Uhr vormittags. Der Kranke kollabierte dann, wie die Ärzte sagen, d. h. er wurde unbesinnlich, die Hände wurden kühl, es trat Schweiß ein, der Puls wurde klein und rasch, es begann in der Brust zu rasseln. Das Sterben dauerte etwa vierundzwanzig Stunden. Goethe saß still im Stuhle, das Haupt nach links geneigt, zuweilen sprach er im Traume, auf Fragen antwortete er mehrmals deutlich. »Er schien von den Beschwerden der Krankheit kaum noch etwas zu empfinden, sonst würde er bei der ihm eigenthümlichen Unfähigkeit, körperliche Übel mit Geduld zu ertragen, mindestens durch unwillkürliche Äußerungen, seine

Leiden zu erkennen gegeben haben.« Nach Ansicht Vogels hat Goethe kein Vorgefühl des Todes gehabt. Über die letzten Stunden gibt Coudray ausführlicher Bericht. Um 9 Uhr früh wurde der Kranke etwas lebhafter, verlangte Wasser mit Wein, richtete sich allein auf, faßte das Glas und trank es aus. Er verlangte Licht, hielt aber dann die Hand vor die Augen, so daß man ihm seinen Augenschirm aufsetzte. Er rief den Kopisten Zahn, ließ sich von ihm und dem Diener aufrichten und fragte stehend nach dem Datum. Als er hörte, es sei der 22. März, sagte er: »Also hat der Frühling begonnen und wir können uns dann um so eher erholen.« Dann saß er wieder im Stuhle, hielt die Hand der auf dem Bette sitzenden Schwiegertochter und phantasierte. Er sprach von Farben, von einem Lockenkopfe, verlangte mit der Hand hinweisend eine Mappe. Als ihm der Diener ein Buch reichte, antwortete er: »Nicht das Buch sondern die Mappe«, auf des Dieners Bemerkung, es sei keine da: »Nun, so war's wohl ein Gespenst« [d.h. Nachbild, im Sinne der Farbenlehre]. Um 10 Uhr verlangte er zu essen, nahm ein paar Stückchen, trank etwas, bestellte das Mittagessen und für den Sonnabend [d. 24.] Dr. Vogels Lieblingsgericht. Als er jetzt wieder aufgerichtet wurde, schwankte er hin und her und mußte gleich wieder niedergesetzt werden. Er phantasierte wieder: »Warum hat man Schillers Briefwechsel hier liegen lassen?« Gleich nachher rief er dem Diener: »Macht doch den Fensterladen im Schlafgemach auf, damit mehr Licht herein komme.« »Dies waren seine letzten vernehmlichen Worte (sagt der damals anwesende Coudray). Abermals einschlummernd, blieb sein Geist in Tätigkeit, denn er fing nun an, mit dem mittleren Finger seiner aufgehobenen rechten Hand in die Luft drei Zeilen zu schreiben, welches er bei sinkender Kraft immer tiefer und zuletzt auf dem seine Schenkel bedeckenden Oberbett öfters wiederholte. Den Anfangsbuchstaben dieser

Schrift erkannten wir für ein großes W, im übrigen aber vermochten wir nicht die Züge zu deuten.« Nach 11 Uhr bemerkte Coudray, daß die Hände blau wurden, die Augen gebrochen waren. Die Atemzüge wurden immer seltener und hörten ½1 Uhr auf. Mit Coudrays Bericht stimmt der Vogels ganz überein. Die letzten Worte hat dieser nicht gehört, da er hinausgegangen war. Auch er hat das W erkannt (nur soll nach ihm Goethe den rechten Zeigefinger benutzt haben) und »Interpunctionszeichen«. Alle anderslautenden Berichte scheinen von Ottilie Goethe ausgegangen zu sein und müssen mit der allergrößten Vorsicht aufgenommen werden. Das gilt von dem geheimnisvoll klingenden Rufe »Mehr Licht«. Das gilt von den Angaben der Frau von Gustedt. Diese sagt: Das bekannte Wort »Mehr Licht« (?) mag er wohl gesagt haben, klar und deutlich aber sprach er seine letzten Worte: »Nun kommt die Wandlung zu höheren Wandlungen.« Frau v. Gustedt, die übrigens eine sehr verständige Dame war, kann das nur von Ottilie haben. Sollte der Satz von der Wandlung nicht durch verwandtschaftliche Erregung aus dem in die Luft geschriebenen W herausgedeutet sein? Daß »die Angehörigen« etwas stark erregt waren, geht auch aus den Aussagen der Frau v. Gustedt hervor, sie hätten Trauermusik ohne eine nachweisbare Ursache gehört und in der Zeit nach dem Tode wäre es mittags im Parkgarten nicht geheuer gewesen, man hätte dort »eine spukhafte Stille, die entsetzliches Angstgefühl erzeugte«, beobachtet. Frau von Gustedt selbst hat nichts Unheimliches bemerkt. In der Todesanzeige, die Ottilie Goethe versandte und die Holtei mitteilt, heißt es: Goethe sei »nach kurzem Krankseyn am Stickflusse in Folge einer nervös gewordenen Katarrhalfiebers« gestorben. Wir würden sagen, er starb, weil bei der letzten katarrhalischen Erkrankung sein Herz erlahmte.

Die Worte Eckermanns über die Schönheit der Leiche

sind bekannt. Auch Vogel spricht sich über Goethes Körper ähnlich aus. Goethe sei stark und wohlgebaut gewesen, habe nur etwas zu kurze Beine gehabt. Die besten Abbildungen seien Rauchs Büste und Stielers Gemälde.[22] Der Körper sei wohlbeleibt gewesen, die Brust breit und hoch gewölbt, der Hals rund, die Haut zart und weiß mit durchschimmernden Venen, an den Unterschenkeln geringe Varicositäten, das Haupt mit seidenweichem grauem Haar dicht besetzt, die Zähne bis zuletzt wohl erhalten.

6. In Goethes Nachkommenschaft erreichte das Pathologische eine furchtbare Höhe. Es sieht aus, als hätten sich die Dämonen das Glück, das Goethe über das gewöhnliche Menschenglück hinaus genossen hatte, durch das Unglück seiner Nachkommen mit Zinsen zurückzahlen lassen.

Schwerkrank und unglücklich war Goethes Sohn. Diejenigen, die in Goethe den Normalmenschen sehen, müssen die Quelle des Übels in der Mutter suchen. Christiane Sophie Vulpius war am 6. Juni 1764 in Weimar geboren als des weimarischen Amtsarchivars Joh. Friedr. Vulpius Tochter. Der Vater soll ein Säufer gewesen und am Alkoholismus gestorben sein. Über die Mutter erfahren wir nur, daß sie früh gestorben ist. Christiane war genötigt, selbst für sich zu sorgen, und arbeitete als Mädchen in der Blumenfabrik Bertuchs. Goethe verband sich mit ihr im Jahre 1788. Sie gebar am 25. Dezember 1789 einen Sohn, August. Es folgten am 14. Oktober 1791

22 Ich habe zwar nicht alle Bildnisse Goethes gesehen, aber viele, und je mehr ich sehe, um so weniger weiß ich, wie Goethe eigentlich ausgesehen hat, denn alle sind verschieden. Es ist ein Jammer, daß die Photographie so spät erfunden worden ist! Da hört man immer von den Vorzügen der »Kunst«, die das Porträt ins Ideal erhebt, d. h. auf deutsch: uns eine Mischung des wirklich Gesehenen mit des Künstlers Geist darbietet. Wie gerne wollten wir auf allen Künstlergeist verzichten, wenn wir nur ein zuverlässiges Bild Goethes hätten!

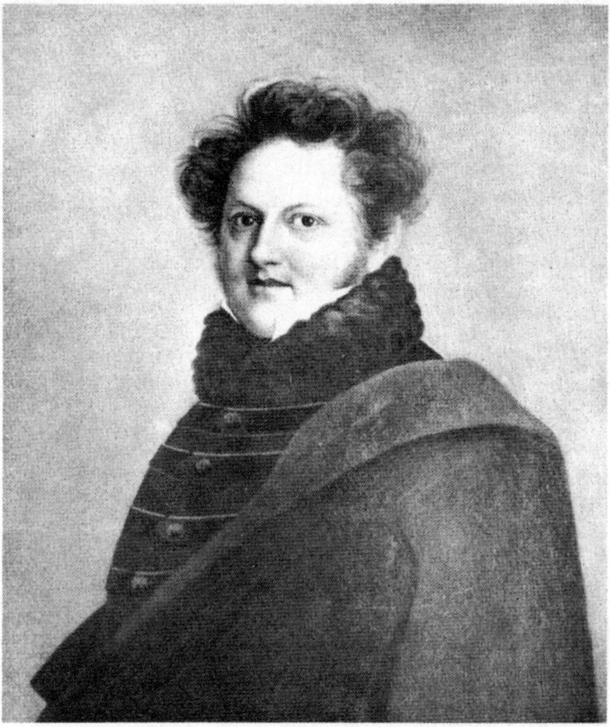

August von Goethe

ein totgeborener Knabe, ein am 24. November 1793 geborenes, am folg. 4. Dezember gestorbenes Mädchen, ein am 1. November 1795 geborener, am 18. November begrabener Knabe, ein am 18. Dezember 1802 nach schwerer Geburt gleich verschiedenes Mädchen. Über Christiane erfahren wir, daß sie klein, wohlgebildet und sehr hübsch nach Art eines Bürgermädchens war. Sie war eine außerordentlich tüchtige Hausfrau, gut begabt, nicht ohne geistige Interessen, sehr heiter, mutig, tanzlustig. Sie ist viel geschmäht worden, die Damen von

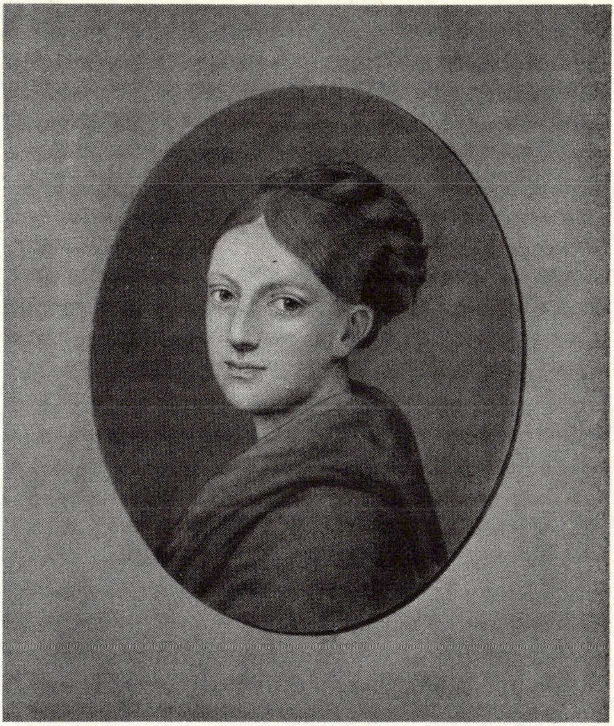

Ottilie von Goethe

Weimar haben ihr ganzes Gift gegen sie verspritzt und es ist für Christiane das beste Zeugnis, daß der Weiberhaß, außer der später zu erwähnenden Neigung zum Trunke, keine groben Fehler an ihr nachweisen konnte. Abgesehen von allen ausdrücklichen Anerkennungen ist die Tatsache allein, daß Goethe Christianen geliebt und verehrt hat, daß er mit herzlicher Neigung an ihr festgehalten hat, als die sinnliche Erregung längst vorüber war, Beweis, daß Christiane durch vortreffliche Eigenschaften ausgezeichnet war. Goethes Mutter, die am 19. Januar 1795 geschrieben hatte: »küsse den kleinen August und auch deinen Bettschatz!«, war, nachdem sie Christane kennengelernt hatte, ihres Lobes voll. In ihrem Briefe vom April 1807 heißt es: »Du kannst Gott danken! so ein liebes, herrliches, unverdorbenes Gottesgeschöpf findet man sehr selten.« Daß sie nach ihrer Verheiratung nicht nur treu und gehorsam wie immer, sondern auch ebenso bescheiden wie früher blieb, das verdient alle Hochachtung. Viehoff sagt: »Es wird berichtet, daß bei Christiane die angeerbte Genußsucht stärker hervorgetreten sei.« Sie habe Studentenbälle und Bälle geringerer Bürgerklassen besucht und habe sich einem verderblichen Weingenusse hingegeben. Bei diesen Nachrichten weiß man nicht, wieviel davon Klatsch ist. Sie tanzte gern, und da die vornehmen Kreise ihr verschlossen waren, mußte sie eben mit Bürgern und Studenten vorliebnehmen. Auch das kann sie nicht ohne Goethes Zustimmung getan haben. Daß sie in ihren späteren Jahren mehr Wein getrunken hat, als gut war, das scheint richtig zu sein. Aber Näheres, wann sie damit angefangen habe und wie weit ihre Neigung gegangen sei, erfahren wir nicht. Sicher ist wohl, daß sie in ihrer Jugend nicht trank, daß also zur Zeit von Augusts Geburt kein Alkoholismus bestand. Die Trunksucht ist freilich erblich, d.h. es wird die Anlage zu »Suchten« überhaupt ererbt, das leidenschaftliche Verlangen nach dem einmal liebgewonnenen Genusse und die Unfähigkeit, dem Reiz zu widerstehen. Das Trinken allein macht nicht trunksüchtig, wenn nicht diese Anlage vorhanden ist: n'est pas alcoolique, qui veut, hat Lasègue gesagt. Offenbar hatte Christiane von ihrem Vater die böse Anlage geerbt und in dem Alter, in dem Bacchus die Venus gern ablöst, trat wahrscheinlich das Übel hervor. Christiane starb früh, mit 52 Jahren. Über ihren Tod liegt ein Bericht von Johanna Schopenhauer vor (Brief an E. v. d. Recke vom 25. Juni 1816), der freilich nicht authentisch ist. »Der Tod der armen Goethe ist der furchtbarste, den ich je nennen hörte. Allein, unter den Händen fühlloser Krankenwärterinnen ist sie, fast ohne Pflege gestorben, keine freundliche Hand hat ihr die Augen zugedrückt ihr eigener Sohn ist nicht zu bewegen gewesen zu ihr zu gehen, und Goethe selbst wagte es nicht... reden konnte sie nicht, sie hatte sich die Zunge durchgebissen... Ihre Unmäßigkeit in allen Genüssen zu einer sehr bösen Periode für unser Geschlecht, hatten ihr das fürchterlichste aller Übel, die fallende Sucht zugezogen.« Sind diese Angaben richtig, so hat Christiane epileptische Anfälle gehabt (das »Durchbeißen« der Zunge, das andere auf übergroßen Schmerz beziehen, deutet allerdings auf Epilepsie) und man denkt an Alkohol-Epilepsie. Schon im Winter 1814–15 wird von »Krampfanfällen« Christianens berichtet; in der Nacht auf den 5. Februar soll sie schon für tot gegolten haben. Freilich könnte es sich auch um sogenannte urämische Anfälle im Verlaufe einer Nierenkrankheit gehandelt haben. Das sei dahingestellt.

Höchst auffallend ist die Sterblichkeit der Kinder Goethes. Sollte sie auf den Alkoholismus der Mutter zu beziehen sein, so müßte diese allerdings recht früh angefangen haben, zu trinken, denn sie war erst 27 Jahre alt, als sie 1791 ein totes Kind gebar. Mir will die Sache nicht recht einleuchten, wenn ich bedenke, daß die Frau Rat im Jahre 1807 Christiane ein unverdorbenes Gottesgeschöpf nennt, daß in all den Briefen jener Zeit nichts auf Trunksucht deutet. Da Goethe selbst gern reichlich Wein trank, wird er sich gegen andere in dieser Hinsicht läßlich gezeigt haben, ein betrunkenes Weib aber würde seinen Abscheu erregt haben. Wir kommen in diesen Dingen nicht über Vermutungen hinaus. Jedoch scheint im allgemeinen ein Gegensatz zwischen geistiger Produktivität und der eigentlichen Reproduktion zu bestehen. Wo die eine die Hauptsache ist, da leidet die andere. Beim weiblichen Geschlechte ist die Reproduktion das wichtigste Geschäft, die geistige Produktivität ist im allgemeinen fast gleich Null. Wollten wir diese steigern, so würden wir den Zwecken der Natur entgegenarbeiten, wie es die nach »Emanzipation« verlangenden Damen tatsächlich tun. Aber auch beim Manne scheint die Fülle der Geisteskinder der natürlichen Vaterschaft abträglich zu sein.

Auch bei dem Sohne Goethes, der heranwuchs, möchte ich die Quelle des Krankhaften nicht allein in der Mutter suchen, sondern ich denke, daß an seinem Elend auch das Genie des Vaters schuld war, nicht nur so, daß der Sohn den Abstand schmerzlich empfand, sondern im physiologischen Sinne.

Es ist recht schwer, von August Goethe sich ein Bild zu machen. Der Knabe scheint sich zunächst sehr gut entwickelt zu haben, er wird schön und begabt genannt. Jedoch scheint er früh zu trinken angefangen zu haben, wenn wir der Frau von Stein glauben dürfen. Sie hatte ihn während Goethes Krankheit im Jahre 1801, also als 12jährigen Knaben zu sich genommen. »Der hat indessen seine Zuflucht zu mir genommen; aber er ist schon gewohnt, sein Leiden zu vertrinken; neulich hat er in einem Club von der Classe seiner Mutter 17 Gläser Champagner-Wein getrunken, und ich hatte alle Mühe, ihn bei mir vom Wein abzuhalten.« Schon im Jahre 1802 wird von der Neigung Augusts zum Sammeln von Münzen berichtet, dem Sammel- und Ordnungssinne, der ihm als väterlich-großväterliches Erbteil durch sein ganzes Leben treu blieb. Auch die Neigung zum weiblichen Geschlecht soll sich schon früh gezeigt haben. Als August 1808 zur Universität abging, soll er schon eine Geliebte zurückgelassen haben. Später wird von seiner Freundschaft mit Ernst Schiller berichtet, beide sollen ein ausschweifendes Leben geführt haben. Aus den Briefen der früheren Zeit, von August und über ihn, ist wenig zu entnehmen. Genauere Angaben liegen erst über die späteren Jahre Augusts vor und auch die lassen manche Lücken. Die äußeren Daten sind, daß August 1812 Assessor wurde, 1817 sich mit Ottilie von Pogwisch verheiratete, mit dieser in unglücklicher Ehe lebte, als Rat der Großherzogl. Kammer arbeitete, den Vater in seinen häuslichen Geschäften und in der Sorge für die Sammlungen unterstützte. Am meisten erfahren wir über ihn von Holtei, dessen Aussagen als zuverlässig erscheinen, wenn auch seine Pragmatik zu wünschen übrig läßt.

Holtei sagt, er habe sich anfänglich durch Augusts schroffes (»ich möchte sagen brutales«) Wesen zurückgestoßen gefühlt. Später jedoch habe er den guten Kern in ihm erkannt und es sei zu aufrichtiger Freundschaft gekommen. »Als wir es waren [Freunde], verhehlte er mir nicht, daß er oft absichtlich, vorzüglich vor Fremden, darauf ausgehe, als roher Gegner jedes poetischen Treibens zu erscheinen, weil ihm der Gedanke zu fürchterlich sei, für einen Erben zu gelten, der sich bestrebe, Firma und Geschäft des Vaters fortzuführen.« »August Goethe war kein gewöhnlicher Mensch; auch in seinen Ausschweifungen lag etwas Energisches, wenn er sich ihnen hingab, schien es weniger aus Schwäche, als vielmehr aus Trotz gegen die ihn umgebenden Formen zu geschehen. Stirn, Auge, Nase waren schön und bedeutend, machten seinen Kopf dem des Vaters ähnlich. Der Mund, mit seinen sinnlich aufgeworfenen Lippen hatte dagegen etwas Gemeines und soll an die Abstammung von weiblicher Seite erinnert haben. Er hielt sich, ging, stand, saß, geberdete sich wie ein feiner Hofmann; seine graziöse Haltung blieb stets unverändert und auch wenn er berauscht war, wenn er tobte, fiel er nie aus dem Maaße äußerer Schicklichkeit. Er wußte Viel und Mancherlei, nicht nur, daß er, wenn er einmal in's Arbeiten kam, ein ganz tüchtiger Rath an fürstlicher Kammer sein konnte, trieb er auch Naturwissenschaften in vielfacher

Richtung und hielt namentlich die vom Vater angelegten Sammlungen jeder Gattung in bester scientivischer Ordnung. Das Münzkabinet hatte er gleichfalls in seinem Verschluß und wußte genügende historische Auskunft zu geben.« Nachdrücklich betont Holtei Augusts Ordnungsliebe, Reinlichkeit, Sammeltrieb. Im stillen freilich sei er ein eifriger Dichter gewesen. Die von Holtei gegebenen Proben lassen das bedauern. August habe große Vorliebe für Humoristisches gehabt. Er habe viele Briefe von August erhalten. »Leider kann ich von diesen Briefen wenig oder nichts mittheilen. (Der Alte drückte sich gegen mich über jene Briefe, die er trotz ihrer fast unglaublichen Tollheit und cynischen Raserei, sämmtlich gelesen, mit den Worten aus: Nun, Ihr evacuirt Euch denn recht gehörig!) Aber mitten durch die lustigsten Briefe, durch die jubelndsten Gespräche zuckten fortdauernd Blitze des Unmuths, des Verzweifelns an sich selbst, des Lebensüberdrusses, die den traurigen Zustand des Unseligen beleuchteten.« Dreierlei habe August zugrunde gerichtet: 1) das Trinken; er habe oft schon am Morgen massenweise Wein getrunken, 2) Liebesunglück; er habe auf den Wunsch des Vaters hin seine Geliebte verlassen müssen und diese habe sich getötet, 3) die Kränkung, daß man ihn 1813, als das Machtwort des Vaters ihn hinderte, Freiwilliger zu werden, für einen Feigling gehalten habe. »Und so bereitete sich denn in ihm, nach allen Kämpfen und Krämpfen, eine verbissene Wuth, ein bohrender Groll, ein unmächtiger Trotz gegen die Verhältnisse, gegen sein Geschick, ja gegen sein Glück vor.« Aus Trotz habe er sich dann der Vergötterung Napoleons gewidmet. Neben dieser Schwärmerei habe ihn besonders der Gedanke besessen, Weimar zu verlassen und eine große Reise anzutreten. Interessant sind Holteis Bemerkungen über das Verhältnis zwischen Vater und Sohn. August habe kein Geheimnis vor seinem Vater gehabt, habe diesen seinen Beichtiger genannt und habe jeden Morgen, ihm alles, was ihm am vergangenen Tage begegnet war, rückhaltlos berichtet. Dies sei so weit gegangen, daß August den Auftrag Holteis, in einer Liebesangelegenheit für ihn zu handeln, deshalb zurückgewiesen habe, weil er die Sache auch vor dem Vater geheimhalten sollte. Holtei spricht endlich von der »späteren Zeit, wo er schon körperlich und geistig ganz zerrüttet war«, ohne sich näher zu erklären. August habe ihn bei dem letzten Zusammensein »mit einem Zutrauen, mit einer oft stürmischen Freundschaft beschenkt, die mir bisweilen Angst einjagten. Der Tod tobte ihm schon in den Adern; seine Heiterkeit war wild und erzwungen, sein Ernst düster und schwer, seine Wehmuth herzzerreißend. Dabei suchte er aber immer eine gewisse Feierlichkeit der Formen zu bewahren, die oft wie eine unbewußte Nachahmung des Vaters erschien und sich deshalb im Gegensatz zu sonstigem Thun und Treiben gespenstig ausnahm.«

Frau von Gustedt ist von Holteis Mitteilungen über August nicht befriedigt. Jedoch werden diese durch das, was sie sagt, eigentlich nur bestätigt. Manches wußte Holtei sicher besser, denn Jenny v. Pappenheim, die nachmalige Frau von Gustedt, war damals ein junges Mädchen und solche erfahren eben manches nicht. Nach Frau v. Gustedt war August ein »kluger gutmüthiger Mann«, der durch den Vater erdrückt wurde. Goethe habe seinen Sohn als Kind zärtlich geliebt, ihn zu sich genommen und ihm seine eigenen Neigungen beibringen wollen. Der Knabe wollte lieber mit Altersgenossen verkehren. Goethe wurde streng und August wandte sich nun zur Mutter, die ihn verzog, ihm Leckereien und Geld zusteckte, ihm die Hintertüre öffnete. August war schön, von Schmeichlern umgeben, er ließ sich gehen, machte viele Streiche. Er reimte viel, aber seine Verse waren nicht gut. Seinem Hauptwunsch, Weimar verlassen zu dürfen, trat Goethe entgegen. Dieser begünstigte die Verbindung mit Ottilie von Pogwisch. Obwohl er eine ganze Anzahl leichtsinniger Verhältnisse hinter sich hatte, liebte August Ottilien, diese sah in ihm hauptsächlich den Sohn Goethes und die Ehe wurde sehr unglücklich. August hatte viel »Kneipereien«. Als seine Söhne geboren waren, liebte er sie innig und war oft auf den Großvater eifersüchtig. Ein schöner Zug Augusts war seine Freundestreue. Schließlich fühlte er sich krank an Leib und Seele. »In besonders trüben Momenten sagte er sich: Ich will nach Rom, um dort zu sterben.« Als er abreiste, sei der alte Goethe von bösen Ahnungen überwältigt worden. »Ein Grausen könnte uns erfassen (schließt Fr. v. Gustedt) vor dem Herrscher über uns, wenn wir dies Leben betrachten, denn es scheint uns Schicksal – nicht Schuld.«

Nach alledem ist sicher, daß August krank gewesen ist, aber die Art des krankhaften Zustandes ist schwer zu erfassen. Er war Trinker, aber einerseits war sein Alkoholismus von vornherein Ausdruck der Entartung, ging aus Augusts pathologischer Beschaffenheit hervor, andererseits ist zweifellos das von Holtei entworfene Bild nicht durch den Alkoholismus allein zu erklären. Die psychologische Betrachtung mancher Literaturgeschichten stellt alles auf den Kopf; es heißt: August fühlte sich von seinem Vater gedrückt, lebte in unglücklicher Ehe, deshalb trank er, deshalb wurde er krank. Nein, weil er krank war, trank er, fühlte sich vom Vater gedrückt. Wäre die Sache gut gegangen, wäre August ein ruhiger und tüchtiger Mann geworden, so würde es heißen: Des Vaters Name ebnete ihm den Weg, das Glück eines so herrlichen Mannes Sohn zu sein, ließ ihn alles leichter tragen, da seine Begabung ihn auf einen praktischen Beruf hinwies, kam der Vergleich zwischen ihm und dem Vater nicht in Betracht usf.

Wir finden bei August Goethes Leidenschaftlichkeit

wieder, das ist das Urphänomen. Aber das, was den Vater förderte, stürzte den Sohn ins Verderben. Denn bei ihm kam die von mütterlicher Seite ererbte Anlage zur Trunksucht dazu, die bei der Mutter selbst in Verbindung mit einem glücklichen, heiteren Temperament relativ unschädlich gewesen war. Denn ihm fehlte der hohe Geist des Vaters, er hatte einen guten Durchschnitts-Intellekt von der Mutter und dieser glich bei ihm einem schwächlichen Reiter auf einem wilden Pferde. Dies Mißverhältnis seines Wesens ergab die von den Zeitgenossen beobachteten Eigenschaften: Heftigkeit, Unstetigkeit, Liederlichkeit, düstern Mißmut, hohle Rhetorik, stürmische erfolglose Anläufe einerseits, Gutherzigkeit, aufrichtiges Streben, tüchtige Kenntnisse andererseits. Im Laufe der Jahre machten sich natürlich die Wirkungen des Trinkens mehr und mehr geltend. Auf die Krankhaftigkeit der trunksüchtigen Ausschweifungen weist besonders ihr intermittierendes Auftreten hin. Aber es klingt, als sollte noch etwas Besonderes angedeutet werden, wenn Holtei theatralisch sagt: Der Tod tobte ihm schon in den Adern, wenn Frau von Gustedt ihn krank an Leib und Seele nennt, wenn Johanna Schopenhauer meint, daß Augusts Zustand die meisten seine Rückkehr weder hoffen noch wünschen ließ, wenn der alte Goethe gesagt hat: »Als er fort ging, gab ich ihn schon verloren« (zu dem Kanzler nach Joh. Schopenhauer). Es taucht der Gedanke auf, ob etwa August in seinen letzten Jahren an beginnender progressiver Paralyse gelitten habe, aber freilich fehlt es an allen Mitteln, die Vermutung zu begründen. Man muß die Sache auf sich beruhen lassen.

Auch Augusts Tod deckt noch ein gewisses Dunkel und es ist fraglich, ob es gelingen wird, durch Veröffentlichung noch verborgener Aktenstücke alles klar zu machen. August reiste bekanntlich mit Eckermann, sie scheinen nicht gut miteinander ausgekommen zu sein,

Eckermann kehrte in Genua um. Über die Zeit der Reise liegen nur des alten Goethe briefliche Aussagen vor, die ziemlich gleichlautend in den Briefen an Zelter und an den römischen Kestner gegeben werden. Die Tagebücher Augusts waren wegen dessen »immer hervorstechender Individualität in ihrer eigensten Energie und Entschiedenheit« nicht mitzuteilen und sind auch jetzt noch unbekannt. Goethe, der am 28. März 1830 zu dem Kanzler gesagt hatte: »mein Sohn wird in Italien seine eigenen Wege gehen, das Lumpenpack kümmert sich viel um die Väter«, beginnt seinen Bericht so: »Mein Sohn reiste um zu genesen. Seine ersten Briefe von jenseits waren höchst tröstlich und erfreulich.« Was heißt das »um zu genesen«? Körperlich war August nicht krank, denn er tat alles, was ein Reisender tut, ging, fuhr, besuchte Theater usw. Also muß es sich um eine geistige Krankheit gehandelt haben. Auf dem Wege von Genua nach Spezzia sei August gestürzt, habe das Schlüsselbein gebrochen, habe dann vier Wochen liegen müssen und dabei an einer Hautkrankheit gelitten, die bei der Hitze sehr beschwerlich war. Vielleicht hat es sich um Hitzefriesel gehandelt und vielleicht liegt in dieser Hautkrankheit der Keim der Sage von dem tödlichen Scharlachfieber. August »übertrug dieses Übel mit männlich gutem Humor« und sandte in der Folge musterhafte Tagebücher. Er sei über Florenz nach Livorno gegangen und von da mit dem Dampfschiff nach Neapel gefahren. »Seine Briefe von dorther wollten mir jedoch, wie ich gestehen muß, nicht recht gefallen; sie deuteten auf eine gewisse Hast, auf eine krankhafte Exaltation.« In Pompeji sei er heiter, ja lustig-lebendig gewesen. »Eine Schnellfahrt nach Rom konnte die schon sehr aufgeregte Natur nicht besänftigen; die ehren- und liebevolle Aufnahme der dortigen deutschen Männer und bedeutenden Künstler scheint er auch nur mit einer fieberhaften Hast genossen zu haben. Nach wenigen Tagen schlug er den

Weg ein, um an der Pyramide des Cestius auszuruhen, an der Stelle, wohin sein Vater, vor seiner Geburt, sich dichterisch zu sehnen geneigt war.« Wenn jemand, der nichts weiter weiß, diesen Bericht Goethes unbefangen liest, so muß sich ihm der Gedanke aufdrängen: hier wird von einem Selbstmord erzählt. Die Betonung der krankhaften Erregung, die Wahl eines aktiven Wortes (er schlug den Weg ein), das Geheimnisvolle des Ganzen zwingen zu dieser Deutung. Natürlich kann man sich irren, aber ich möchte doch glauben, daß Goethe, als er jenes schrieb, den Tod seines Sohnes für freiwillig gehalten habe und an die anderslautenden Berichte nicht geglaubt habe. Über den Tod selbst hat der römische Kestner berichtet, von dessen Briefen ich aber nur Bruchstücke kennengelernt habe. Am Freitag sei Kestner mit August bei Thorwaldsen gewesen, am Sonnabend habe er ihn und Preller zu Tische bei sich gehabt, am Sonntag und Montag seien sie zusammen in Albano und Frascati gewesen. Auf diesem Ausfluge wurde der Gast krank, nach der Rückkehr mußte er das Lager suchen. Dienstag schien die Krankheit unbedeutend, in der Nacht auf den Mittwoch trat der Tod ein. »Von zwei treuen Freunden und Landsleuten bewacht, deren einer der treffliche Preller war«, habe Kestner August am Abende des 26. Oktober verlassen. »Um zwei Uhr nach Mitternacht hörten die Wachenden einen tiefen Athemzug, und als sie ihn aufrichten wollten, war er ohne allen Kampf hinübergegangen.«

Etwas anders lautet der Bericht in einem Aufsatz Schröers, auf Grund der Angaben Prellers. August sei auf dem Ausflug von einem Fieber befallen worden, nachdem er sich auffallend teilnahmslos gezeigt hatte. Sie seien am Montag zurückgekehrt. In der zweiten Nacht sei August aufgesprungen, habe Preller umklammert, so daß dieser erdrückt zu werden fürchtete. Preller und der Maler Rudolf Meier haben ihn mit Mühe in das Bett gebracht, dann habe August einen tiefen Atemzug getan und sei verschieden. Der Arzt habe erklärt, August sei an einer zurückgetretenen Hautkrankheit durch Gehirnschlag gestorben. Preller erkrankte in den ersten Tagen des November an den Pocken, man vermutete daher, er sei durch August angesteckt worden. Demnach müßte doch auch August an den Pocken krank gewesen sein. Aber die Ansteckung ist gar nicht erwiesen, auch wäre die Zeit der Inkubation etwas zu kurz.[23] Die Erzählung, daß August an einem Scharlachfieber gelitten habe, finde ich nirgends begründet, sie scheint mir höchst unwahrscheinlich zu sein.

Kestner hat dem Kanzler mitgeteilt »eine Notiz über den Befund der Ärzte, nach welchem das durch vorhandene krankhafte Localdisposition vorbereitete Zerspringen einer Ader im Kopfe die unmittelbare Ursache des Todes gewesen war«. Düntzer sagt in »Goethes Leben« (1880): »Bei der Leichenöffnung fand man die Leber dreimal zu groß, das Gehirn mißgebildet.« Auf meine Frage nach dem Sektionsbericht hatte Herr Prof. Düntzer die Güte mir mitzuteilen, daß seiner Meinung nach der Sektionsbericht nicht vollständig veröffentlicht sei. Ich weiß daher nichts weiter und kann nur sagen, daß jene kurzen Angaben durchaus laienhaft und ungenügend sind. Eine dreifache Vergrößerung der Leber (Holtei sagt gar fünffach!) ist Unsinn. Wenn eine Vergrößerung der Leber überhaupt gefunden worden ist, so ist sie mit Wahrscheinlichkeit als Alkoholwirkung aufzufassen, als das erste Stadium der später in Schrumpfung ausgehenden

23 Nach einer privaten Mitteilung bestätigt die Witwe Prellers obige Angaben. Ihr Mann habe ihr Augusts Krankengeschichte nicht ein-, sondern hundertmal erzählt. August sei an den Blattern gestorben, die zwar nicht zum Ausbruche gekommen waren, durch die Sektion aber festgestellt wurden. Es fand sich eine Blatter auf dem Gehirn[!]. Preller sei bei der Sektion und dem Begräbnis noch zugegen gewesen, dann aber sei er nach Hause gefahren worden und die Blattern seien bei ihm ausgebrochen. Post hoc non est propter hoc.

»Säuferleber«. Was man sich unter Mißbildung des Gehirns denken soll, ist gar nicht zu sagen. Eine angeborene Mißbildung kann nicht in Betracht kommen, da eine gröbere Störung nach der Anamnese nicht anzunehmen ist, feinere Abweichungen (etwa abnorme Faltenbildung) von einem römischen Arzt im Jahre 1830 nicht beurteilt werden konnten. Wahrscheinlich ist Mißbildung soviel wie Deformatio, d. h. Zertrümmerung eines Teiles des Gehirns durch einen Bluterguß, da Kestner sagt, daß eine Ader im Kopf zersprungen sei. Dabei ist freilich die Gehirnblutung als tatsächlich vorausgesetzt, während nach Kestners Bericht über den Tod man eher an Herzlähmung denkt. Wir haben nun verschiedene Möglichkeiten. Wenn wir von der Pocken- und der Scharlach-Diagnose absehen, so kann es sich um einen apoplektischen Anfall gehandelt haben. Ursache eines solchen kann ein beliebiges Fieber nicht sein, es müßte gerade eine Perniciosa bestanden haben. Wahrscheinlicher ist, daß die Ursache des apoplektischen Anfalles eine schon vorhandene Gehirnerkrankung war, daß das Fieber nur den Anstoß gab. Die Gehirnerkrankung könnte Wirkung des Alkoholismus oder progressiver Paralyse gewesen sein. Wenn ein 40jähriger Mann an einem Gehirnschlag stirbt, denkt man zuerst an progressive Paralyse oder an deren Ursache. Handelt es sich nicht um einen Gehirntod, so wäre am einfachsten anzunehmen, August habe sich ein römisches Fieber zugezogen und bei diesem sei es zu der Lähmung des schon vorher kranken Herzens gekommen.

Bei alledem scheint die Annahme, daß August durch eigene Hand gestorben sei, nicht unbedingt ausgeschlossen zu sein. Wäre es so gewesen, so hätten die Mitwisser alles tun müssen, um den Tatbestand zu verdecken. Das römische Regiment kannte gegen Selbstmörder kein Mitleid. Besonders aber mußte der alte Vater geschont werden. Kestner bemühte sich um diesen in rührender

Weise. Er schrieb sofort an den Kanzler von Müller, er möge sich aller Zeitungen usw. bemächtigen, damit Goethe nichts erfahre, und an Cotta, er möge verhindern, daß die Todesnachricht in die Zeitungen komme. Er machte in Rom einen Anschlag an geeigneten Stellen, der die Bitte enthielt, man möge in den ersten acht Tagen über Augusts Tod nicht berichten. An den Kanzler schrieb Kestner auch, er habe in dem anliegenden Brief dem Vater die letzten Lebensumstände gemeldet, »die den Nachgebliebenen immer so theuer sind, und zur Beruhigung gereichen«. Man weiß eben nicht, wie weit das Streben nach Beruhigung gereicht hat und die Mitwissenden zum Schweigen verpflichtet hat.

Höchst unglücklich für beide Teile und für die Nachkommenschaft war die Verbindung von Goethes Sohn mit Ottilie von Pogwisch. Diese war durchaus eine dégénérée. Den »verrückten Engel« nannten sie ihre Freundinnen, die »Frau von dem anderen Stern« sagte Frau von Gustedt. Sie war leidenschaftlich, unstet, phantastisch, trotz vieler guten Eigenschaften und ausgezeichneter Befähigung. Sie konnte weder als Mutter im physiologischen Sinne, noch als Erzieherin der krankhaften Art ihres Mannes ein Gegengewicht geben. Ihre Kinder waren in jeder Hinsicht zu bedauern.

Der älteste Sohn, Walter Wolfgang wurde am 9. April 1818 geboren. Er war ein stiller ergebener Mensch. Er widmete sich später besonders der Musik und fühlte sich tief gekränkt durch die Nichtbeachtung seiner Kompositionen. An der Mutter hing er mit rührender Zärtlichkeit und opferte ihr vieles auf. Später lebte er ganz zurückgezogen »verschwiegen leidend«. Asta Heiberg sagt, er sei klein, schwächlich, etwas verkrüppelt gewesen, dabei geistig einfach und gutmütig bescheiden. Er erkrankte ziemlich früh an der Schwindsucht, ist aber erst 1885 gestorben.

Über den jüngeren Sohn, den am 18. September 1820

geborenen Wolfgang Max, der gewöhnlich Wolf genannt wurde, besitzen wir außer den Bemerkungen der Frau von Gustedt eine Schrift von Otto Mejer (Wolf Goethe. Weimar 1889). Er war von Jugend auf ernst und verschlossen, leidenschaftlich und »phantasiereich« wie seine Mutter. Er zeigte vortreffliche Anlagen, schrieb als junger Mann ein Drama »Erlinde«, wandte sich später philologisch-historischen Studien zu, arbeitete sein Leben lang, ohne je mit etwas recht fertig zu werden, war eine Zeitlang im diplomatischen Dienst tätig, lebte dann verstimmt und krank in der Einsamkeit. Schon als junger Mann erkrankte er an Gesichtsneuralgie. Dieses Leiden scheint ihn fürchterlich gequält zu haben, so daß er oft lange gänzlich leistungsunfähig war und die Umgebung für sein Leben fürchtete. Gesund scheint er fast nie gewesen zu sein, wir hören von Rheumatismus und Kopfschmerzen, allgemeiner Schwäche und Abspannung, Augenleiden, »gichtisch-nervösen« Leiden. Später erkrankte er an asthmatischen Anfällen und starb in einem solchen am 20. Januar 1883. Sein Freund Mejer sagt von ihm: »Er war ein groß angelegter Mensch, von umfassender Bildung, von weitem Gesichtskreise, von eigenen Gedanken, von vornehmstem Charakter, der allezeit gesinnt und gestimmt war, zuerst seiner Pflichten eingedenk zu sein und erst dann seiner Rechte, voll aufrichtiger Menschenliebe, treu, wahr, arbeitsam.« »Wäre nicht die schmerzende Last seiner Krankheit und die glänzende seines Namens auf ihm gewesen, so würde er nach menschlichem Ermessen ein bedeutender Mann geworden sein.« Freilich muß man hinzufügen, er konnte kein bedeutender Mann werden, weil er von vornherein eine vorwiegend pathologische Natur war und eben deshalb wurde er krank, wurde er von seinem Namen erdrückt, statt gefördert. Denn hier wie in den meisten Fällen sind Krankheit und Not nicht etwas von außen Kommendes, sondern das Zeichen der krankhaften Schwäche. Der Gesunde wird nicht krank und überwindet die Hindernisse, der Entartete aber wird das Opfer der Krankheit, und der Stein, der jenem eine Stufe ist, erdrückt diesen.

Das dritte Kind Augusts war die am 29. Oktober 1827 geborene Alma. Sie ist schon im Jahre 1844 am Typhus gestorben. –

Man sagt, daß die Familien wie die einzelnen eine bestimmte Lebensdauer haben. Der Stamm Goethes ist verdorrt, seine Familie trieb in ihm eine köstliche Blüte und strömte damit ihre Kraft aus, nach ihm aber folgten nur noch lebensschwache Triebe. Der Genius erscheint auf der Erde nicht, um die Zahl der Menschen zu vermehren, seine Werke sind seine unsterblichen Kinder.